薬膳・漢方の毒出し食材大全

いつもの身近な食材184種

薬日本堂 監修

河出書房新社

「この本では、毒出し食材をこう考えます」

毒を出すということは、
体の不調、気になる体質の原因を取り除くこと。
毒出し食材は、それを助ける食材です。

冷え、ほてりが取れない
むくみ、便秘、尿が多い、少ない
食欲不振、消化不良、胃もたれ
ストレス、不安、不眠、多夢
肌や髪がパサつく
頭痛、肩こり、腰痛、目の充血
口が渇く、喉がつかえる
慢性疲労、倦怠感……etc.

そんな不調が長引くのは、体内の巡りが悪くなって
毒が溜まり、悪循環が起きているからです。
この本では、体質と不調の特徴から、毒のタイプを6つに分けています。
自分の毒の原因と対策を知りましょう（⇒P8 ～）。

不調や体質は一日では変わりません。
今日の体調は、昨日までに食べてきた物、続けてきた生活習慣の結果です。

毎日の食事で少しずつ改善していきましょう。
そのための食材選びに、この本を活用してください。

7タイプの毒出し食材

潤

体内に水を生みだし、
潤いを与える食材
↓
乾燥を改善

気

気を巡らせる食材。
気を補う食材
↓
**パワー、
元気をつける**

血

血を巡らせる食材。
血を補う食材
↓
**栄養をつけ、
血行をよくする**

水

余分な水を取る食材。
水分代謝をよくする食材
↓
水溜まりを解消

熱

余分な熱を取り、
体を冷やす食材
↓
**熱が原因の不調を
改善**

解毒

体内の老廃物、外から
入る酒などの毒を消す食材
↓
**毒の害を
取り去る**

胃腸

胃腸の働きを整えて
食欲促進、消化吸収を
助ける食材
↓
栄養を与える

**この本に掲載している食材は、以上の7タイプです。
さらに、一つひとつの食材はそれぞれ食性があり、働きが異なります。
タイプ、食性、働きを総合的にみて食材を選びましょう
（食性などについては⇒P14 ～）。**

もくじ

2　この本では、毒出し食材をこう考えます

6　毒はなぜ溜まる？

8　あなたの毒はどんなタイプ？

虚弱毒・血行不良毒・むくみ毒・ストレス毒・栄養不足毒・潤い不足毒

14　五臓六腑と五味五性を知る

16　毒出し食材の選び方

17　野菜

アスパラガス／枝豆／オクラ／かぶ／キャベツ／きゅうり／クレソン／香菜《こうさい》
ごぼう／小松菜／さやいんげん／さやえんどう／しそ／春菊／じゅんさい
しょうが／しろうり／ズッキーニ／せり／セロリ／そらまめ／大根／たけのこ
玉ねぎ／チンゲン菜／冬瓜／豆苗／とうもろこし／トマト／なす／菜の花
にがうり／にら／にんじん／にんにく／ねぎ／白菜／パセリ／ピーマン・パプリカ
ふき／ブロッコリー／ほうれん草／水菜／三つ葉／みょうが
もやし（大豆）／もやし（緑豆）／モロヘイヤ／よもぎ／レタス／れんこん

69　きのこ

えのきだけ／エリンギ／きくらげ（黒）／きくらげ（白）／しいたけ／しめじ
なめこ／ひらたけ／まいたけ／マッシュルーム／まつたけ

81　海藻

あおさ／寒天／昆布／海苔／ひじき／もずく／わかめ

89　いも

こんにゃく／さつまいも／さといも／じゃがいも／やまいも

95　豆

小豆／いんげん豆／黒豆／ささげ／大豆／豆乳
豆腐／納豆／ひよこ豆／緑豆／レンズ豆

107 果物
いちご／いちじく／梅／かき／きんかん／グレープフルーツ／ざくろ／すいか
なし／パイナップル／バナナ／びわ／ぶどう／ブルーベリー／プルーン／みかん
もも／ゆず／ライチ／りんご／レモン

129 種実
アーモンド／くるみ／黒ごま／白ごま／松の実／落花生

133 穀類
あわ／オートミール／大麦／小麦粉／米／そば／はと麦

141 肉・魚介 卵・牛乳
牛肉／豚肉／鶏肉／そのほか
青魚／貝類／白身魚／そのほか
卵／牛乳

145 調味料・油 お茶・酒
しょうゆ／酢（黒酢）／塩／みそ／はちみつ
砂糖（黒糖）／からし／唐辛子／みりん／こしょう
豆板醤（唐辛子入り）／花椒／ターメリック
ナツメグ／シナモン／豆豉／サフラン
オリーブ油／バター／ごま油／菜種油／ラード
紅茶／緑茶／コーヒー／ウーロン茶
ジャスミン
日本酒／ビール／ワイン／焼酎／ウイスキー

152 不調別さくいん

159 食材名さくいん

本書の使い方

◆食材のページでは、それぞれの食材の薬膳における性質や働き、五味五性と帰経、旬、どんなタイプの毒に適するかが記載されています。毒出しタイプのアイコン(P3)は、主な働きを採用しています。また、おすすめの食べ合わせ、調理のコツ、栄養学や医学的に注目されている成分も参考にしてください。

◆食材は不調の改善に役立ちますが、病気を治療するものではありません。日々の食事に取り入れることで治る力を高めましょう。

◆不調や体調を整えようとして、特定の食材を大量に食べたり、食べ続けるのはやめましょう。

◆不調が長引いている場合は、医師の診察を受けましょう。

毒はなぜ溜まる？

長引く不調の原因はどんな毒で、なぜ溜まるのか。
これを知ることから毒出しを始めましょう。

体を作る3つの要素。「気」「血」「水」

漢方では、心身を健康に保つために「気《き》」「血《けつ》」「水《すい》」のバランスが大事だと考えます（↓左ページ）。これら3つにはそれぞれ違う役割がありますが、単独で働いているのではありません。たとえば、気が不足すれば、血、水は作れませんし、全身に運ぶこともできません。また、気の巡りが悪くなれば、血、水の巡りも滞り、さまざまな不調が現れます。3つは相互に支え合い、影響し合って働き、複雑に絡み合うことでバランスをとっています。どれ一つが不足しても、巡りが悪くなっても、心身の健康は維持できないのです。

気血水の乱れが6つの毒を溜める

毒は、気血水のバランスが乱れ、もともとの体質も重なることで体に溜まります。この本では、気血水がどのように乱れているかにより、毒を6つのタイプに分けて考えます。自分の体質、不調がどんな毒なのかを知り、日々の食養生に役立てましょう。

1	気が不足して溜まる 虚弱毒	→P8
2	血の巡りが悪くて溜まる 血行不良毒	→P9
3	水の巡りが悪くて溜まる むくみ毒	→P10
4	気の巡りが悪くて溜まる ストレス毒	→P11
5	血が不足して溜まる 栄養不足毒	→P12
6	水が不足して溜まる 潤い不足毒	→P13

気血水のバランス

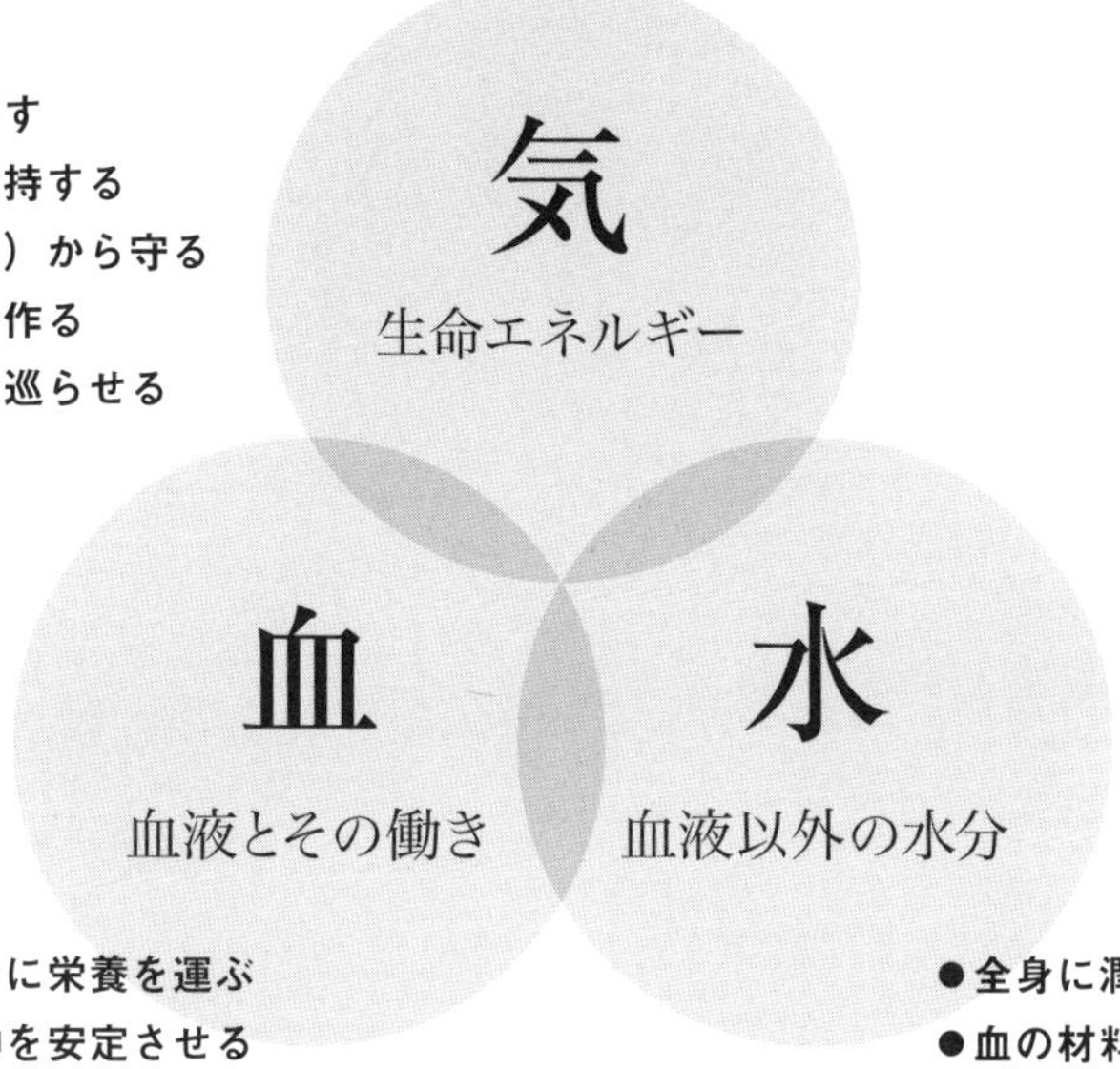

気
- 体を動かす
- 体温を維持する
- 邪（病因）から守る
- 血と水を作る
- 気血水を巡らせる

血
- 全身に栄養を運ぶ
- 精神を安定させる
- 全身に潤いを与える

水
- 全身に潤いを与える
- 血の材料になる
- 熱を調整する

	不足で起こる症状	巡りが悪いと起こる症状
気	疲労、倦怠感、元気が出ない 冷え性、肌にハリがない 風邪をひきやすい 消化不良、軟便、下痢	イライラ、怒りっぽい 不眠、多夢、不安 喉や胸のつかえ 膨満感、ため息
血	貧血、立ちくらみ、めまい 動悸、息切れ、乾燥肌 冷え性、頭痛、肩こり 不安で熟睡できない	シミ、そばかす、くすみ 肩こり、腰痛、生理痛 しこりができやすい あざができやすい
水	ほてり、のぼせ 肌、髪がパサつく 便がかたく出づらい 口内炎、口が渇く	むくみやすい、多汗 吐き気、食欲不振 体が重だるい、水太り にきび、脂性肌

1 気が不足して溜まる 虚弱毒

気が十分にないために毒を排出できず、溜まってしまうタイプ。
気の不足で胃腸が弱っています。
温かく消化のよい食材で気を補い、体力をつけて毒出ししましょう。

このタイプの毒が溜まると

- 軟便・下痢
- 冷え性
- 息切れしやすい
- 眠気が強い
- 風邪をひきやすい
- 肌にハリがない
- めまい、立ちくらみ
- 顔が老けてみえる

- 舌の色が淡い
- 顔色が青白い
- 声が小さい

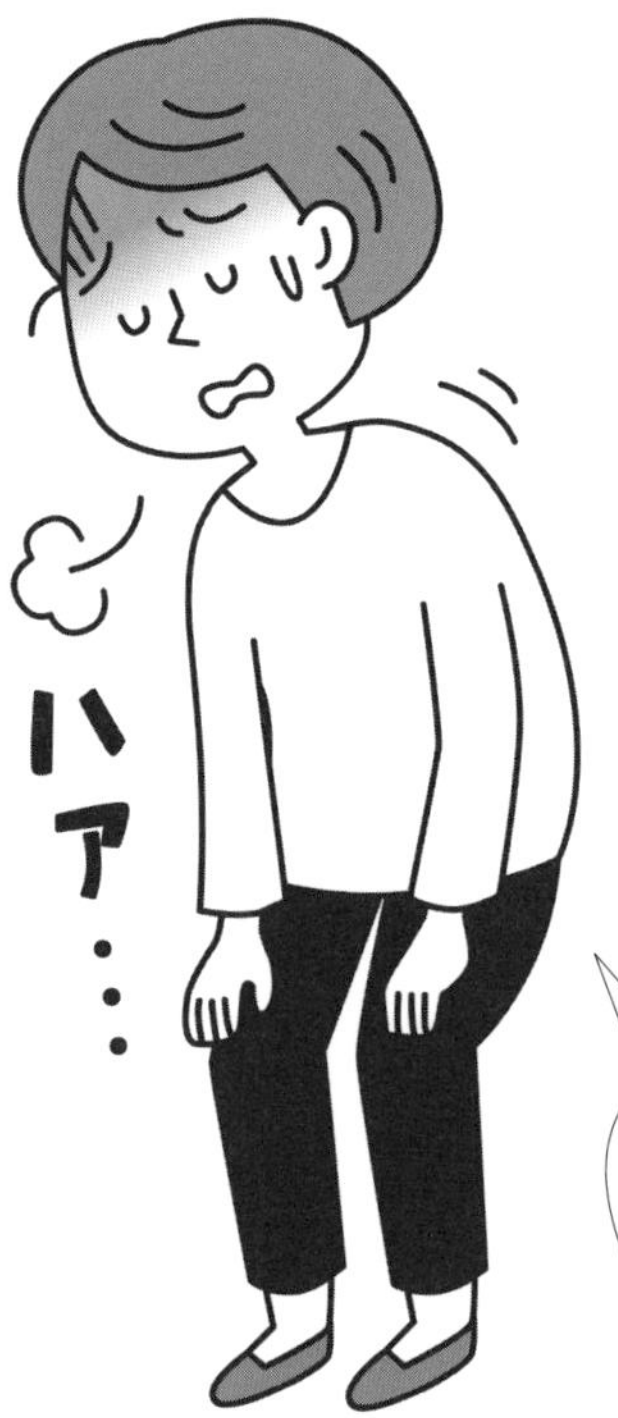

- 疲れやすい
- 食欲がない

- 疲れると
むくみやすい

対策

生活

仕事、家事をセーブし、なるべく規則正しく生活しましょう。スポーツ、ウオーキングなどを過度にするのはNG。

食事

気を補う食材を選び、朝食を欠かさないようにしましょう。胃腸が弱っているので、食べすぎてもダメ。冷やす食材の食べすぎにも気をつけて。

2 血の巡りが悪くて溜まる 血行不良毒

血の巡りが滞っているために、体のあちこちで毒が溜まっているタイプ。
血行が悪く、全身に栄養がうまく運ばれません。
体を温め、血を巡らせて毒を出しましょう。

このタイプの毒が溜まると

- 関節痛
- 頭痛、肩こり
- 頭がのぼせて手足が冷える
- 生理痛、血の塊が出る
- 婦人科系のトラブル
- 循環器系のトラブル
- 静脈瘤が目立つ

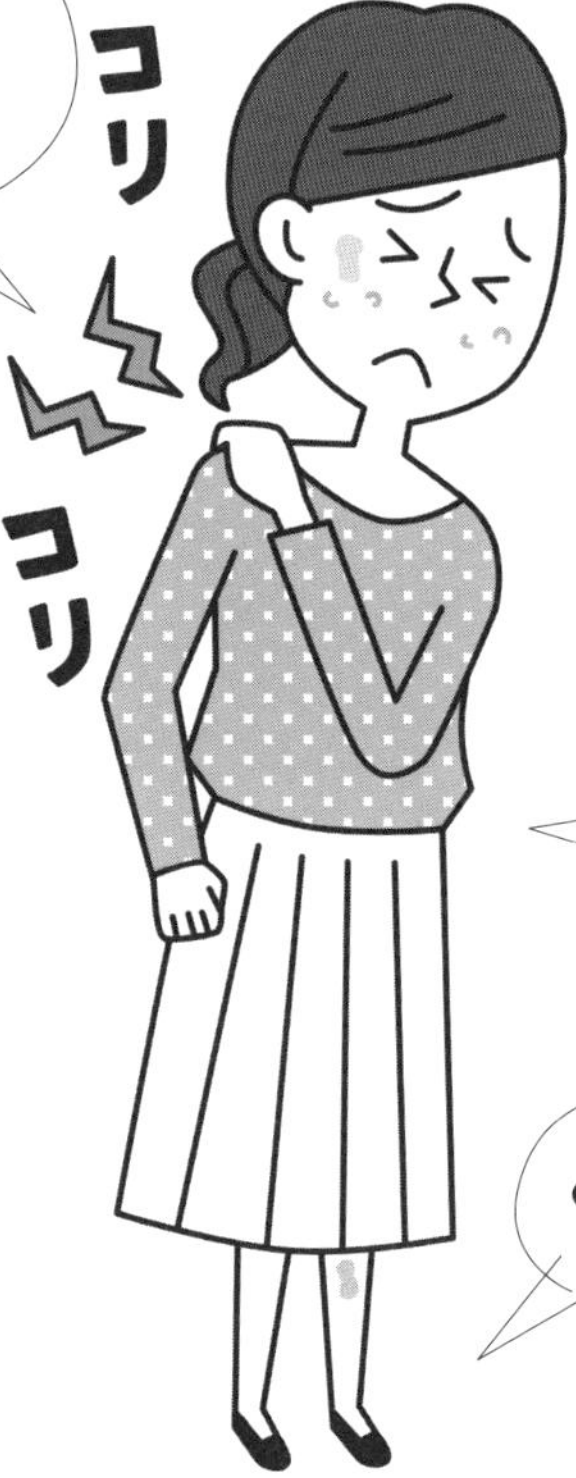

対策

生活

同じ姿勢で長時間すごさないで、意識して体を動かしましょう。お風呂はゆっくり湯舟につかって体を温めましょう。

食事

辛、酸の食材は血を巡らせます。温熱性の食材も有効です。肉、乳製品を食べすぎないようにし、魚介と野菜を中心にしたメニューがおすすめ。

3

水の巡りが悪くて溜まる

むくみ毒

水の巡りが悪く、水分代謝が滞っているために、
おもに下半身に毒が溜まるタイプ。通便や利尿作用のある食材を
食べて水を巡らせ、冷えを取って毒を出しましょう。

このタイプの毒が溜まると

- むくみ
- にきび、吹き出物
- 軟便・下痢
- おりものが多い
- 鼻水や痰が多い
- 車酔いしやすい
- 頻尿、残尿感
- 回転性のめまい

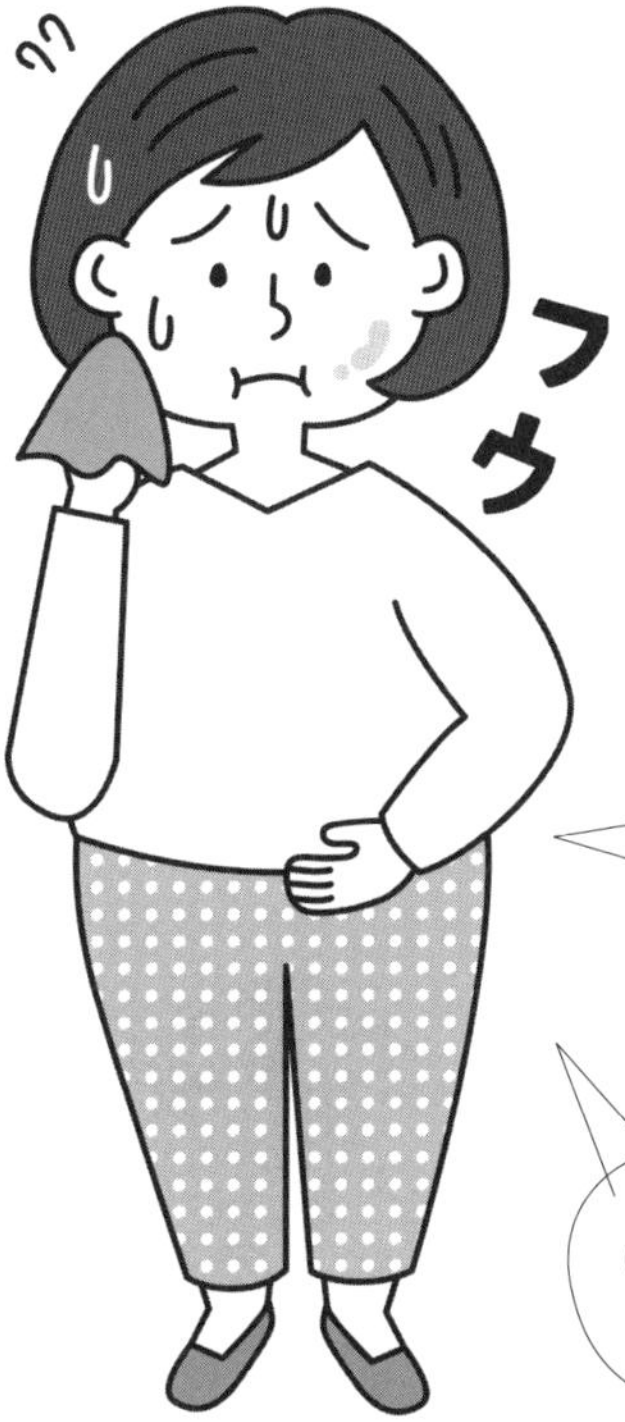

対策

生活

薄着は避け、下半身を温めて。汗をかくくらいの運動を毎日するようにしましょう。布団の湿気にも気をつけて。

食事

肉、油っこいもの、酒、甘いもの、果物、水を摂りすぎないように。暴飲暴食はやめましょう。豆類、うりは水巡りに有効です。

4 気の巡りが悪くて溜まる ストレス毒

ストレスにより気の巡りが悪くなって、毒が溜まっているタイプ。
血と水も滞るので「血行不良毒」「むくみ毒」の可能性も。
全体の巡りをよくして毒を出しましょう。

このタイプの毒が溜まると

- 不眠、多夢
- 憂うつ、不安
- 生理不順
- 下痢と便秘を繰り返す
- 高血圧
- 目の充血、疲れ目
- 婦人科系のトラブル
- 過食傾向

- 舌の両側が赤い
- イライラ、怒りっぽい
- 片頭痛

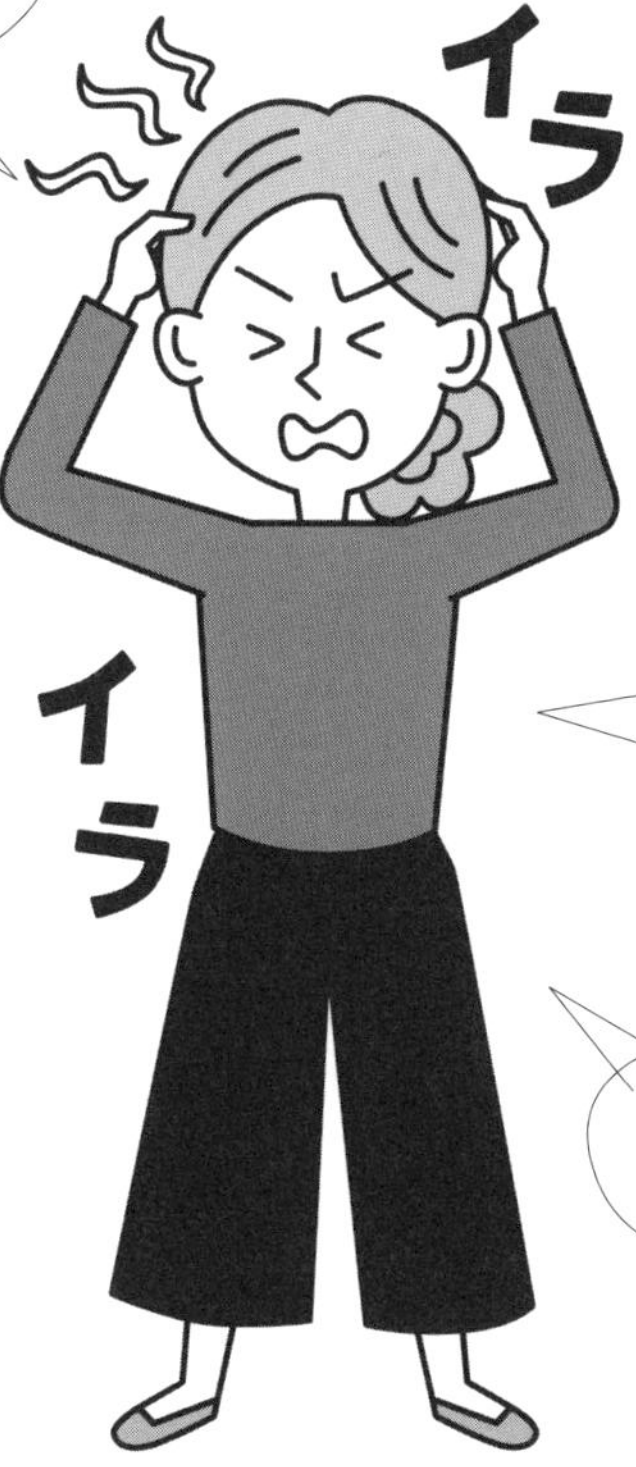

- げっぷ、ため息が多い
- 膨満感
- 喉や胸がつまる

- 疲れが取れない

対策

生活

規則正しい生活、十分な睡眠で自律神経を整えましょう。好きなことに集中してリラックスするのも効果的です。

食事

気の巡りをよくする香りのよい食材、酸の食材がおすすめ。イライラがひどい場合は、辛、熱性の食材は食べすぎないように。

5 血が不足して溜まる

栄養不足毒

栄養不足によって血が不足し、全身に毒が溜まるタイプ。
まずは偏食や無理なダイエットを見直して。
血を補う食材を食べ、睡眠を十分にとり、毒を出しましょう。

このタイプの毒が溜まると

- 不安、不眠
- 物忘れ
- 冷え性
- 抜け毛、白髪
- 動悸、息切れ
- 疲れ目、視力が落ちる
- 生理不順
- 経血が少ない

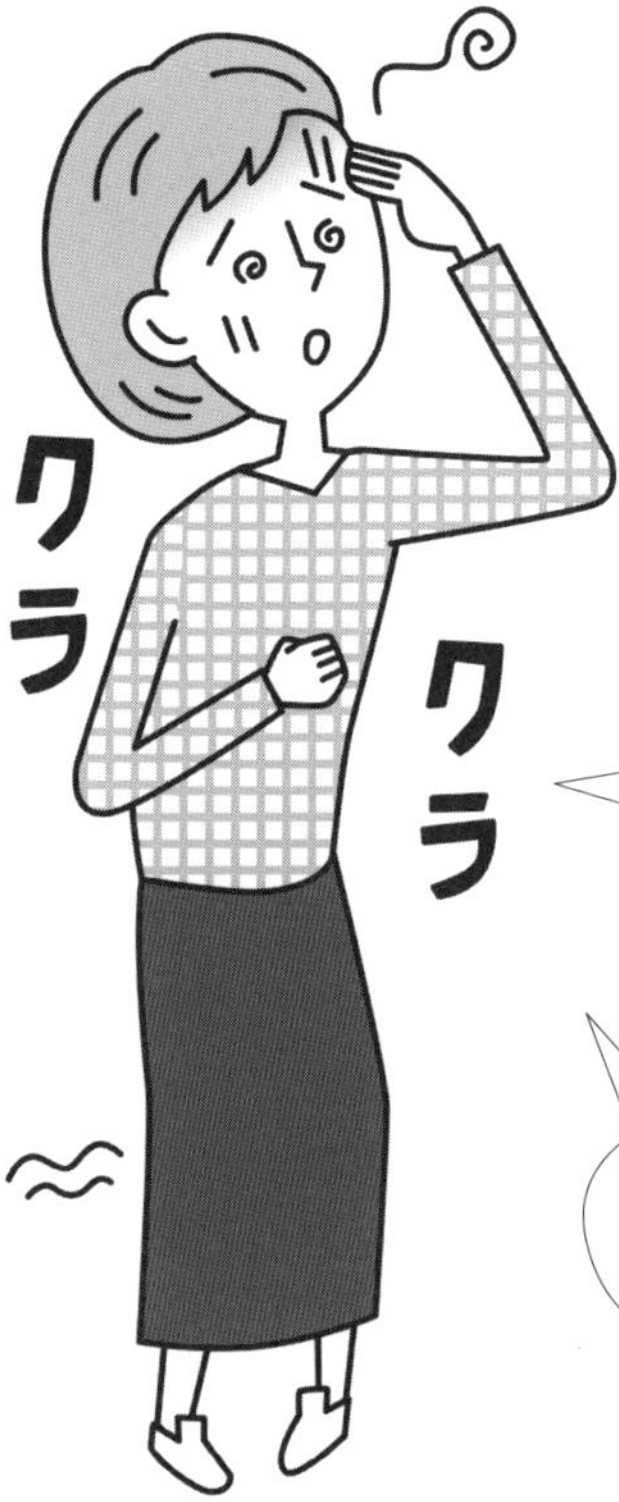

対策

生活

血は夜に作られるので夜更かしはNG。睡眠を十分にとりましょう。長風呂、目の使いすぎ、激しい運動は避けましょう。

食事

無理なダイエットをやめ、黒・赤色の食材、甘・酸の食材を食べましょう。肉やレバーだけでなく、野菜を意識して摂るのがおすすめ。

6 水が不足して溜まる 潤い不足毒

水が不足して熱の調整ができず、余分な熱毒が溜まるタイプ。
全身に潤いが必要です。
夜にしっかり休み、熱を取る食材、潤いを与える食材で毒を出しましょう。

このタイプの毒が溜まると

- のぼせ、微熱
- 不眠、多夢
- 寝汗
- 更年期のほてり
- 口内炎
- コロコロ便
- 空咳が出やすい

- 舌が赤く、舌苔は少ない
- 口、目が乾く

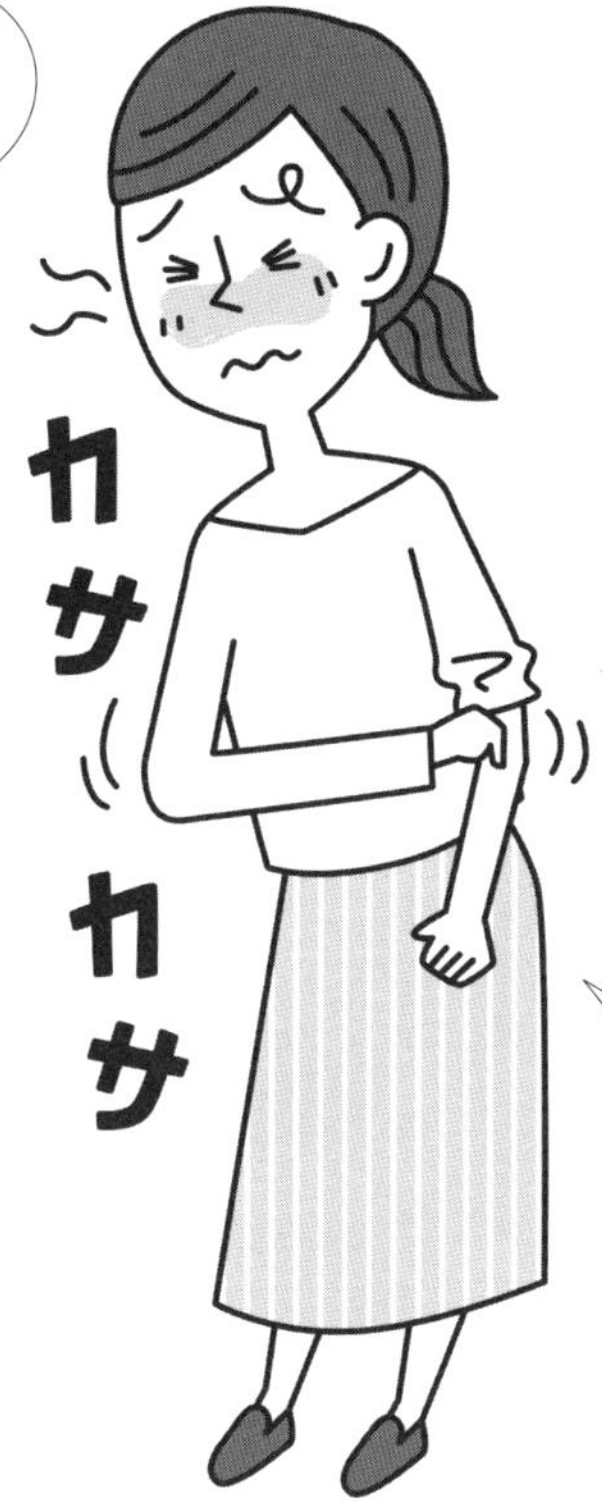

- 肌、髪がカサカサ
- やせ気味

- 乾燥による便秘
- 顔、手足のほてり

対策

生活

夜更かし、長風呂、激しい運動は潤いを消耗するので避けて。こまめに少量ずつ水分（常温が◎）を摂って潤いを補給しましょう。

食事

「水が足りないなら飲めばいい」はNG。必要な水を体内で作る甘、酸の食材、熱を取る涼性の食材を選び、辛の食材は少なめに。

五臓六腑と五味五性を知る

体質や不調に合った毒出し食材を選ぶために、薬膳と漢方の基本を知りましょう。

体の機能と食材の性質は深くリンクしている

漢方では、体の機能は「五臓六腑」という分類でとらえます（下表）。五臓は目に見える内臓だけでなく、目には見えない臓器の働きなど広く含めたものを指します。

五臓六腑の働き

五臓	六腑	働き	弱ると症状が出やすい部位
肝《かん》	胆《たん》	気、血の巡りをスムーズにする。筋肉、関節の動きを調節する。血を貯蔵し、全身に送り、量を調整する。	肝臓、胆のう 自律神経、情緒、消化、生理、目、爪、筋や腱
心《しん》	小腸《しょうちょう》	血を全身に巡らせ、栄養を送る。 精神や意識を安定させる。	心臓、小腸 睡眠、精神、意識、血の循環、血行、舌、顔色、脈
脾《ひ》	胃《い》	消化吸収機能をコントロールする。食物を気、血、水に変え、全身に送る。老廃物を排出する。血流、内臓の位置を維持する。	胃、脾臓 消化吸収、味覚、出血のコントロール 口、唇、筋肉
肺《はい》	大腸《だいちょう》	呼吸をコントロールする。気、水を全身に送り、エネルギーと潤いを調整して体表を守る。	肺、大腸 呼吸、水分代謝、嗅覚、排泄、鼻、喉、皮膚
腎《じん》	膀胱《ぼうこう》	水分代謝、体の成長、発育、生殖をコントロールする。 骨や歯を正常に保つ。	腎臓、膀胱 成長、発育、性欲、生殖、水分代謝、耳、聴覚、髪、骨、歯

※六腑にはもう一つあり「三焦」という。

また、食材の性質は、五味（下表）、五性（下表）で分類します。五臓と五味はリンクしており、一つひとつの食材について、どの五臓六腑に働くのかが示されています（これを帰経という）。たとえば、にんじんは、五味は甘、五性は平、肝や脾に働くので、疲労や胃腸の不調によい食材とわかります。さらに「一物全体食」という考え方があり、にんじんなら丸ごと皮も葉も食べることで、食材の働きが得やすくなります。

このように食材の性質（食性）を調べながら、体質や不調に適した食材を選んでいきましょう。

食材の五味と働き

	働き	帰経	食材例
酸《さん》	体を引き締め、汗、尿、下痢、咳などが出すぎるのを止める。肝の働きを整える。	肝	酢、梅、かんきつ類、りんご、いちごなど
苦《く》	熱を取り、炎症を鎮める。便や余分な水分を除く働きがある。心の働きを整える。	心	レタス、にがうり、菊花、緑茶など
甘《かん》	消化吸収を助ける。体力の向上、疲労回復。脾の働きを整える。	脾	米、大豆、鶏肉、バナナ、牛乳、はちみつなど
辛《しん》	発汗作用により邪をはらう。血行促進作用。肺の働きを整える。	肺	にんにく、ねぎ、にら、しょうが、唐辛子、ミントなど
鹹《かん》	水分代謝作用。しこりをやわらげ、便秘や腫れ物を改善。腎の働きを整える。	腎	あさり、いか、わかめ、昆布、しょうゆなど

食材の五性と働き

	働き	食材例
熱	体を温め、冷えを取る働きが強い。冷えが原因の痛みを改善する。	シナモン、こしょう、唐辛子、ウイスキー、羊肉、焼酎など
温	熱性よりおだやかに温め、冷えを取る。気血の巡りをよくする。	もち米、納豆、よもぎ、ねぎ、まいたけ、もも、栗、くるみなど
平	体を温めも冷やしもしない。季節や体質を選ばず、長期間食べてよい。滋養強壮に働く。	米、大豆、じゃがいも、しいたけ、チンゲン菜、かつお、豚肉、卵など
涼	寒性よりおだやかに体を冷やす。のぼせ、ほてり、不眠などを改善する。	大麦、そば、豆腐、大根、緑豆、いちごなど
寒	強く体を冷やし、潤して熱を取る。発熱、炎症、興奮を鎮める。	にがうり、こんにゃく、すいか、バナナ、はまぐり、ひじき、バター、塩など

毒出し食材の選び方

食材を選ぶときは、五臓、五味五性に加え、季節と体質を考慮することも大事なポイントです。

食材の選び方は季節・体質を考慮して

漢方では、すべての事象が陰と陽で成り立つと考えます。体内にも陰陽があり、陰は熱を冷まして潤す力、陽は温めて動かす力です。陰の不足は「潤い不足毒」、陽の不足は「虚弱毒」となって現れます。食材選びにも、季節と食材の陰陽が大事。冬は陰なので食材は陽の温熱性、夏は陽なので食材は陰の寒涼性でバランスをとります（詳細は下表参照）。

また、季節に合わせることだけでなく、自分の体質や不調に合った食材を選ぶことも大切です。人体は季節や環境、生活習慣の影響を受けるので、その時々の体調を確かめることも必要です。

季節と食材の選び方

	特徴	受けやすいダメージ	よい食材
春	解毒の季節	芽吹きの季節で肝が高ぶりやすい。胃腸の働きが弱る。	解毒の食材、気血の巡りをよくする食材
夏	水分代謝の季節	体に熱、湿気がこもりやすい。	熱を取る食材、苦・鹹の食材、潤す食材
秋	潤いを与える季節	空気が乾燥して潤いが失われ、風邪、便秘になりやすい。	酸・甘の食材、潤す食材、白い食材
冬	温め、生命力を補う季節	寒さにより血行が悪くなり、生命力が衰えやすい。	温める食材、気血を補う食材、黒い食材

野菜

Vegetables

野菜は、毒出し食材の主役。

溜まった熱、水、老廃物を排出し、解毒することで
気血水を巡らせ、健康の土台を整えます。

季節ごとの旬の野菜は、季節の健康管理に役立ちます。

効果を出そうと、一種類だけを食べすぎるのはダメ。
いろいろな働きをもつ野菜を組み合わせるのが効果的です。

自分の体質、不調の改善に役立つ野菜はどんなものか、
じっくり考えて選びましょう。

体に潤いを与え、食欲を増進させて疲労を回復。むくみ、のぼせ、不眠の改善にも

アスパラガス

潤
気
胃腸

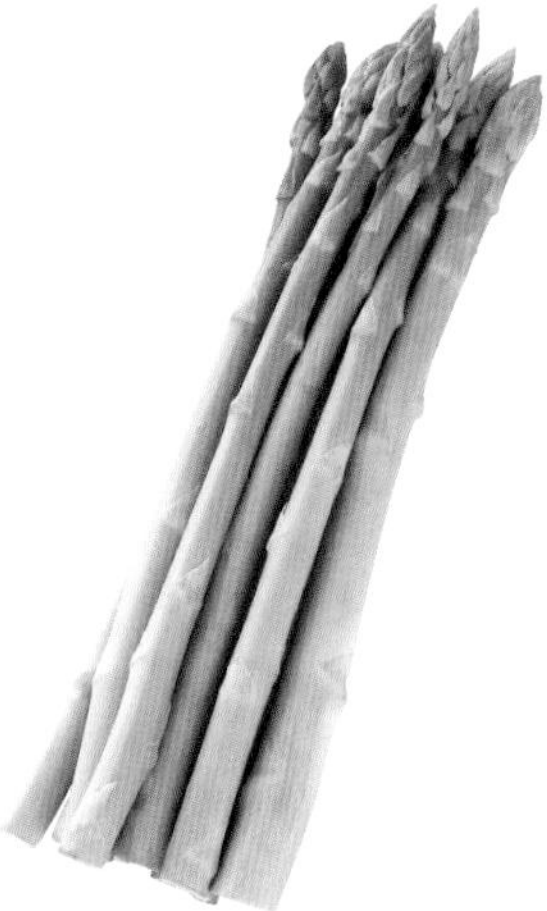

溜まった熱をおだやかに冷まし、余分な水を取り去ります。むくみ、排尿異常、膀胱炎の改善によい食材です。同時に体内を潤す働きもあり、空咳や口の渇きにも効果的。また、脾の働きを助けて気を補い、食欲を増進させて疲労回復を助けます。旬の時期に食べると、梅雨や初夏に起こりがちな水分代謝の悪化、疲れをいやします。

【こんな症状に】

わずらわしい熱感、のぼせ、ほてり
むくみ、排尿異常、膀胱炎
食欲不振、疲労、だるさ
乾燥、口の渇き、空咳
不眠

【食べ合わせ】

＋冬瓜

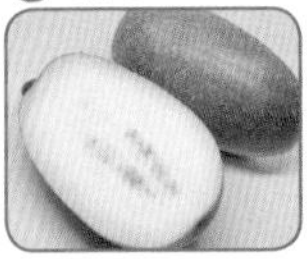

冬瓜も水を巡らす働きがあるので、合わせることで相乗効果が期待できる。

＋チーズ

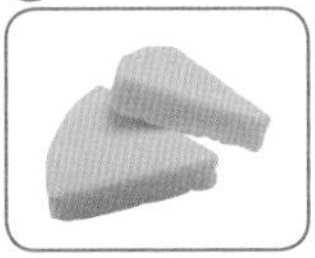

チーズも潤いを与える食材。肌や髪の乾燥が気になるとき一緒に食べると◎。

＋えび

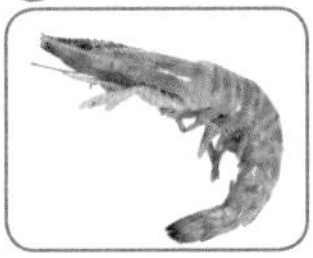

疲労回復によいコンビ。えびも気を補う食材なので、体力がないときに。

【調理のコツ】

ゆでて食べることが多いですが、油炒めにするとβカロテンの吸収率がアップ。また、涼性なので、冷えが気になる人は温熱性のしょうが、にんにくと食べると冷えすぎを防ぎます。中華風の炒め物などがおすすめです。

五性	涼	五味	甘
帰経	脾・肺	旬	初夏
タイプ	むくみ毒、虚弱毒		

この成分にも注目

●アスパラギン酸／エネルギー代謝に必要なアミノ酸で、疲労回復にも役立つ。
●ルチン／毛細血管を強化することで、高血圧の改善によいポリフェノール。

気血水の巡りをよくし、胃腸を丈夫にして疲労を回復。酒の毒を取り去る

枝豆

気　水　胃腸

胃腸を元気にして消化吸収を高め、エネルギー不足を改善します。旬に食べると夏バテの解消に役立ちます。同時に、水の巡りもよくするので梅雨時期の疲労やむくみにもよい食材です。また、酒の毒を取り除く働きもあり、おつまみに食べると二日酔いの予防になります。さらに便秘改善を助けるので、美肌作りにもおすすめ。

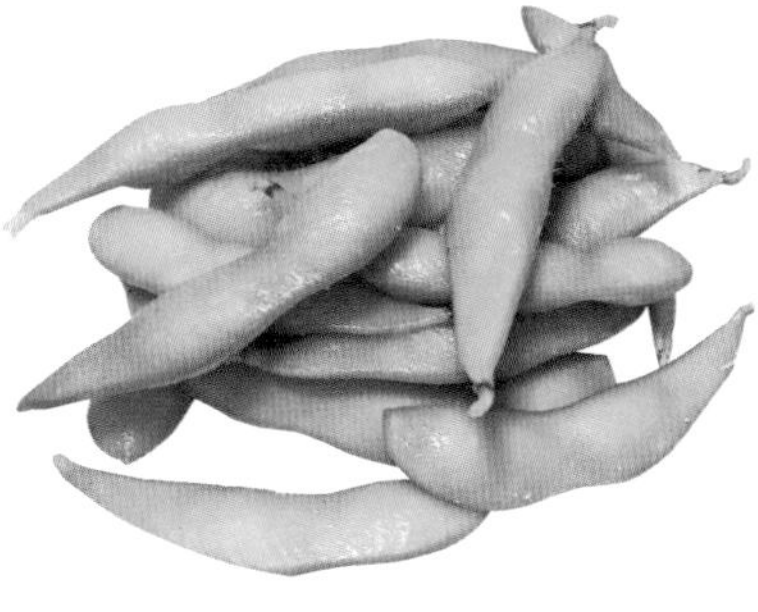

【こんな症状に】

元気がない、疲労、夏バテ
胃腸虚弱、便秘
むくみ、体の重だるさ
酒酔い、肝臓の疲れ
高血圧

【食べ合わせ】

＋豆腐

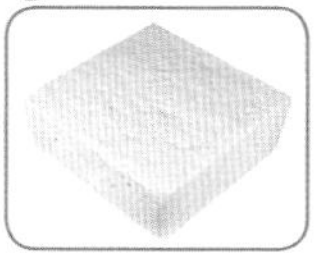

熱を取る働きがある豆腐。枝豆とのコンビは、夏バテ時の栄養補給にぴったり。

＋たら

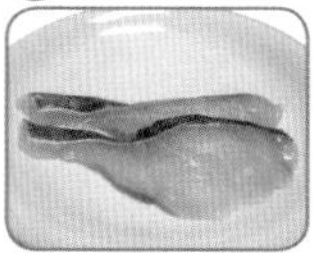

たらも酒の毒を消す働きがある。一緒に炒めたり、あえ物にして酒の肴に。

＋酢

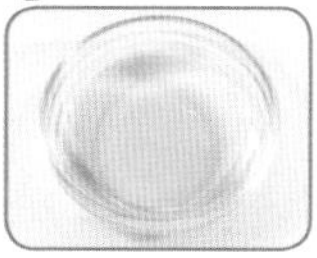

枝豆は酸の食材と合わせると、肝臓を守る働きがアップ。味つけに酢を使って。

五性	**平**	五味	**甘**
帰経	**脾・胃・腎**	旬	**夏**
タイプ	**虚弱毒、むくみ毒、栄養不足毒**		

【調理のコツ】

枝豆は鮮度が大事。収穫後たった1日で甘みが半減するといわれます。買ってきたらすぐに調理して食べましょう。また、大量の湯でゆでるより、蒸しゆで、蒸し焼きのほうがうまみの流出が防げます。

この成分にも注目

●αリノレン酸／オメガ3系脂肪酸のひとつ。血管をやわらかく保ち、動脈硬化や血栓の予防、血圧降下やLDLコレステロールを減らす働きがある。

老廃物と余分な熱を排出して
気血の巡りをよくし、
腸を潤して便秘を改善する

オクラ

気
血
胃腸

気の巡りを整えてイライラを鎮めるので、ストレスを感じているとき、お腹に張りを感じているときにおすすめの食材。血の巡りもよくするので、溜まった熱や老廃物の排出を促し、これによりにきび、肌荒れ、目の下のクマを改善します。また、腸を潤す働きにより便秘を改善し、胃腸の調子も整え、消化吸収の機能を高めます。

【こんな症状に】

お腹の膨満感
乾燥性の便秘、ほてり、のぼせ
消化不良、食欲不振
にきび、肌荒れ、目の下のクマ
イライラ、ストレス

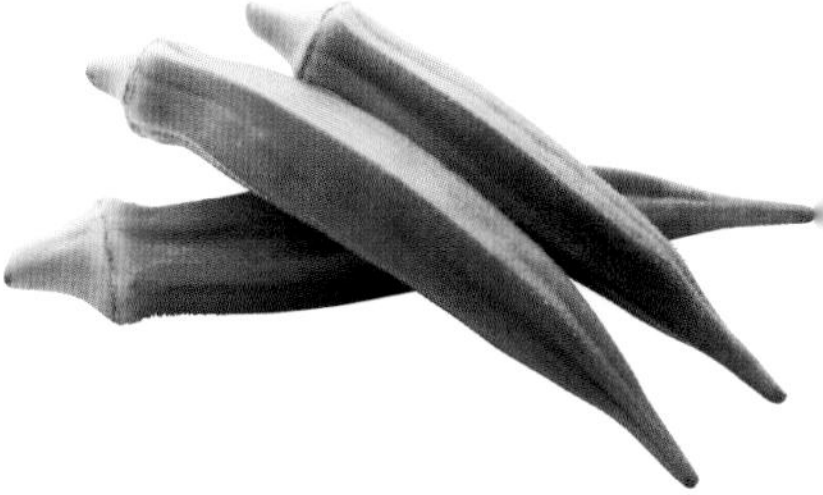

＋やまいも

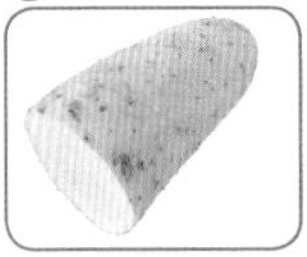

気と腎を補う効果が高いやまいも。相乗効果でスタミナをつけ、体力向上に。

＋豆腐

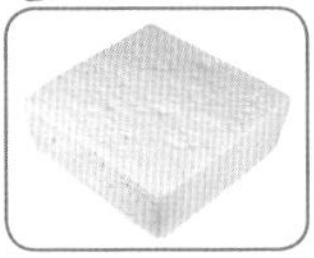

オクラは豆腐のタンパク質の吸収を上げるので、夏バテの食欲不振に◎。

＋オリーブ油

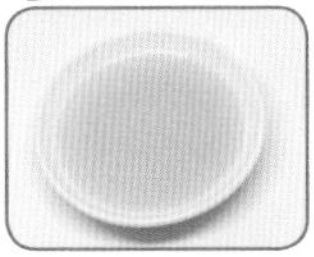

どちらも便通をよくする食材で相乗効果が期待できる。炒め物やサラダに。

五性	平	五味	苦・甘
帰経	脾・胃・腎	旬	夏
タイプ	血行不良毒、ストレス毒		

【調理のコツ】

切ってからゆでると水っぽくなるので、ヘタを少し切り落とし、ガクを薄く切りむいてから丸ごとゆでます。少し長めにゆでるとネバネバが増します。みそ汁やスープに使うときは、生のまま刻んでいきなり煮てもOKです。

この成分にも注目

●ペクチン／水溶性食物繊維の一種で、糖の吸収を抑えて食後血糖値の急上昇を防ぐ。
●ムチン／これも水溶性食物繊維で、胃の粘膜を保護し、タンパク質の吸収を助ける。

お腹をおだやかに温め、
消化不良と便秘を改善。
のぼせ、高血圧にも効果的

かぶ

潤　気　胃腸

五臓を助け、気と水を補う働きがあり、食欲不振で元気が出ないタイプの人によい食材です。お腹の冷えをおだやかに温めて胃腸の不調を改善するので、消化不良、便秘、冷えにより胸や下腹部に痛みを感じるときにおすすめです。また、頭に上った気を降ろす働きもあり、のぼせ、高血圧、熱をもった腫れ物、吹き出物にも効果があります。

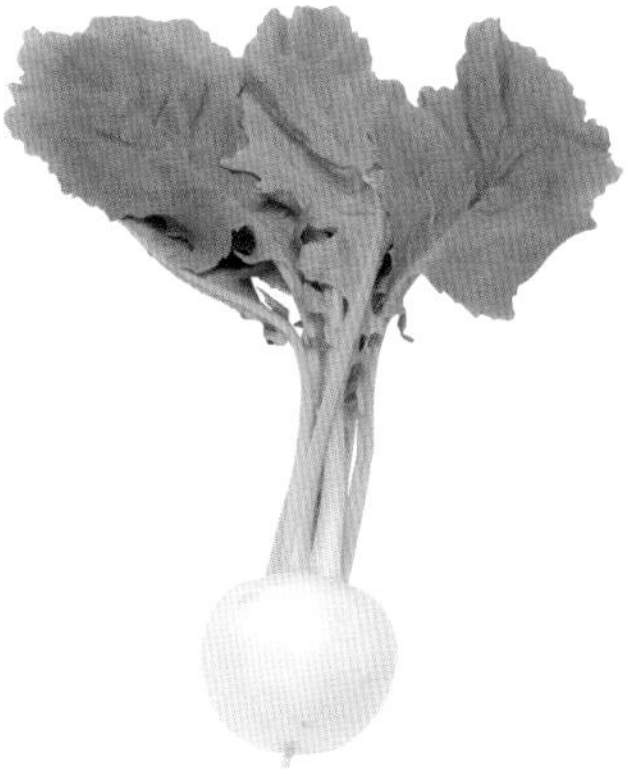

五性　**温**　五味　**苦・甘・辛**

帰経　**脾・肺**

旬　**春・秋**

タイプ　**血行不良毒・虚弱毒**

【こんな症状に】

消化不良、便秘
乳腺炎
のぼせ、ほてり、高血圧
腫れ物、吹き出物
冷えによる腹痛や胸の痛み

＋セロリ

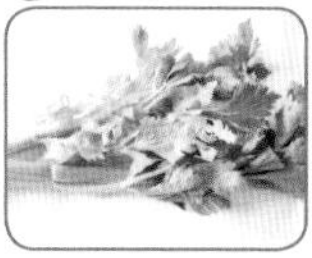

気と水を巡らせる働きがあるセロリ。一緒に食べるとイライラ、むくみを改善。

＋しじみ

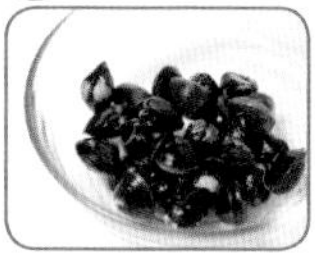

酒毒を消し、熱を冷ますしじみ。かぶと食べるとむくみ改善、利尿に働く。

＋鮭

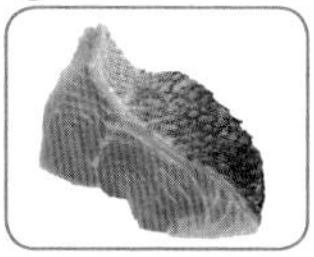

かぶ同様にお腹を温めて食欲を増進。体力が低下したときによいコンビ。

【調理のコツ】

葉が生き生きしたものを選び、余すことなく食べましょう。かぶの葉はアクが少ないので下ゆでは不要。煮物、炒め物、スープなど調理法を選びません。また、かぶの皮はやわらかいので、そのまま食べるのがおすすめ。

この成分にも注目

- アミラーゼ／消化酵素の一種で胃もたれ、胸やけの改善によく、整腸作用がある。
- カルシウム／かぶの葉には250㎎（100g当たり）含まれ、牛乳の約2倍と豊富。

さまざまな胃の不調、胸のつかえ、膨満感を改善し、肝の解毒を助ける

キャベツ

気

胃腸

解毒

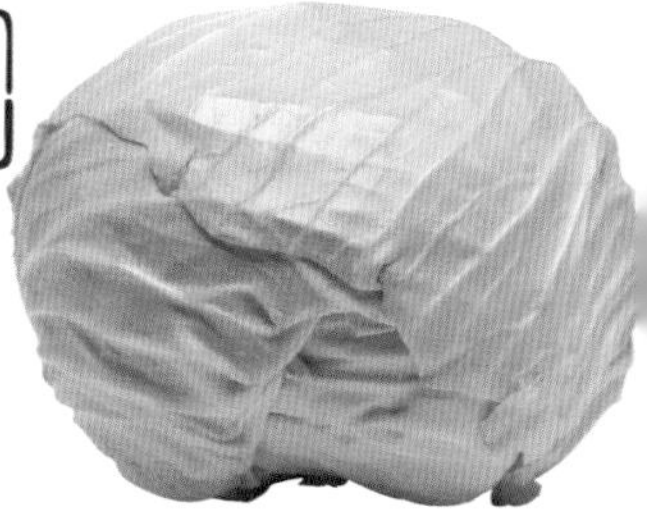

機能が低下した胃を正常にする働きがあり、食欲不振、消化不良、胃痛、胃潰瘍などに広く用いられます。また、腎を補うので疲労回復、老化症状の予防にも効果的です。さらに、肝の働きを高めて疲れた肝臓をいやし、解毒を助けます。このことから、春キャベツは解毒の季節である春におすすめの食材といえます。

【こんな症状に】

食欲不振、胃もたれ、消化不良
げっぷ、膨満感、胃痛、胸のつかえ
胃潰瘍
肝臓の疲れ、黄疸
疲労、スタミナ不足
老化症状

＋ 梅干し

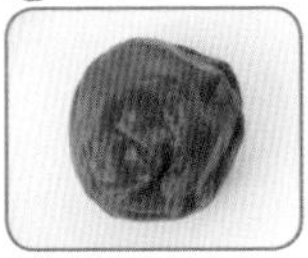

梅は胃腸を元気にして食欲増進。キャベツと食べると疲労回復に役立つ。

＋ 鶏肉

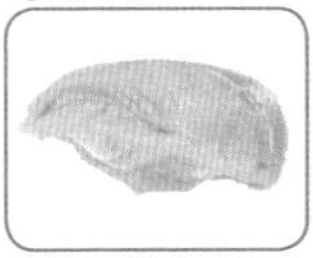

鶏肉はお腹を温めて胃腸を丈夫にするので、キャベツとは相性がよい。

＋ えび

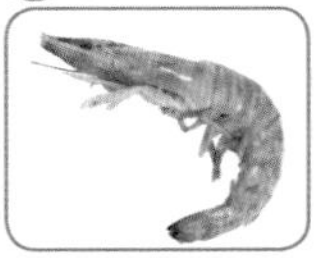

えびはスタミナ食材。キャベツがえびの栄養吸収を助け、体力を高める。

五性	平
五味	甘
帰経	肝・胃・腎
旬	春・夏・冬
タイプ	虚弱毒、栄養不足毒

【調理のコツ】

春キャベツはやわらかいので生食や軽い加熱に、冬キャベツは煮込み料理に適します。夏（高原）キャベツは春と冬の中間的な味わい。季節ごとの味を生かしましょう。刻んで水にさらすとビタミンCが流出するので注意。

この成分にも注目

- ●ビタミンU／別名キャベジン。抗潰瘍作用で医薬品にも使われる。生食が効率よし。
- ●グルコシレノート／生食すると腸内で抗がんの報告があるイソチオシアネートに変わる。

きゅうり

利尿の働きがあり、溜まった熱と湿気を取り去る。にきび、喉の痛みにも有効

熱
水

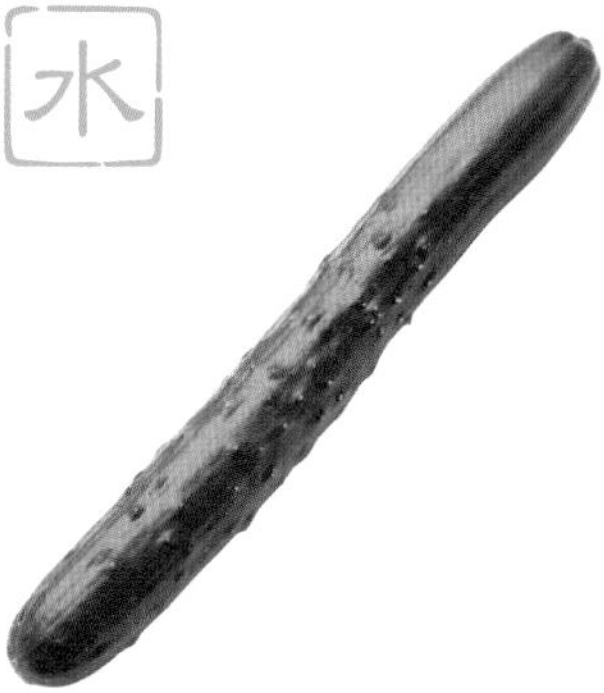

溜まった熱や水を取り去る働きがあり、夏バテ、暑気あたり、ほてり、赤ら顔を改善します。熱を冷ますことで炎症を抑え、解毒に働くので、腫れた喉の痛み、にきびによい食材です。結果として体内の水の巡りがよくなり、排尿異常、むくみ、慢性下痢の改善にも役立ちます。ただし、お腹などに冷えを感じるときは食べすぎ禁物。

【こんな症状に】

夏バテ、暑気あたり
熱感、ほてり、赤ら顔
むくみ、排尿異常、慢性下痢
喉の痛み
にきび

＋黒きくらげ

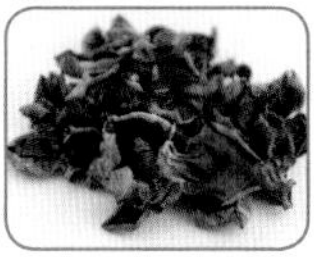

血を浄化する働きがあるので、一緒に食べると高血圧の予防に役立つ。

＋しょうが

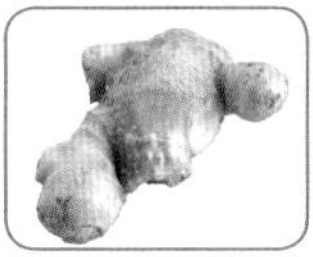

温性のしょうがを味つけに使うと、きゅうりの体を冷やす効果がおだやかに。

＋香菜

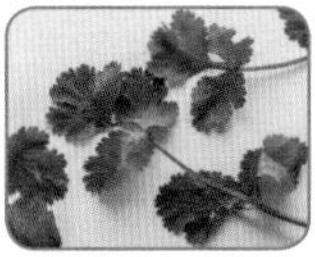

体を温めて消化を促す。夏バテの食欲不振、疲労の改善によいコンビ。

五性	涼	五味	甘
帰経	小腸・胃	旬	夏
タイプ	むくみ毒		

【調理のコツ】

生食することが多いですが、加熱してもおいしく食べられます。夏場の冷房による冷えが気になるときは炒めたり煮るのもおすすめ。しょうが、赤唐辛子を少し加えて、冷やす効果をおだやかにしましょう。

この成分にも注目

- ●ホスホリパーゼ／脂肪分解酵素で、ダイエットや食生活の改善に役立つといわれる。
- ●ピラジン／青臭さの成分で脳梗塞や心筋梗塞の予防が期待されている。

血の巡りをよくして熱と水の溜まった毒を取り去る。イライラや不安の改善にも

クレソン

熱 水 血 解毒

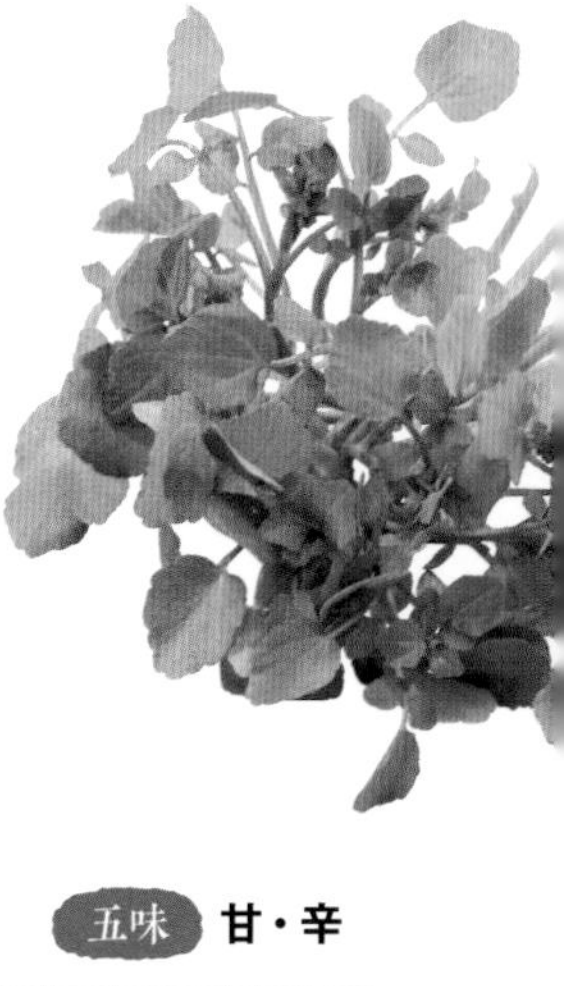

余分な熱と水が絡み合うと、体に毒となって溜まり、さまざまな不調が起きます。クレソンは、血行をよくすることでその毒を取り去ってくれます。また、旬の春は肝による解毒が必要な季節ですが、クレソンは肝の機能を助けます。さらに、独特の香りは気の巡りをよくする働きがあり、イライラや不安を鎮めるのに役立ちます。

【こんな症状に】

血行不良
熱感、ほてり
黄疸
食べすぎによる便秘
イライラ、不安、喉のつかえ
便秘

＋かんきつ類

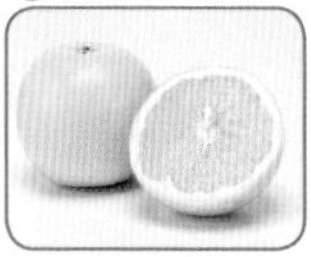

酸の食材であるかんきつ類も肝の働きを助けるので、解毒に有効。

＋はまぐり

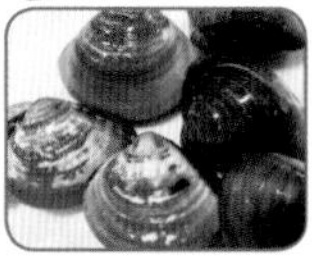

はまぐりも熱を冷まして肝機能をアップするので、相乗効果が期待できる。

＋こしょう

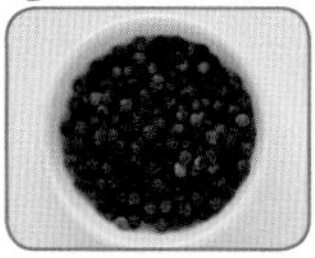

冷えがある人は熱性で辛のこしょうを加え、クレソンの冷やす効果をおだやかに。

五性 **微寒**　五味 **甘・辛**

帰経 **肝・肺**　旬 **春**

タイプ **むくみ毒、ストレス毒、血行不良毒**

【調理のコツ】

クレソンは加熱してもおいしく食べられるので、すき焼き、パスタにもおすすめ。ただし、肉の消化促進に役立つ苦み・辛み成分のシニグリンは、加熱すると効果が失われます。肉料理には生のまま添えて食べましょう。

この成分にも注目

- シニグリン／苦みの成分。生食するとがん予防や血行促進に働くと期待されている。
- カルシウム／豊富に含まれ、骨の強化やイライラ解消に役立つ。

体に溜まった毒を解毒。気、水、熱の巡りをよくし、胃の働きを助ける

香《こう》菜《さい》

水
胃腸
解毒

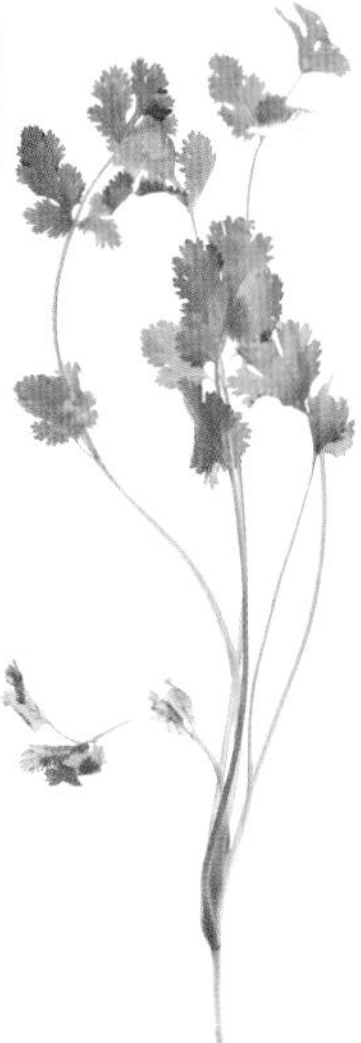

古代エジプトの昔から、洋の東西を問わず重宝され、パクチーという名前で親しまれています。胃の働きを助けて消化不良、膨満感を改善し、食欲増進にも働きます。また、余分な熱と水を取り去り、解毒の効果で体に溜まった毒を排出します。さらに、発汗作用、透疹（はしかの治療）にも働き、頭の方に上った気を降ろして巡りもよくします。

【こんな症状に】

食べすぎ、膨満感、消化不良、食欲不振
げっぷ、しゃっくり
ストレス過多
頭痛、熱感
むくみ

【食べ合わせ】

＋ねぎ

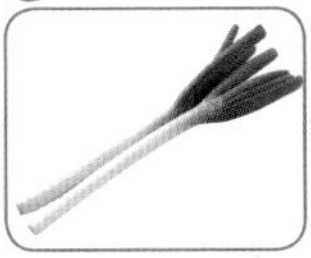

どちらも温性なので冷えを取って気の巡りをよくし、解毒に働くコンビ。

＋あじ

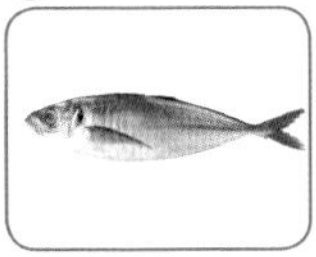

胃腸を温めるあじと合わせると消化吸収がよく、疲れたときの栄養補給に◎。

＋ライム

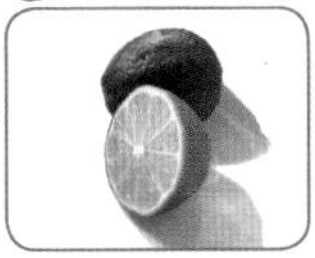

香りのよい食材はストレス解消に有効。一緒に食べることで、相乗効果アップ。

五性	温
五味	辛
帰経	脾・肺
旬	春～初夏
タイプ	むくみ毒、ストレス毒

【調理のコツ】

あまり育ちすぎたものは、香りが落ち、口当たりもかたくなりがち。選ぶときは、若々しいものを。乾燥しやすいので、買ってきたら濡らしたペーパータオルで包んでポリ袋に入れて野菜室で保存し、早く食べきりましょう。

この成分にも注目

●βカロテン／体内でビタミンAに変換され、抗酸化や粘膜保護に役立つ。
●ビタミンC／血管、肌、軟骨を健全に保ち、風邪の予防や疲労回復に役立つ。

熱を冷まし、解毒に働くので
腫れ物や便秘に有効。
中性脂肪、血糖値を下げる働きも

ごぼう

熱　水　解毒

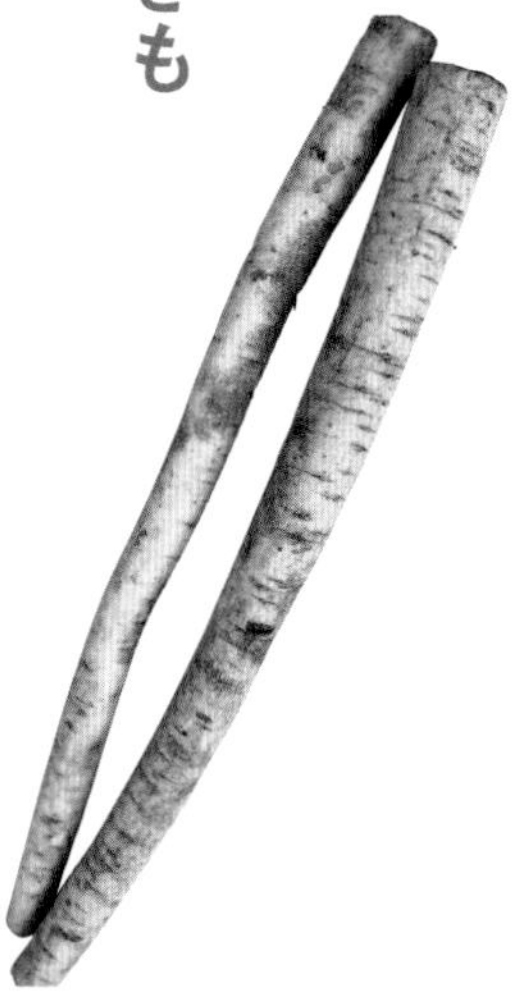

溜まった熱を取り、老廃物を排出します。ごぼうの解毒作用は強く、腫れ物や吹き出物、熱による喉の腫れや痛みの改善に働きます。また、発汗・利尿作用もあり、水の巡りが悪いときにもよい食材。喉の渇き、乾燥による便秘を改善します。なお、ごぼうの種は牛蒡子《ごぼうし》という生薬で、解毒・解熱・感冒・はしかなどに用いられます。

【こんな症状に】

熱をもった腫れ物・吹き出物
喉の腫れや痛み
便秘、喉の渇き、舌の粘り
ほてり、熱感
排尿異常、むくみ

＋ごま油

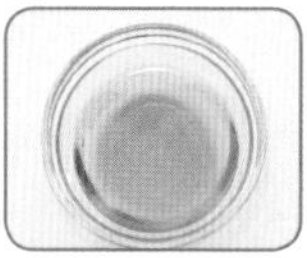

ごま油は腸を潤して便通をよくするので、ごぼうと食べると乾燥が原因の便秘に有効。

＋豆腐

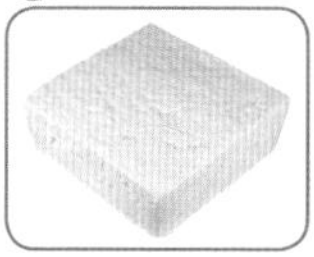

豆腐もごぼう同様に熱を冷まし、水を巡らせるので、ほてり、乾燥などの改善によい。

＋みそ

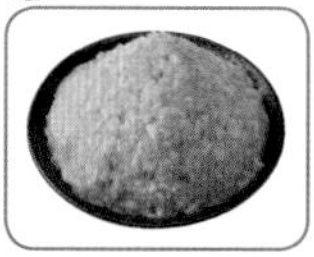

みそもごぼうと同様に体内の余分な水分を排出し、解毒に働く。酒毒の排出にも有効。

五性	**涼**
五味	**甘・辛**
帰経	**肝・肺**
旬	**秋〜冬**
タイプ	**虚弱毒、ストレス毒、むくみ毒**

【調理のコツ】

独特の風味は皮に豊富なので、むかないでタワシでさっと洗って調理しましょう。ごぼうのアクはポリフェノールを多く含むので健康維持に役立ちます。また、水にさらしすぎると風味、ポリフェノールとも抜けるので注意して。

この成分にも注目

- 食物繊維／水溶性食物繊維が豊富で、便秘や腸内環境の改善によい。
- イヌリン／整腸効果があり、血中中性脂肪を減らして血糖値上昇を抑制。

余分な熱、ほてりを取り、イライラ、不眠、高血圧に有効。腸を潤して便秘を改善

小松菜

熱

胃腸

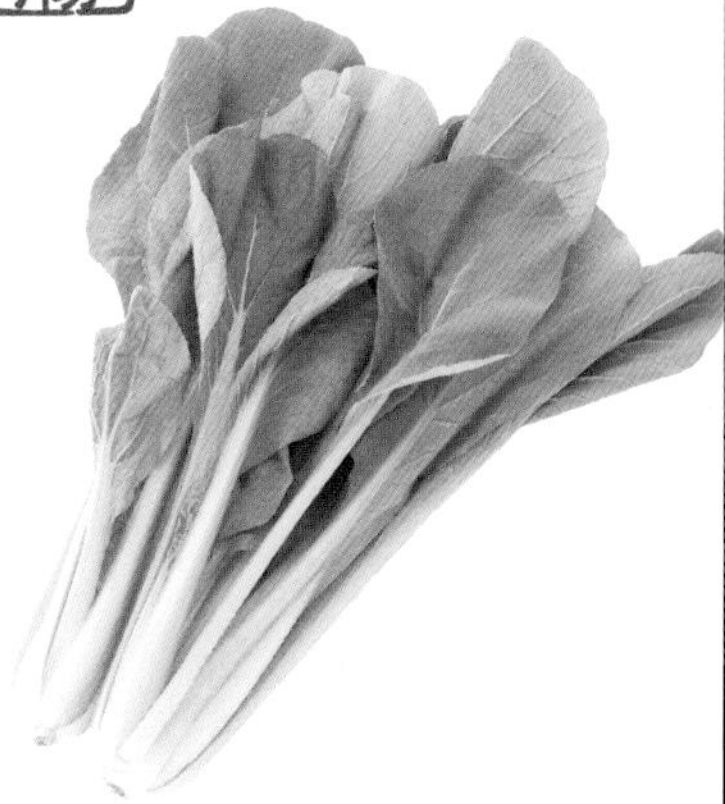

溜まった熱を取り、熱のせいで起こるイライラ、不安、不眠、動悸を緩和し、気を鎮める働きがあります。とくに胸に溜まった熱を取るので、喉の腫れや痛み、咳、痰に適します。脾の働きを正常にすることで消化不良を改善し、疲労、倦怠感の緩和にも有効。さらに、腸を潤してなめらかにする働きがあり、便秘の改善にも。

【こんな症状に】

ほてり、のぼせ、目の充血
イライラ、不安、不眠、疲労
喉の腫れ、咳、痰
消化不良、便秘
高血圧

【食べ合わせ】

＋バター

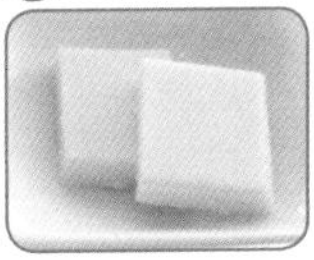

バターも腸を潤し、腫れ物に有効な食材なので、相乗効果が期待できる。

＋鮭

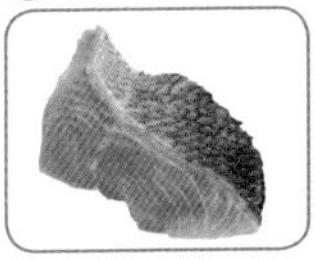

鮭は温性なので、小松菜の冷やす効果をおだやかにし、気、血を補ってくれる。

＋レモン

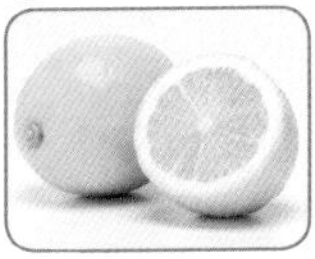

豊富なビタミンCをプラスすることで、小松菜のカルシウム吸収をアップ。

五性 **涼**　五味 **甘・辛**

帰経 **肝・脾・肺**

旬 **秋〜冬**

タイプ **血行不良毒、ストレス毒**

【調理のコツ】

アクが少ないので、ほうれん草のような下ゆでは不要。煮物、スープではいきなり煮て大丈夫。また、油で調理すると、豊富に含まれるβカロテン、ビタミンKの吸収がよくなるので炒め物やサラダで食べるのもおすすめ。

この成分にも注目

●鉄／血液の赤血球の成分になり、酸素の運搬や貯蔵に働く。タンパク質と摂ると効率よし。
●カルシウム／牛乳の約1.5倍も含まれ、骨や歯を健全に保ち、イライラを鎮める。

さやいんげん

水分代謝を高めて梅雨から夏の食欲不振、むくみ、だるさを改善する

気　水　胃腸

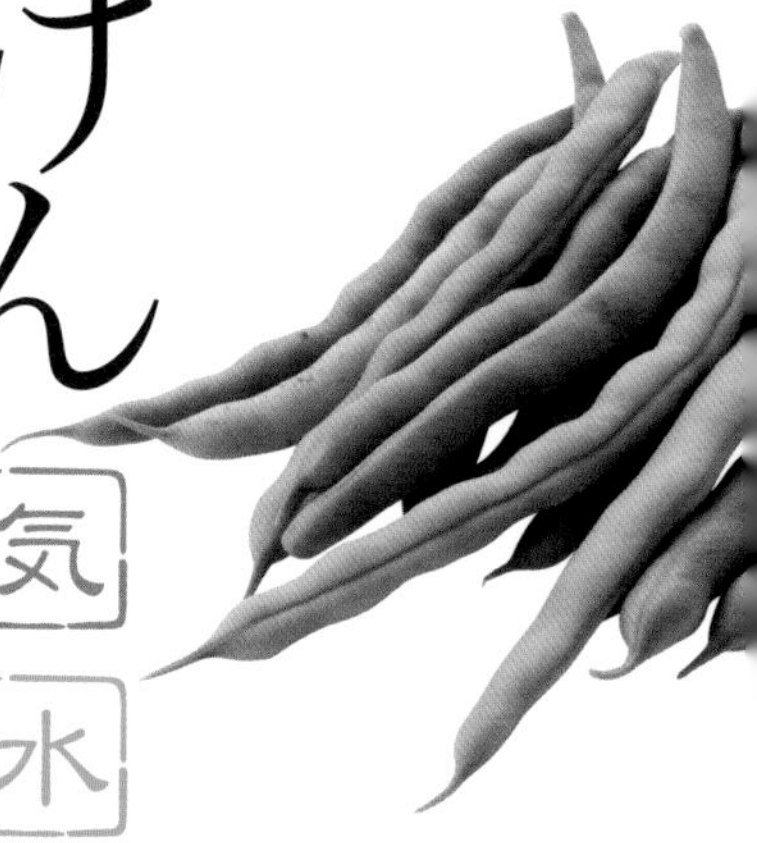

脾と胃を温めて健やかにする働きで、消化機能を整えて食欲不振、胃もたれなどを改善します。また、旬を迎える梅雨から夏は、湿気と温度上昇で体力を消耗する時期ですが、さやいんげんは気を補って体力増進を助け、体に溜まった水を取ってだるさやむくみを改善します。高温多湿で食欲が落ちるタイプの人におすすめ。

【こんな症状に】

食欲不振、胃もたれ
夏バテ、梅雨バテ、疲労
だるさ、むくみ
多汗
便秘、軟便

＋豚肉

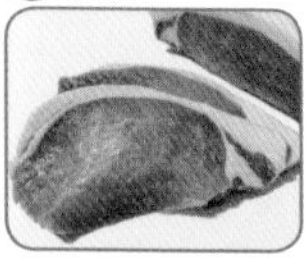

肉の脂肪が腸を潤すので、さやいんげんと合わせると乾燥による便秘を改善。

＋くるみ

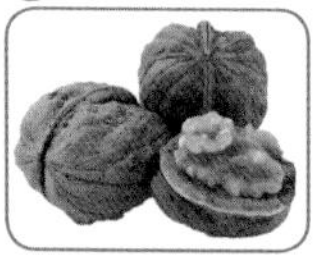

これも腸を潤すので便秘や肌荒れを改善し、疲労回復や老化予防にも◎。

＋にんにく

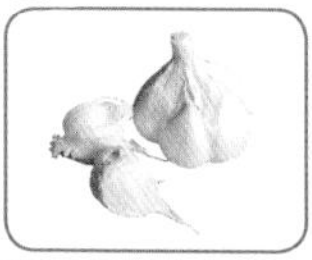

夏バテによいコンビ。食欲を増進して消化を促し、だるさを改善する。

【調理のコツ】

煮たりゆでたり、炒めて食べることが多いですが、手軽に電子レンジで加熱しても大丈夫。やわらかな食感で、違ったおいしさに。また、素揚げにするとより濃い味わいが楽しめます。にんにくなどと炒め合わせても。

五性	平	五味	甘
帰経	脾・胃	旬	梅雨〜夏
タイプ	むくみ毒、虚弱毒		

この成分にも注目

- アスパラギン酸／エネルギー代謝に必要なアミノ酸で、疲労回復に役立つ。
- カリウム／余分なナトリウムを排出するので血圧安定に有効。むくみの解消にも働く。

さやえんどう

余分な水を巡らせ、食欲不振、むくみを改善。解毒作用で吹き出物にも有効

豆が未熟なうちにさやごと食べるさやえんどう。豆が熟すとグリーンピースで、どちらも同じ性質、働きをもちます。気を補い、脾を正常にするので、疲労回復によい食材。消化機能を高め、食欲不振、下痢を改善します。また、余分な水を取り、むくみ、嘔吐、下痢にも有効。さらに、解毒作用により吹き出物の改善にも役立ちます。

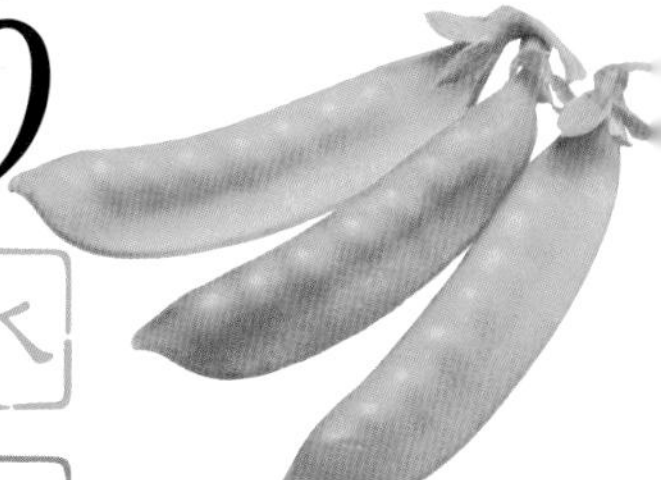

水　気　解毒

【こんな症状に】

食欲不振、胃もたれ
むくみ、嘔吐、下痢
疲労、倦怠感
吹き出物、化膿性湿疹
糖尿病

【食べ合わせ】

＋とうもろこし

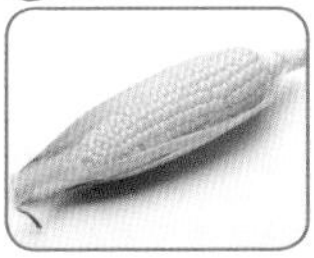

どちらも利尿効果があるので、むくみ、だるさ、疲労の改善を助ける。

＋レタス

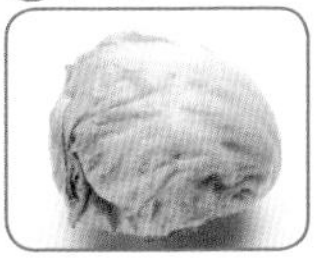

このコンビは母乳の分泌を促す働きがあり、相乗効果が期待できる。

＋鶏肉

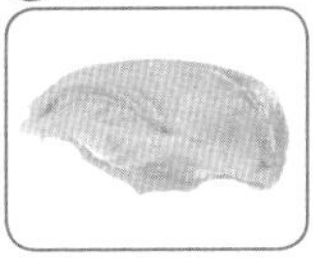

鶏肉は胃腸を温めて元気にするので、食欲不振、疲労回復によいコンビ。

五性	平	五味	甘
帰経	脾	旬	晩春〜初夏
タイプ	虚弱毒、むくみ毒		

【調理のコツ】

グリーンピースは鮮度が落ちると豆がかたくなってしまいます。買ってきたらすぐにむいてゆでましょう。豆にシワを寄せずにふっくらゆでるコツは、ゆであがったらゆで汁から出さず、常温になるまで静かに冷ますこと。

この成分にも注目

- ●βカロテン／体内でビタミンAに変換され、抗酸化や粘膜保護に役立つ。
- ●ビタミンC／風邪の予防や疲労回復に有効で、いちごと同じくらい豊富に含まれる。

しそ

発汗を促して熱を取り、花粉症やアレルギーを緩和。食中毒の予防にも働く

気　熱　解毒

梅雨時が旬の青じそは、気と血の巡りをよくし、発汗を促して余分な熱が溜まるのを防いでくれます。同時に湿気による冷えを取り、お腹や手足をおだやかに温めるのでこの時期の不調の改善を助けます。また、食欲を増進させ、消化不良の改善にも役立ちます。さらに、解毒の働きがあり、魚介による食中毒を予防します。

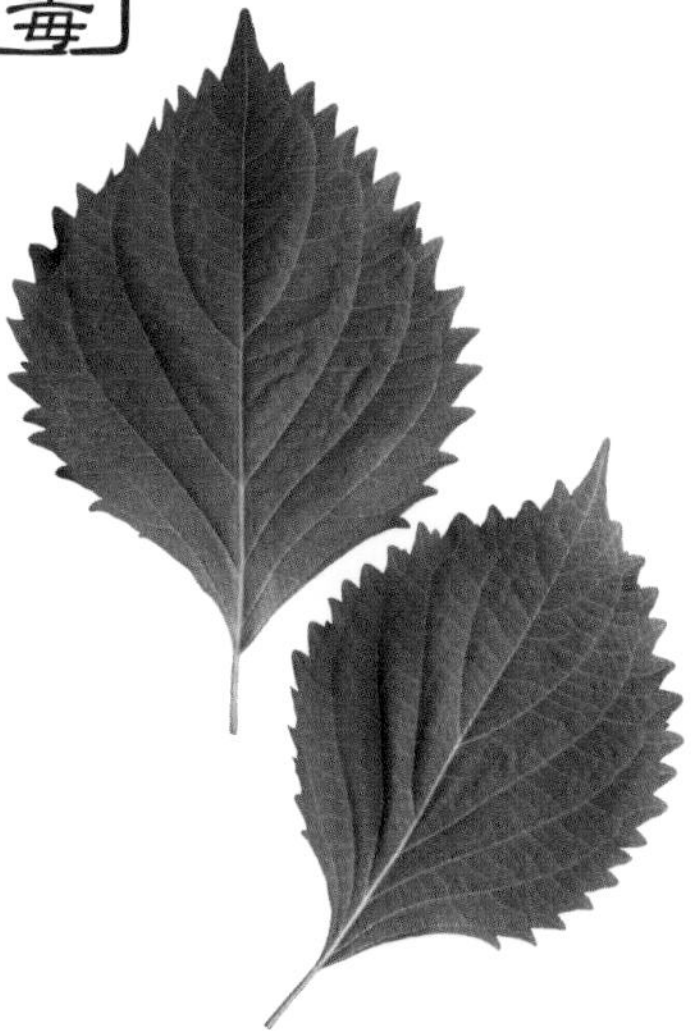

【こんな症状に】

冷え、悪寒、発熱
イライラ、ほてり、のぼせ
消化不良、げっぷ、膨満感、食欲不振
魚介類の中毒予防、花粉症
嘔吐、下痢、口臭

【食べ合わせ】

＋セロリ

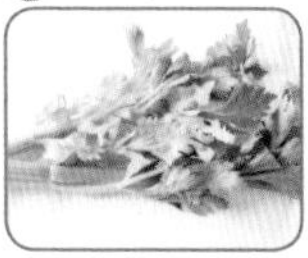

どちらも気の巡りをよくし、イライラやストレスの緩和におすすめのコンビ。

＋めかじき

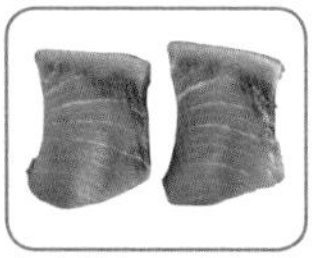

気を巡らせる組み合わせ。めかじきをソテーにし、たっぷりのしそをのせて。

＋みょうが

みょうが、しそは、どちらも気と血を巡らせ、腫れ物、痛みの改善を助ける。

五性	温	五味	辛
帰経	脾・肺	旬	初夏
タイプ	血行不良毒、ストレス毒		

【調理のコツ】

刻んだり、ちぎると香りが立ちますが、時間がたつとアクが出て変色するので食べる直前にするとよいでしょう。薬味として使うだけでなく、炊きたてのごはん、炒めたパスタにたっぷり混ぜるとたくさん食べられます。

この成分にも注目

●ペリルアルデヒド／しその香り成分で、強い抗菌作用、防腐効果がある。消化酵素の分泌を促す働きもあり、食欲増進や消化吸収を助ける。

肝と心を整えて 情緒不安、不眠や多夢を改善。胃腸と目の健康にも

春菊

気　熱　胃腸

肝、心を整えることで、ストレスによる不調を緩和します。眠れない、寝ても夢ばかり見るときにおすすめの食材です。また、脾も整えて胃腸の機能を正常にするので、食欲不振、胃が原因の口臭などを改善します。さらに、肺の熱を冷ます働きで咳、しつこい痰の改善を助けたり、目の充血や視力をよくする効果もあります。

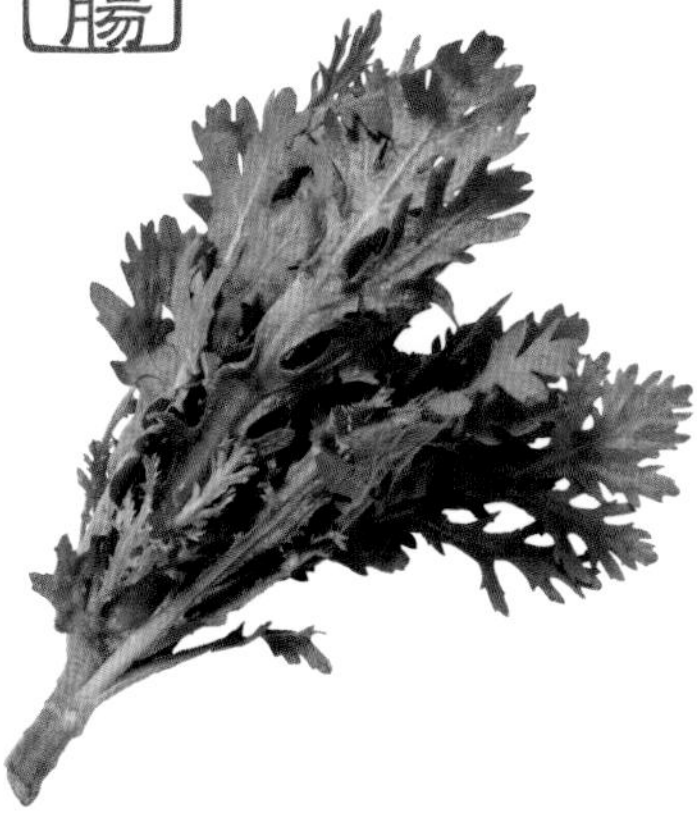

【こんな症状に】

情緒不安、不眠、多夢
ストレス、イライラ
目の充血、かすみ目
食欲不振、胃の不調、嘔吐、口臭
痰、咳

【食べ合わせ】

＋大根

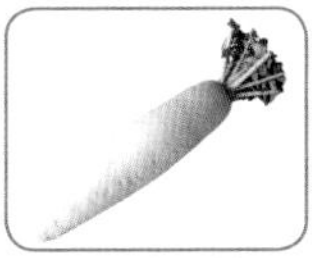

どちらも肺の働きを整えるので、咳、痰、ぜん息を改善。ストレス緩和にも有効。

＋あなご

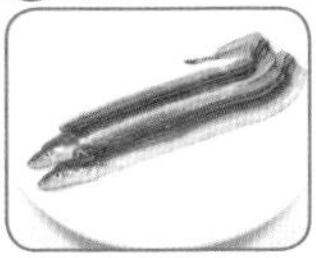

あなごは血の巡りをよくする働きがあり、これを春菊が高め、肩こりを改善。

＋にんじん

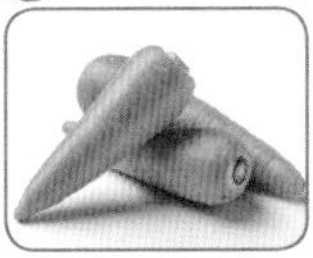

肝の働きを整えるコンビなので、目の不調があるときに食べたい組み合わせ。

五性	平
五味	甘・辛
帰経	肝・心・脾・肺
旬	冬〜春
タイプ	ストレス毒

【調理のコツ】

鍋物などに使うことが多いですが、生で食べてもおいしい野菜です。やわらかい葉は摘み取り、残った茎は薄切りにし、サラダやあえ物に。アクは少ないので水さらしは不要。生ならではの食感、香りを楽しみましょう。

この成分にも注目

- クロロゲン酸／抗酸化作用が強く、老化やがんの予防を助けるポリフェノール。
- βカロテン／ 100g当たり4500μgと豊富。粘膜の健康や視力の維持を助ける。

じゅんさい

熱による腫れ物、咳を改善。水の巡りをよくしてむくみを取り、肌を潤す

潤　熱　水

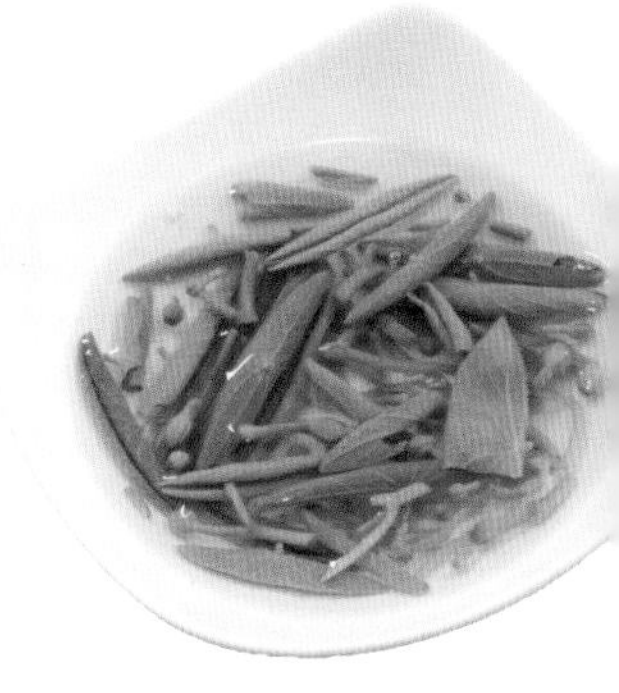

梅雨時、夏の高温多湿による体調不良によい食材。熱が溜まってできる腫れ物、おでき、赤ら顔、湿気が溜まって起きるむくみ、多汗をおだやかに緩和します。また、水の巡りをよくするので肌に潤いを与え、美肌効果も期待できます。さらに、表面のぬめりに含まれる多糖類は、胃粘膜を保護、強化に働きます。

【こんな症状に】

ほてり、のぼせ、赤ら顔
おでき、腫れ物
むくみ、多汗
肌荒れ、乾燥
胃もたれ、食欲不振、胃潰瘍

+ しょうが

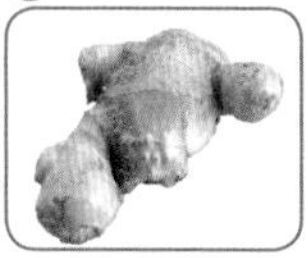

温性なのでじゅんさいの冷やす効果を抑える。合わせて酢の物に。

+ キウイ

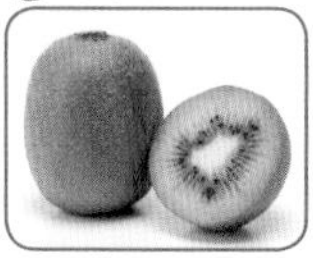

キウイは寒性、甘の食材。じゅんさいと食べると相乗効果が期待できる。

+ トマト

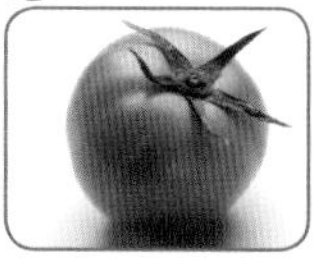

同じ旬なので相乗効果がある。ただし、冷えが気になる場合は避けて。

五性 寒　**五味** 甘

帰経 肝・脾

旬 初夏〜夏

タイプ むくみ毒、潤い不足毒

【調理のコツ】

生、水煮、酢漬けがあります。生はさっとゆでて氷水に放し、ざるにあげてから調理。水煮、酢漬けはざるにあげて水けをきり、きれいな水に放して水をきり、調理します。鍋物、汁物では、加熱しすぎに注意して。

この成分にも注目

●ポリフェノール／緑茶に匹敵するほど豊富に含まれており、生活習慣病予防、シワやたるみ、セルライトの緩和に働くことが報告されている。

手足、胃腸を温め、風邪や胃腸の不調を改善する。咳、痰、喉の痛みにも有効

しょうが

胃腸　解毒

風邪は「風邪《ふうじゃ》」という邪気が原因の不調で、しょうがはこれを解毒して初期症状を緩和します。生のしょうがは手足など体の表面を温め、加熱、乾燥させたしょうがは体の芯の冷えを取って胃腸を温めます。これにより胃腸の調子を整え、吐き気予防に有効。さらに、肺の働きをよくするので咳、痰、喉や胸の痛みにもよい食材です。

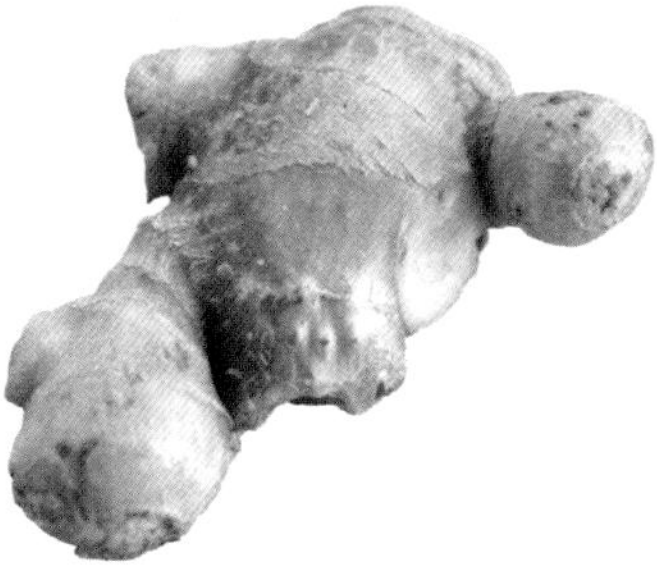

【こんな症状に】

風邪の初期症状、悪寒
冷え、血行不良
咳、痰、喉・胸の痛み
食欲不振、腹痛、吐き気
魚介の食中毒

【食べ合わせ】

＋紅茶

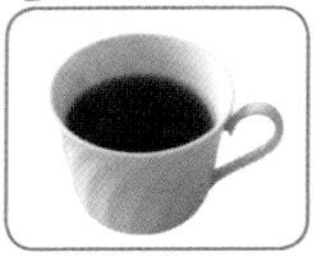

紅茶も温性なので相乗効果が期待できる。肺を潤すはちみつもプラスして。

＋おかゆ

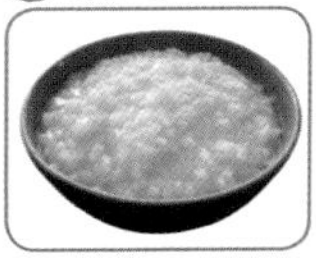

米は気を補うので、元気がなくて胃腸が不調のときに効果的な組み合わせ。

＋きゅうり

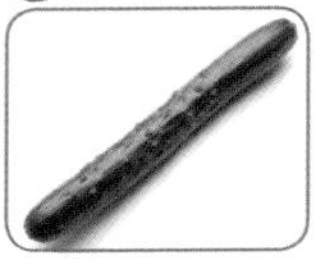

温性のしょうががきゅうりの冷やす効果をおだやかにし、食欲を増進させる。

五性	温	五味	辛
帰経	脾・胃・肺	旬	冬
タイプ	血行不良毒、むくみ毒、ストレス毒		

【調理のコツ】

体を芯から温める乾燥しょうがを作りましょう。しょうがは皮ごとごく薄くスライスし、ざるに広げて2～3日乾燥させます。カラカラに乾いたら冷蔵庫で保存。紅茶やスープに入れたり、粉状にして合わせ調味料に。

この成分にも注目

●ジンゲロール、ショウガオール／体を温めて血行を促進するため、関節痛などによい。代謝を上げることにより、脂肪の蓄積抑制などの働きも期待されている。

しろうり

夏の乾燥と熱による症状を取り去り、体を潤してイライラを改善

潤 熱 水

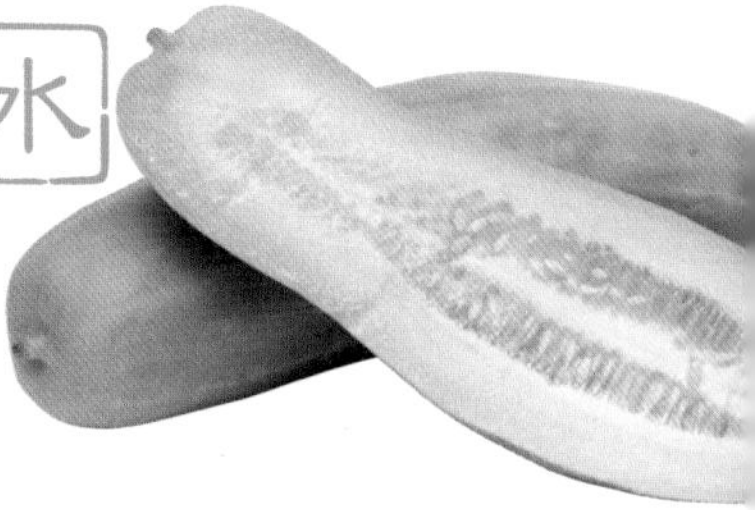

五性 寒　五味 甘

帰経 肺・胃・大腸・膀胱

旬 初夏〜夏

タイプ むくみ毒、潤い不足毒

熱を取り、水を巡らせて潤いを与えてくれる食材です。わずらわしい熱感を冷まし、熱による多汗、腫れ物、炎症を改善します。潤す働きは、渇きや乾燥だけでなく、熱と乾燥が原因のイライラも緩和するので、熱をもった潤い不足毒に適しています。また、利尿の働きもあるので排尿異常やむくみにも有効です。

【こんな症状に】

わずらわしい熱感、イライラ
腫れ物、炎症
ほてり、口・喉の渇き、乾燥、多汗
食欲不振、胃もたれ
むくみ、排尿異常、下痢

＋しょうが

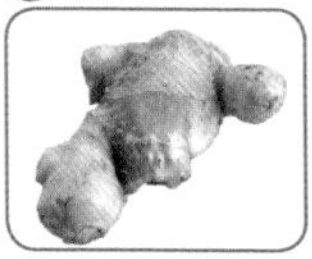

温性のしょうがを加えて冷やす効果をおだやかに。しろうりの浅漬けに合う。

＋はまぐり

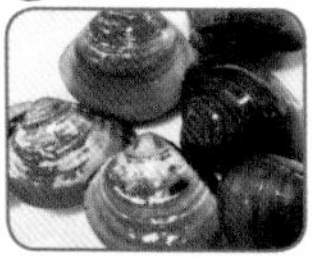

同じような働きをもつので相乗効果が期待できる。スープにするのがおすすめ。

＋酢

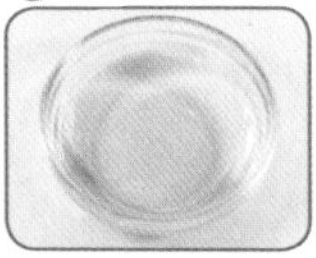

甘のしろうりと酸の酢を合わせると潤いが生まれる。酢で味つけした炒め物に。

【調理のコツ】

生食、加熱のどちらもおいしいですが、冷えを感じる場合は生の食べすぎに気をつけましょう。アク、くせがないので、浅漬け、みそ汁、炒め物、煮物となんでも合いますが、気を補う肉類とスープにするのもおすすめ。

この成分にも注目

●ビタミンK、カリウム／比較的豊富に含まれる。ビタミンKは骨粗しょう症の予防、動脈の健康維持に働く。カリウムは塩分、水分のバランスをとるミネラルで血圧を安定させる。

ほてり、渇き、イライラのある
夏バテ、暑気あたりに。
肌の乾燥や空咳を改善

ズッキーニ

潤
熱

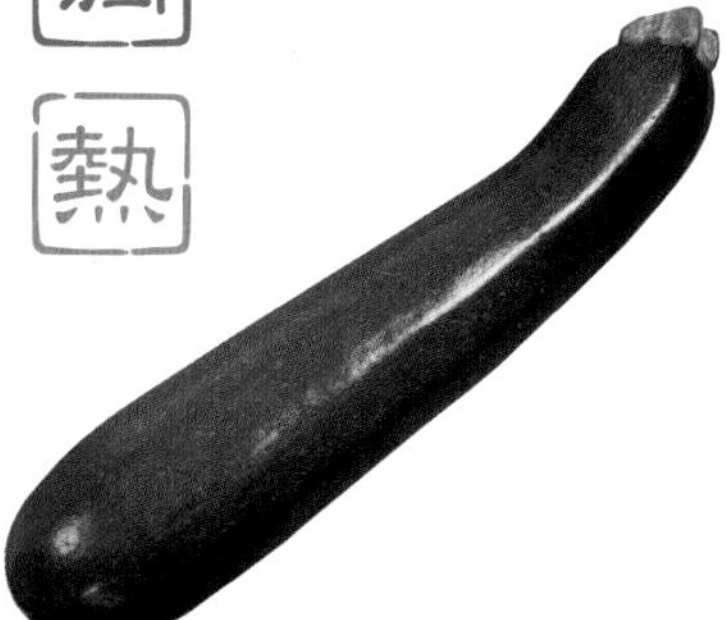

五性 寒　五味 甘

帰経 脾・肺・腎　旬 夏

タイプ むくみ毒、ストレス毒、潤い不足毒

水の巡りをよくし、溜まった熱を取るので夏にぴったりの食材です。熱感、ほてり、口の渇きを改善し、暑気あたり、夏バテのときにおすすめ。口や肌だけでなく、肺を潤すので空咳にも有効。また、熱が溜まったために起こるイライラ、落ち着かない気分などを鎮める働きもあります。さらに、腎を助けて水の巡りをよくするので排尿異常にも。

【こんな症状に】

ほてり、口の渇き、空咳、肌の乾燥
暑気あたり
むくみ、排尿異常、腫れ物
膨満感
イライラ

【食べ合わせ】

＋トマト

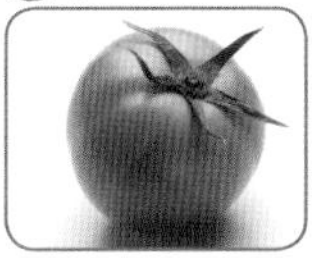

夏野菜同士なので余分な熱を取るのに効果的。なす、きゅうりを加えても。

＋にんにく

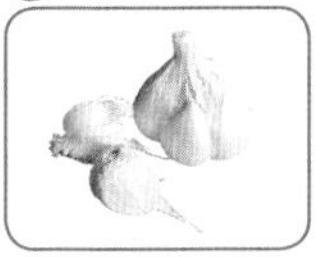

温性なのでズッキーニの冷やす効果をおだやかに。冷えがある場合におすすめのコンビ。

＋チーズ

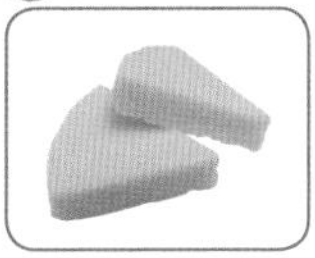

チーズも肺を潤すので、空咳、喉の渇き、微熱などの改善に相乗効果がある。

【調理のコツ】

油と相性がよく、皮の部分に豊富に含まれるβカロテンの吸収もよくなるので、炒め物や炒め煮がおすすめ。また、生食してもおいしく、カリウムやビタミンCが効率よく摂れます。ごく薄くスライスしてサラダ、カルパッチョに。

この成分にも注目

●カリウム／体内の塩分、水分のバランスをとるミネラル。熱中症、けいれん、むくみを予防する。汗をかくと流出するので、補給にズッキーニを食べるとよい。

熱と水の巡りをよくして
春に必要な解毒を助け、
肝の働きを正常にする

せり

気 熱 水 解毒

熱を冷まして水の巡りをよくし、熱感、むくみを改善します。また、旬の春は解毒の季節で、肝の働きが大事。熱のせいで乱れた肝の働きを正常にして血の巡りもよくするので、解毒効果がアップします。さらに、肝に熱が溜まるとイライラして怒りっぽくなりますが、この緩和にも効果的。また、出血しやすい体質の改善にも役立ちます。

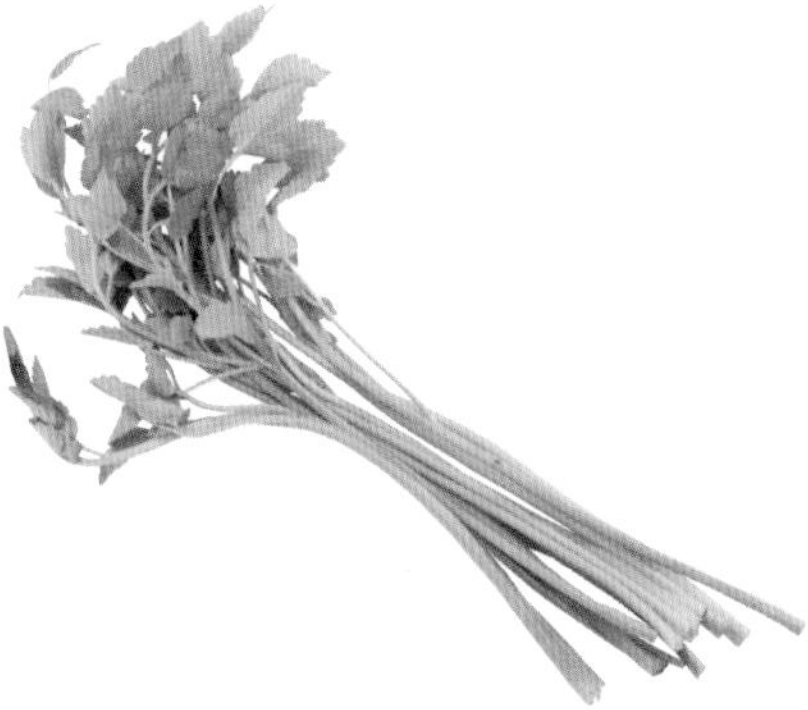

【こんな症状に】

熱感、ほてり、のぼせ
むくみ、排尿異常
イライラ、怒りっぽい
鼻血、血尿、不正出血
おりもの

【食べ合わせ】

＋ そば

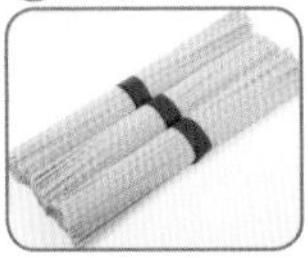

そばも気を巡らせ、緊張による不調を改善するので相乗効果が期待できる。

＋ 大麦

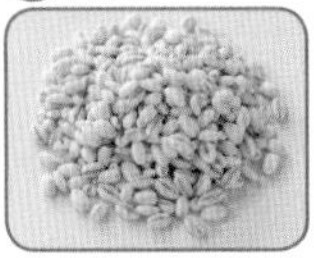

せり同様に熱、むくみを取る。大麦ごはんとせりの混ぜごはんがおすすめ。

＋ かんきつ類

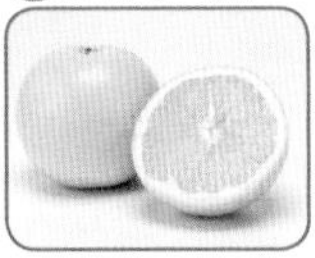

かんきつ類など酸の食材も肝の働きを助けるので、せりと食べると効果的。

【調理のコツ】

普通に市販されているものは、アクが強くないので、さっとゆでたりいきなり煮てOK。また、根もおいしく食べられるので切り捨てないで。ごぼうのような食感や甘みがあるので、鍋物などに加えて食べましょう。

五性	涼	五味	苦・甘
帰経	肝・胃・肺	旬	春
タイプ	血行不良毒、ストレス毒		

この成分にも注目

●葉酸／胎児の正常な発育を助けるため、妊娠中の女性に大事なビタミン。また、血液を作るときに必要なので、不足すると貧血、めまい、息切れ、動悸などが起こる。

体の上部に上った熱を取り、のぼせ、ストレスを緩和。充血やかすみ目を改善する

セロリ

気 熱 水 解毒

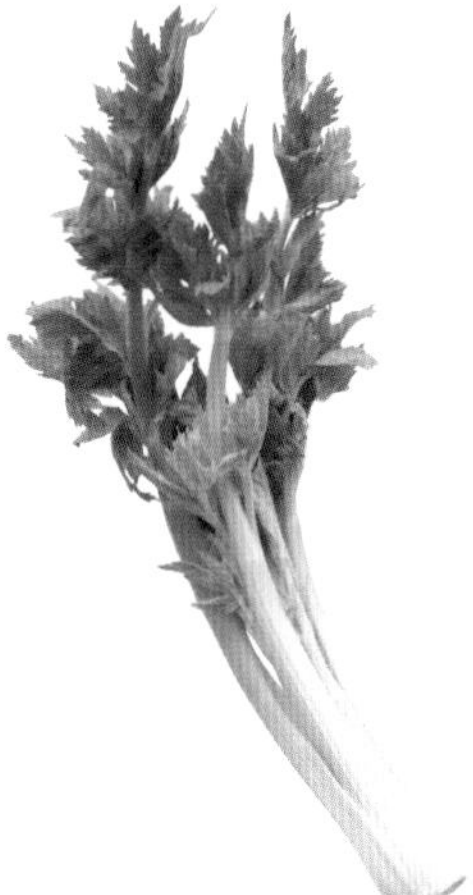

春が旬のセロリ。この季節、体は解毒が必要で肝が高まって熱がこもりがちになります。セロリは、肝の熱を冷まし、肝とつながりが強い目のトラブルを改善します。また、香りは精神を安定させ、イライラやストレスを緩和します。さらに気を巡らせるので高血圧、めまい、頭痛などにもよい食材です。利尿作用もあります。

【こんな症状に】

熱感、ほてり、のぼせ
ストレス、情緒不安定
高血圧、めまい、頭痛
目の充血、かすみ目
むくみ、排尿異常

【食べ合わせ】

＋豚肉

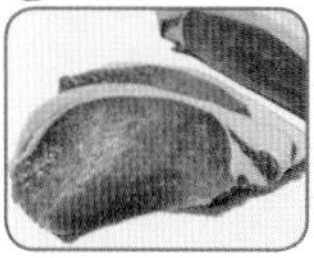

豚肉の潤いを与える働きにセロリの熱を取る効果が加わり、ほてりを鎮める。

＋しいたけ

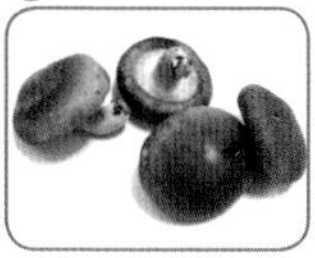

しいたけも高血圧によいので、一緒にスープにすると効果的。

＋トマト

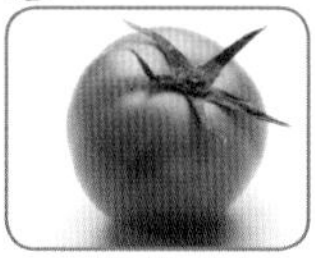

イライラを鎮めるコンビ。生でサラダにしたり、加熱してスープにするとよい。

【調理のコツ】

香り成分やビタミン類は葉の部分に豊富。香りが気になるなら、煮物や炒め物にすると食べやすくなります。また、刻んでしょうゆに漬けておくと、風味のよい調味料に。ドレッシングや炒め物、煮物に便利。

五性	涼	五味	苦・甘・辛
帰経	肝・肺・胃	旬	春
タイプ	むくみ毒、ストレス毒		

この成分にも注目

●テルペン類／香り成分のひとつで、神経の興奮を鎮めたり、ストレス解消、自律神経の調整などに働くといわれる。ヒノキなどの樹木にも含まれている。

胃腸の働きを高めて 余分な水を排出し、むくみ、疲労を改善

そら豆

気
水
胃腸

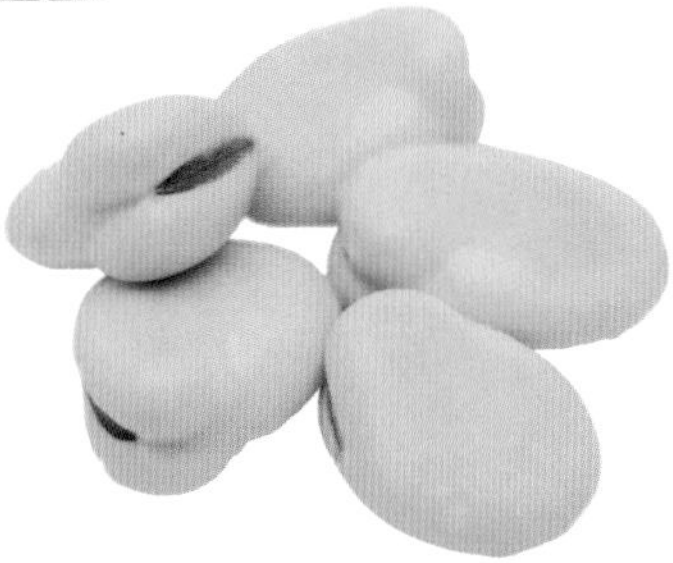

脾の働きを整え、気を補い、水の巡りをよくするそら豆。利尿作用もあり、胃腸の機能を高め、お腹に溜まった余分な水を取り去ります。食欲不振、胃もたれ、胃酸過多を緩和し、消化吸収をよくして疲労回復に役立ちます。薄皮やゆで汁にも働きがあるので、薄皮ごと煮たり、スープにして余すことなく食べるのもおすすめです。

【こんな症状に】

むくみ、排尿異常
食欲不振、胃もたれ、胃酸過多
疲労、息切れ
便秘

【食べ合わせ】

＋牛肉

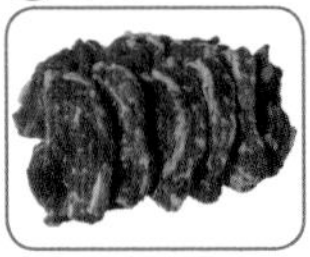

気を補う働きが高い牛肉。一緒に食べることで疲労回復に役立つ。

＋じゃがいも

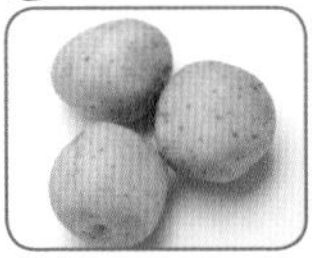

そら豆と同じ働きがあり、胃腸が弱っているときに効果的な組み合わせ。

＋わかめ

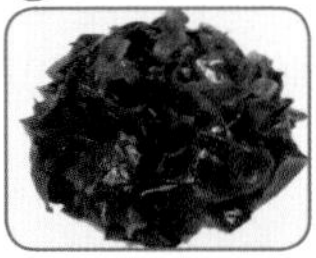

むくみ改善に働くコンビ。豆は薄皮をむき、にんにくじょうゆ味で炒めると◎。

【調理のコツ】

ゆでて食べることが多いですが、焼いてもおいしいそら豆。さやをむかずに丸のままオーブントースターやグリルで焼き、表面が黒く焦げればOK。さやの中で蒸し焼きになるので、豆の甘み、うまみが濃く感じられます。

五性	平	五味	甘
帰経	脾・胃	旬	初夏
タイプ	虚弱毒、むくみ毒		

この成分にも注目

●植物性タンパク質／豊富に含まれており、タンパク質補給に役立つ食材といえる。
●ビタミンB群／糖質代謝に必要なビタミンB1、粘膜を健康に保つB2などが豊富。

大根

肺に溜まった熱を取り、痰の多い咳、ぜん息を緩和。胃腸を整える働きも

気　熱　水　胃腸

体の上部に上がった気を巡らせ、胃と肺の調子を整えます。痰を取り去って喉の不快感を改善し、咳、ぜん息、気管支炎などを緩和します。気の巡りがよくなると消化が促進されるので、長引く胃もたれ、食べすぎによる消化不良なども改善。また、肺や喉を潤すため風邪にも有効です。さらに、利尿作用があり、むくみにもよい食材。

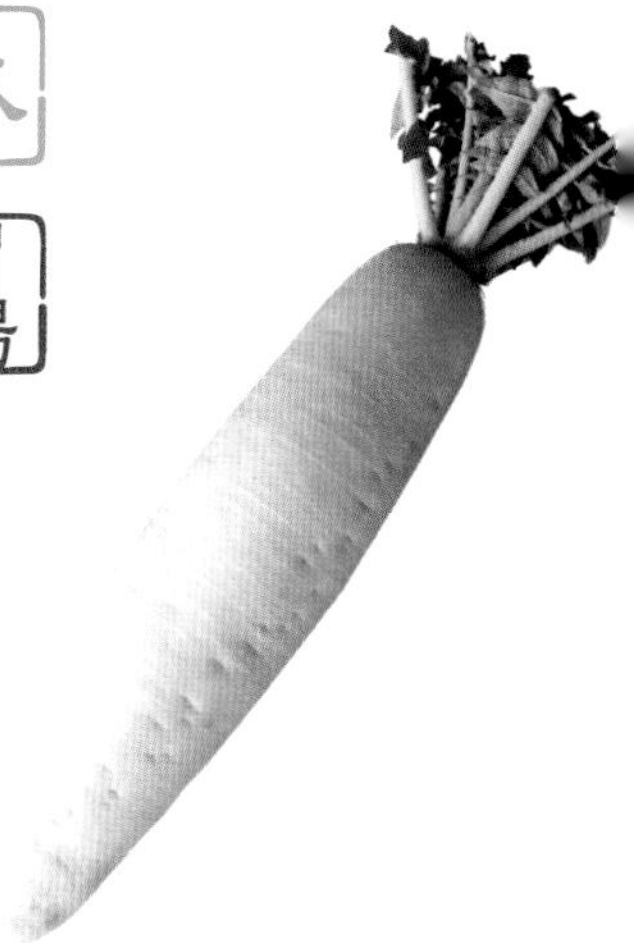

五性 涼　**五味** 甘・辛

帰経 脾・胃・肺・大腸

旬 冬

タイプ むくみ毒、ストレス毒

【こんな症状に】

咳、痰、ぜん息、気管支炎
ストレス過多
消化不良、食欲不振、嘔吐、膨満感、便秘
風邪、口の渇き
むくみ

【食べ合わせ】

＋あさり

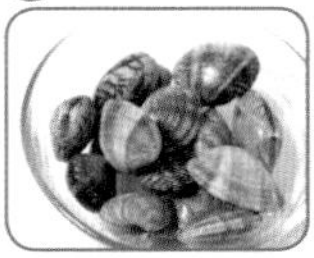

あさりも痰、余分な熱を取る働きがあるので相乗効果が期待できる。

＋しょうが

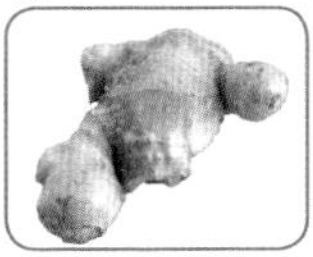

冷えが気になるときは温性のしょうがをプラスし、大根の冷やす効果を抑えて。

＋昆布

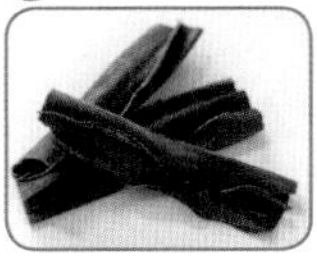

大根同様に便秘やむくみ改善に働く。ただし、食べすぎは冷えるので注意。

【調理のコツ】

一物全体食の考え方では、皮もなるべく食べたいところ。大根おろしは皮ごとおろしましょう。スープや煮込み料理は、皮ごと使ってじっくり煮て。皮をむいたときは、皮は細切りにして甘酢やポン酢に漬け込めば常備菜に。

この成分にも注目

●大根の葉の栄養／葉は優れた緑黄色野菜で、カリウム、カルシウム、鉄、ビタミンA・E・K・C、食物繊維などがとても豊富。できれば葉つきのものを選びたい。

春の解毒に有効な食材。溜まった熱と水を取り、痰、むくみ、便秘を改善する

たけのこ

熱

水

解毒

冬に溜まった老廃物を排出するのが、春の解毒。旬のたけのこは、この解毒を助けます。また、水の巡りをよくし、余分な熱を冷まします。体に溜まった水は痰や咳の原因になりますが、たけのこはこれを改善し、膨満感や胸やけの解消にも有効。さらに利尿作用もあり、むくみや便秘も改善。ただし、冷え、胃腸の不調がある人は食べすぎないように。

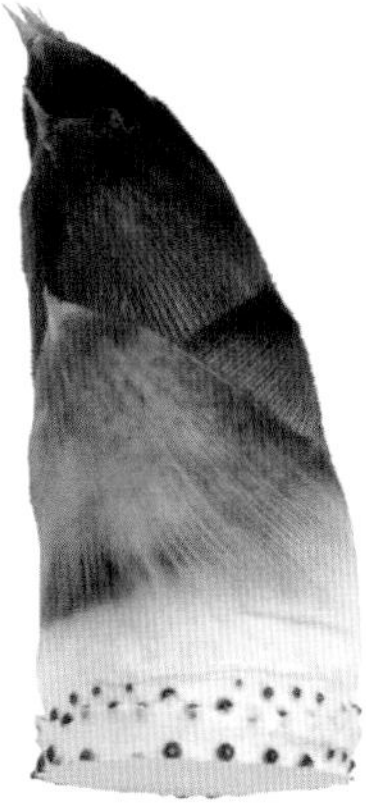

【こんな症状に】

咳、痰、声のかすれ
膨満感、胸やけ
便秘
熱感、のぼせ、イライラ
むくみ

【食べ合わせ】

+ わかめ

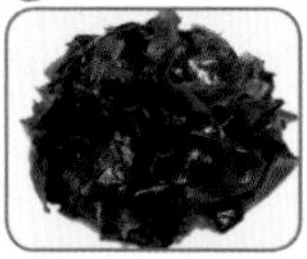

利尿・便秘改善作用があるので若竹煮にすると、相乗効果が期待できる。

+ 鶏肉

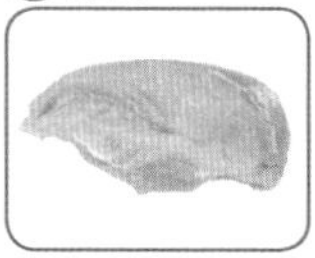

鶏肉にもチロシン（ページ下参照）が豊富で、たけのこの働きを高める。

+ 山椒

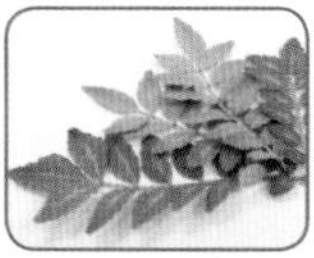

たけのこの冷やす効果をおだやかにし、香りも添えてくれるよい組み合わせ。

五性	**寒**	五味	**甘**
帰経	**胃・大腸**		
旬	**春〜初夏**		
タイプ	**虚弱毒、むくみ毒**		

【調理のコツ】

収穫して時間がたつほどアクが増すので、入手したら即ゆでることが大切。アク抜きには米ぬかを入れますが、濃い米のとぎ汁でもOK。ゆであがったら取り出さず、ゆで汁につけたまま冷ますとアクがしっかり抜けます。

この成分にも注目

●チロシン／たけのこを切ると白い粒々があるが、これはチロシンというアミノ酸。脳を活性化してやる気を引き出し、ストレスを緩和する働きがある。

玉ねぎ

気と血の滞りを巡らせ、胃腸の不調、血行不良を改善。慢性疲労にもよい食材

気　血　胃腸

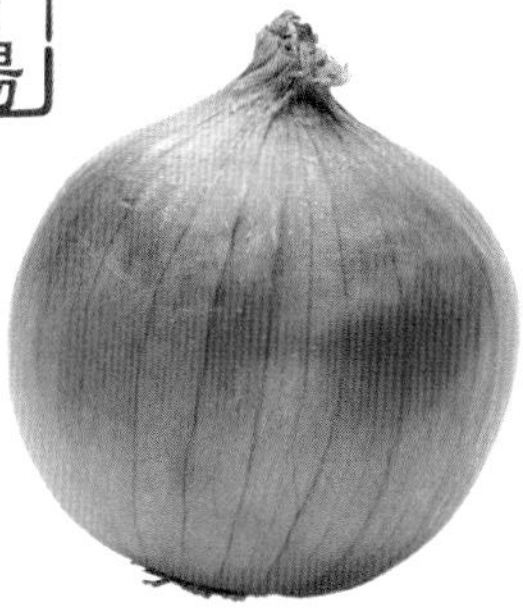

甘と辛、2つの性質をもち、滋養強壮と同時に気血の巡りをよくする食材です。胃腸の不快感、げっぷ、吐き気、食欲不振などを改善し、血行をよくして肩こり、頭痛にも有効。また、粘りのある痰、咳の緩和にも働きます。ただし、体を温めるのでほてり、目の充血があるときは食べすぎに注意しましょう。

【こんな症状に】

胃の不快感、げっぷ、吐き気、食欲不振
血行不良、肩こり、頭痛
痰、咳
慢性疲労、ため息

【食べ合わせ】

＋酢

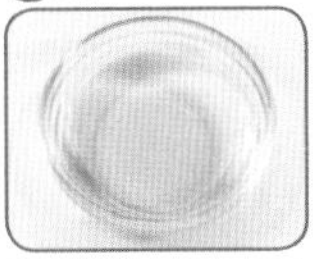

酢も血の巡りをよくする。玉ねぎのすりおろしと合わせてドレッシングに。

＋じゃがいも

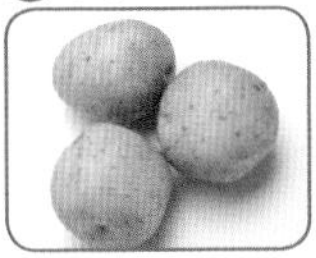

気を補うので、玉ねぎと食べると体力をつけながら不調を改善してくれる。

＋セロリ

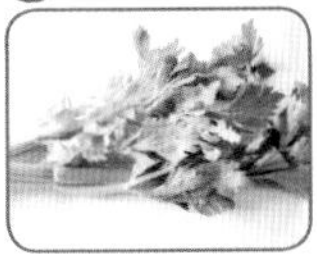

どちらも気の巡りをよくするのでイライラや頭痛の緩和によいコンビ。

五性	温
五味	甘・辛
帰経	胃・肺
旬	春〜初夏
タイプ	血行不良毒、ストレス毒

【調理のコツ】

玉ねぎは、生は辛く、加熱すると甘くなります。血の巡りや胃腸の改善には生、滋養強壮には加熱がよいでしょう。水にさらすと成分が流出してしまうので、さらさずにしばらく放置して。辛みが落ち着きます。

この成分にも注目

●硫化アリル／切ると目にしみる辛み成分。ビタミンB1の吸収をよくし、抗血栓作用で動脈硬化などの予防に働く。加熱や水さらしで損失するので生食が効率よし。

溜まった熱を冷まし、滞った血の流れをよくする。イライラを改善し、血栓を予防

チンゲン菜

血　熱　胃腸

涼性に近い平性なので、体に溜まった余分な熱を冷まし、のぼせ、ほてり、熱感を改善します。同時に血の流れをよくして、うっ血と熱による腫れ物、でき物に有効です。さらに、生理痛、目の下のクマ、イライラを解消し、血栓を予防します。また、消化吸収を助け、食べすぎによる胃もたれの改善にも働きます。

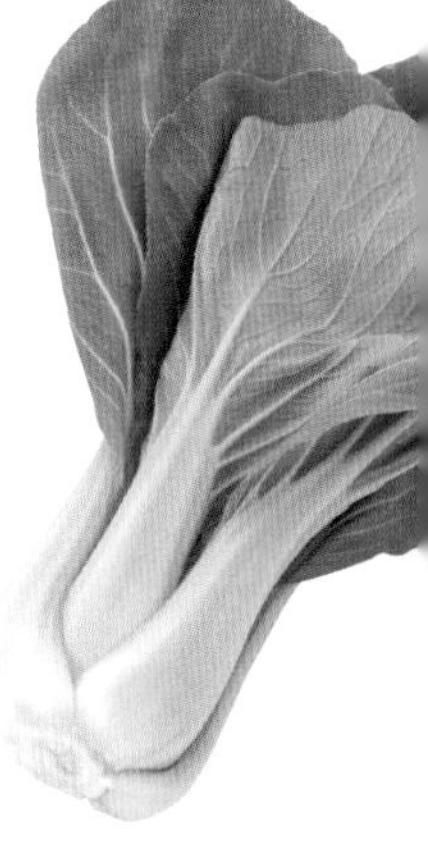

【こんな症状に】

わずらわしい熱感、のぼせ、ほてり
腫れ物、でき物
生理痛、倦怠感、目の下のクマ、血栓
イライラ、情緒不安定
胃もたれ、胸やけ

【食べ合わせ】

＋かき

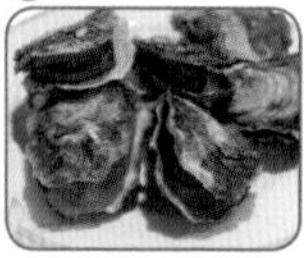

かきも精神安定の働きがあるので、一緒に食べると相乗効果が期待できる。

＋しいたけ

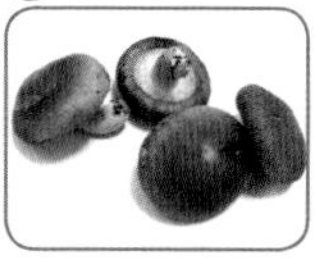

しいたけは気を補い巡らせるので、チンゲン菜の血流をよくする働きを助ける。

＋しょうが

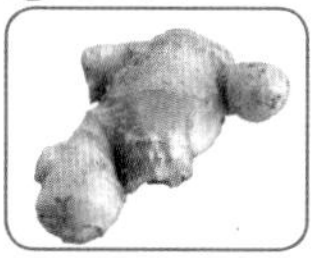

温性のしょうがを加えると、チンゲン菜の冷やす効果がおだやかに。

五性　**平**　　五味　**甘**

帰経　**肝・脾・肺**　　旬　**秋**

タイプ　**血行不良毒**

【調理のコツ】

アクが少ないので下ゆでは不要。油で調理するとβカロテンの吸収がアップするので、さっと炒めるのがおすすめ。冷え性の場合は食べすぎに注意し、しょうが、唐辛子など温熱性の食材と組み合わせるとよいでしょう。

この成分にも注目

- グルコシレノート／腸内で、抗がんの報告があるイソチオシアネートに変わる。
- βカロテン／体内でビタミンAとなる。健康野菜ケールに匹敵するほど豊富に含まれる。

冬瓜

夏に熱と水を巡らせる食材。むくみ、口の渇きや二日酔いにも有効

熱　水　解毒

夏が旬の冬瓜は、余分な熱と水を取り、同時に水を補います。暑い時期に汗をたくさんかいたときや、暑気あたり、口の渇き、夏バテによる食欲不振などによい食材です。また、解毒効果もあるので、酒毒による二日酔い、腫れ物にも有効です。なお、乾燥させた冬瓜の種は、体に溜まった膿を出す生薬（冬瓜子《とうがし》）になります。

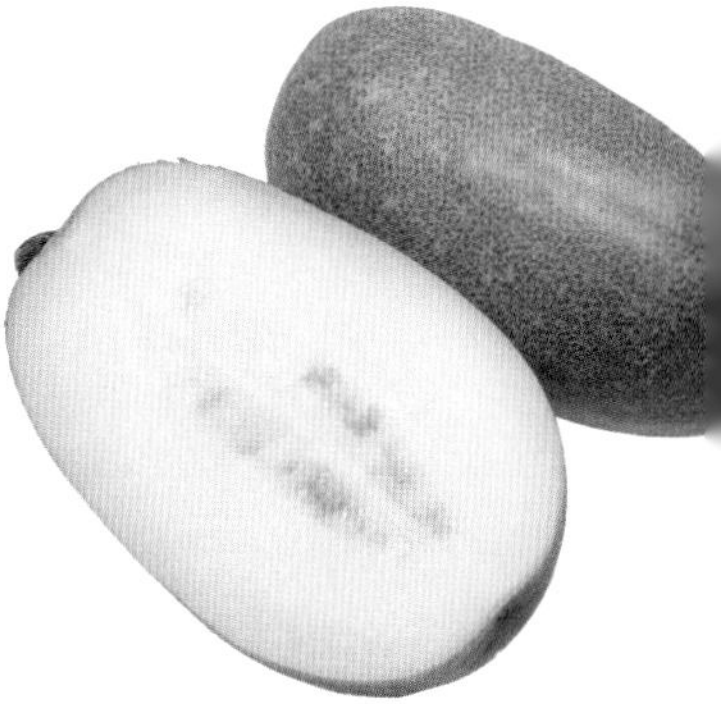

【こんな症状に】

多汗、口の渇き
排尿異常、むくみ
暑気あたり、熱感、ほてり、食欲不振
吹き出物、にきび
二日酔い

【食べ合わせ】

＋しょうが

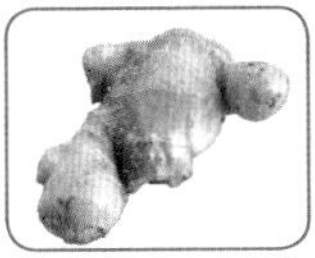

冷房のせいで冷えを感じるときは温性のしょうがをプラスして。

＋えび

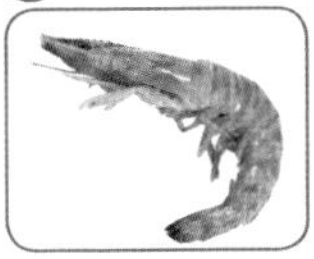

気を補うえび。冬瓜と合わせ、スープ、炒め物にすると夏の体力作りに役立つ。

＋あさり

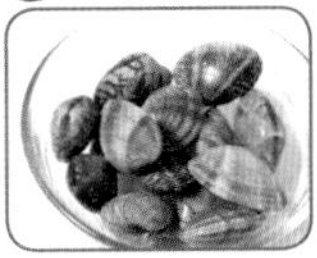

あさりは冬瓜と同じ働きが強いので相乗効果が期待できる。

五性	涼
五味	甘
帰経	肺・小腸・大腸・膀胱
旬	夏
タイプ	むくみ毒

【調理のコツ】

冬瓜の皮はなるべく薄くむくようにすると、皮の緑が薄く残って翡翠色に仕上がります。また、皮を厚くむいたときは、せん切りにしてきんぴらにして食べましょう。種とワタは煮て、スープなど汁物にしても。

この成分にも注目

- ●カリウム／体内の塩分、水分のバランスをとるミネラルで豊富に含まれる。
- ●ビタミンC／肌の健康を保つので、日焼けしがちな夏によい食材。

肝、血に溜まった熱を取り、イライラ、めまい、鼻血などの改善に役立つ

豆苗

熱　血　解毒

豆苗はえんどうの新芽。さやえんどう（P29）と同じ働きがあり、むくみ、胃腸の不調を改善します。さらに、余分な熱を冷ます働きがあり、とくに肝の熱を冷ますため、イライラ、めまい、頭痛、のぼせなどの症状があるときによい食材です。また、血の熱も取るので、のぼせによる鼻血など出血しやすいときにも有効です。

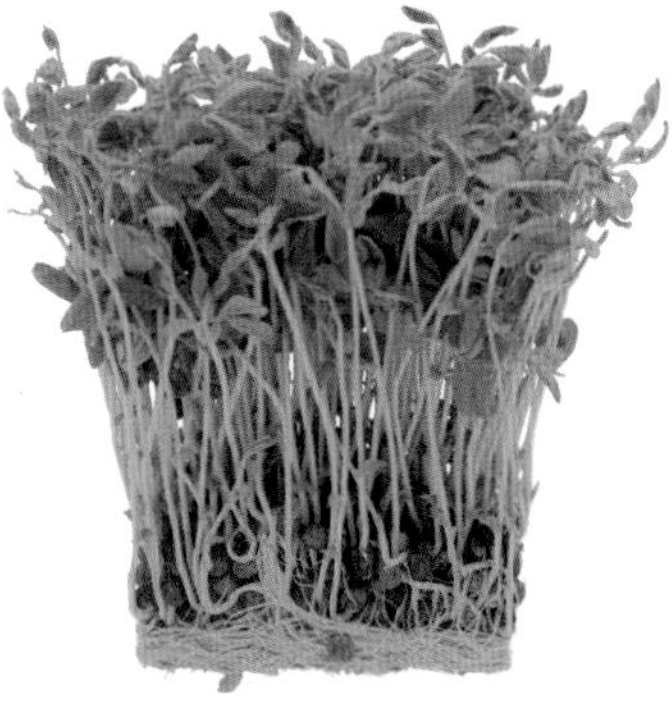

五性　平　　五味　甘

帰経　肝・脾・胃

旬　通年

タイプ　むくみ毒、ストレス毒

【こんな症状に】

強い口の渇き
イライラ、怒りっぽい
頭痛、めまい、のぼせ
むくみ、胃腸の不調
鼻血

【食べ合わせ】

＋トマト

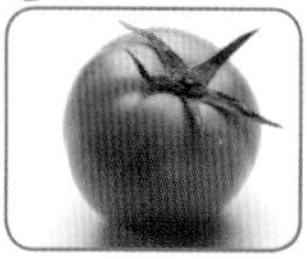

同じような働きがあるトマトと炒め物に。元気がないときは牛肉を少し加えて。

＋たら

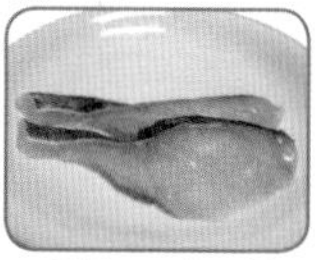

二日酔いがひどいときによいコンビ。あっさりしたスープにすると◎。

＋かぼちゃ

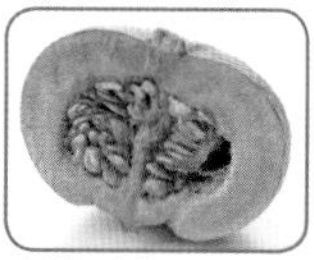

疲労、息切れがあるときは気を補うかぼちゃと合わせるのもよい。

【調理のコツ】

豆苗は根元を残し、水につけて再収穫することができます。うまく再収穫するためには、根元の一番下に生えている短い芽を2つほど残して切るのがコツ。水は毎日変えてあげましょう（夏場は1日に2回）。

この成分にも注目

●βカロテン／健康野菜のケールより多く含まれ、粘膜保護に役立つ。
●ビタミンC ／みかんより豊富に含まれ、油で炒めても損失が少ないので使いやすい。

慢性のむくみ、だるさを改善。滋養があり、胃腸を整えて夏の疲労回復に役立つ

とうもろこし

気　水　胃腸

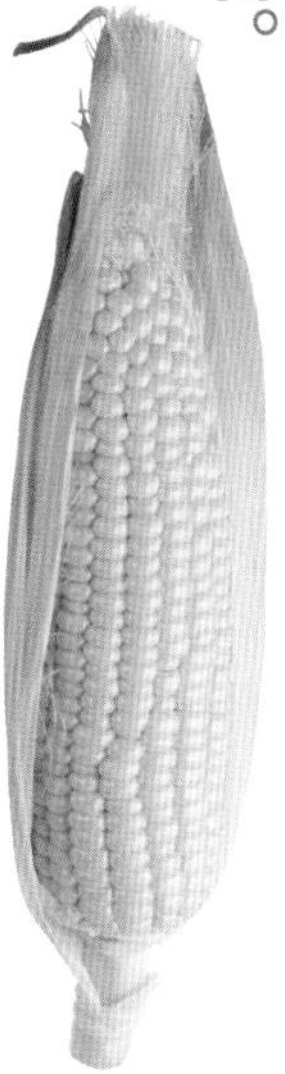

余分な水を排出して慢性のむくみ、排尿異常、だるさを改善します。また、胃の機能を正常にする働きもあり、胃腸の状態を整えながら栄養補給、滋養にも役立ちます。とうもろこしのヒゲは南蛮毛《なんばんげ》といい、強い利尿作用があります。味、食感がよいので、お茶にしたり、刻んで調理するのもおすすめです。

【こんな症状に】

疲労、暑気あたり、だるさ
慢性のむくみ、排尿異常
湿疹
食欲不振、消化不良

【食べ合わせ】

＋枝豆

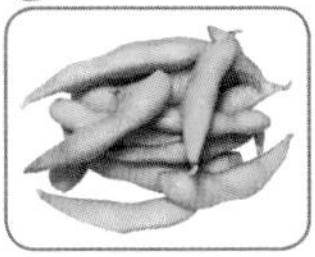

コンビで食べると夏の体力作りに役立つ。冷製ポタージュがおすすめ。

＋豚肉

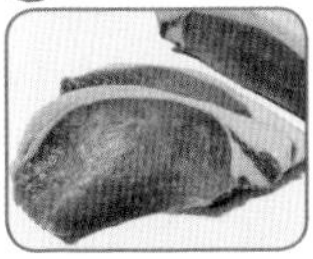

気を補って潤す働きがある豚肉。疲労がひどいときに食べるとよい。

＋梅干し

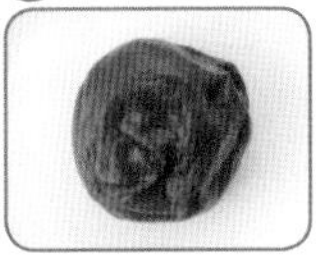

一緒に煮込んでスープにすると、夏バテや食欲不振の改善に◎。

【調理のコツ】

収穫後は刻々と鮮度が落ちるので、買ってきたら早く調理して食べましょう。ゆでる、蒸す、フライパン焼きと加熱方法はいろいろですが、どの場合も皮は数枚残しておくほうが甘み、うまみが残るといわれます。

五性	**平**	五味	**甘**
帰経	**胃・大腸**	旬	**夏**
タイプ	**虚弱毒、むくみ毒**		

この成分にも注目

- ナイアシン／食事からエネルギーを作るとき不可欠なビタミンで、精神の安定にも働く。
- 不飽和脂肪酸／善玉コレステロールを増やし、動脈硬化予防を助ける。

夏にこもりがちな熱を取り、喉や肌の乾燥を潤す。胃腸の働きも整える

トマト

潤　熱　胃腸

余分な熱を取る働きがあり、体内に熱がこもりやすい夏によい食材です。熱が溜まると水分を消耗して乾燥しますが、トマトは潤す働きもあるので、熱と乾燥を同時に改善してくれます。また、肝の働きを整え、血の熱を取ることで、イライラや鼻血などにも有効です。さらに、脾に働きかけて胃腸の不調も改善するので、夏バテにおすすめ。

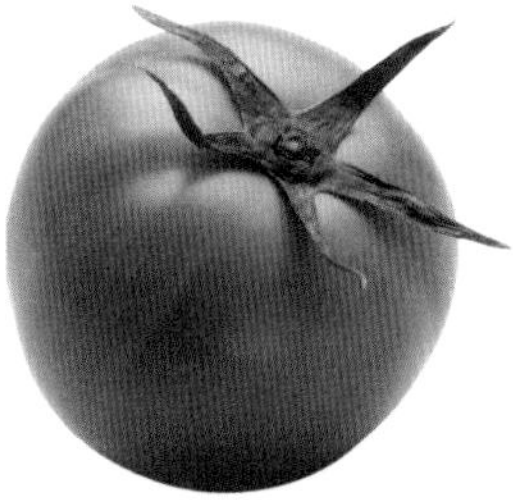

【こんな症状に】

熱感、ほてり、のぼせ、夏バテ
口の渇き、肌の乾燥
イライラ、鼻血、口内炎
食欲不振、消化不良
高血圧

【食べ合わせ】

＋鶏肉

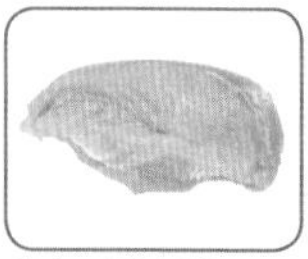

鶏肉は脾を補い、トマトは働きを整えるので胃腸の不調に適した組み合わせ。

＋セロリ

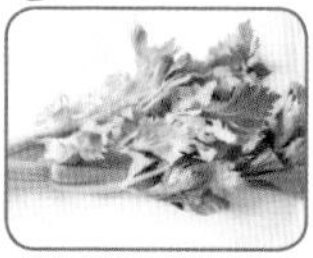

どちらも熱を取り、肝に働くのでのぼせ、イライラの改善によいコンビ。

＋バジル

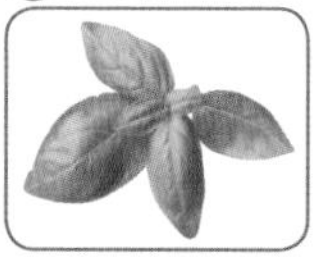

バジルも胃腸によい食材。味わいの相性もよく、おすすめの食べ合わせ。

【調理のコツ】

トマトに含まれるβカロテン、リコピンは脂溶性なので、調理に油を使うと効率よく吸収できます。生食だけでなく、炒めたり煮込んで食べるのもおすすめ。とくに寒い時期は、冷やす力が強いので生食は避けましょう。

五性	涼	五味	酸・甘
帰経	肝・脾・胃	旬	夏
タイプ	むくみ毒、潤い不足毒		

この成分にも注目

●リコピン／トマトに豊富な色素で、抗酸化作用が強く、老化や生活習慣病の予防、高血圧の改善を助ける。加熱したほうが吸収率よし。

なす

水、血の巡りをよくし、溜まった熱を冷ます。むくみ、食欲不振、夏バテを改善

熱　水　血　胃腸

熱を取り、血の巡りをよくすることで、熱感、吹き出物、腫れ物、血行不良の改善に役立ちます。また、脾の働きを正常にするので、胃腸の不調にも有効。夏バテ、暑気あたりで食欲が落ちているときにおすすめの食材です。また、水を巡らせるのでむくみにも有効。皮に有効成分があるので、皮ごと食べるのがおすすめです。

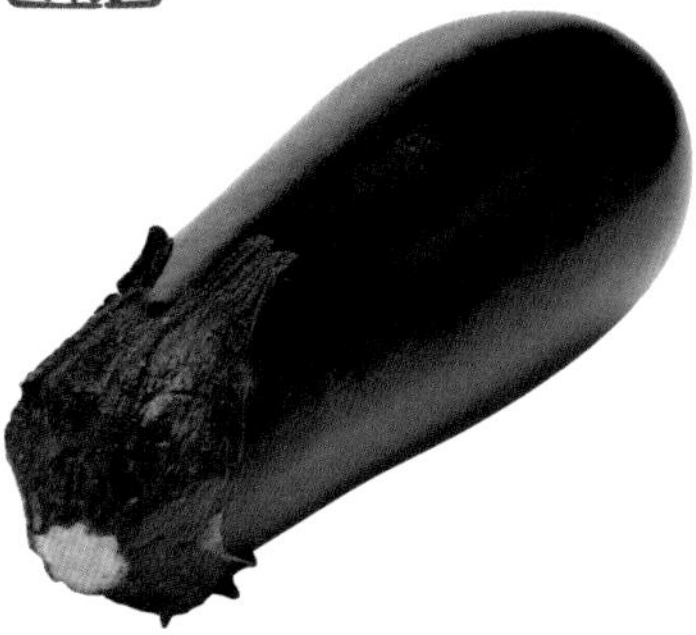

五性 涼　**五味** 甘

帰経 脾・胃・大腸

旬 夏

タイプ 血行不良毒、むくみ毒

【こんな症状に】

わずらわしい熱感、ほてり、吹き出物
口の渇き、むくみ、排尿異常
イライラ、夏バテ
血行不良
食欲不振、消化不良

【食べ合わせ】

＋しょうが

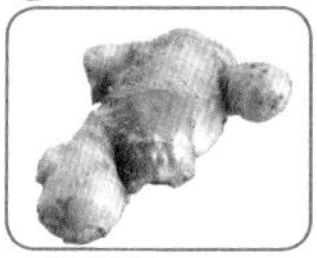

なすの冷やす効果をおだやかにしながら、ともに胃腸の働きを整える。

＋唐辛子

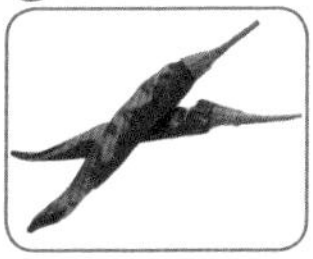

血行不良の症状があるときによいコンビ。さらに、にんにくをプラスしても。

＋酢

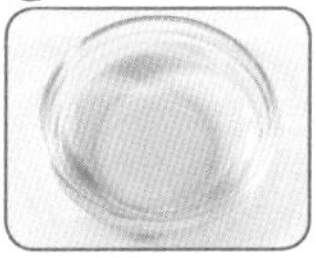

どちらも血行不良を改善する働きがあるので相乗効果が期待できる。

【調理のコツ】

なすのアク抜きは、切ってから時間をおく場合などには必要ですが、すぐに加熱調理するならば必要ありません。水にさらすと有効成分が抜けてしまうので、段取りよく準備し、手早く調理しましょう。

この成分にも注目

●アントシアニン／なすの色素のひとつで抗酸化作用が高く、動脈硬化・がん・老化・免疫機能の低下などの原因になる活性酸素を取り除く。

体に溜まった老廃物や
滞った血を巡らせ、
解毒の働きで心身を整える

菜の花

熱

血

解毒

解毒が必要な季節である春は、心身に不調が現れがちですが、菜の花を食べることでおだやかに整います。血の巡りをよくし、体内で滞った老廃物などを取り除く働きがあります。解毒によりでき物、腫れ物、便秘も改善。肝の機能を整えるのでイライラ、自律神経の乱れなどに有効です。また、産後の不調にもよい食材です。

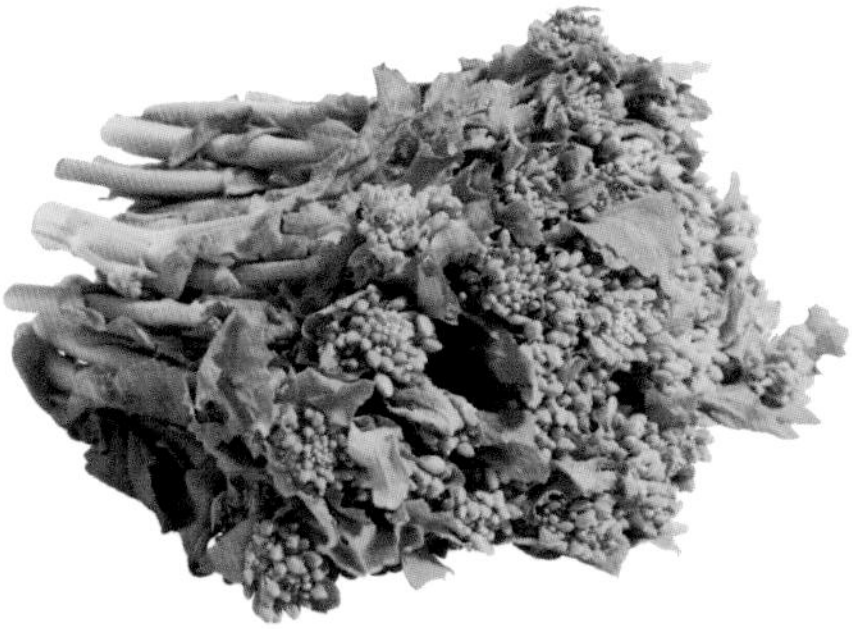

【こんな症状に】

イライラ、のぼせ、ストレス過多
でき物、腫れ物
血行不良、肌のくすみ
便秘
自律神経の乱れ

【食べ合わせ】

＋あさり

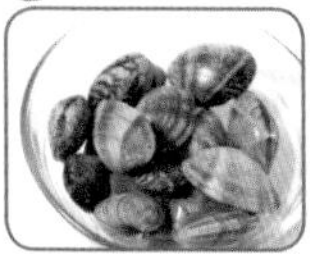

春が旬のあさりもイライラを鎮める働きがあり、相乗効果が期待できる。

＋いか

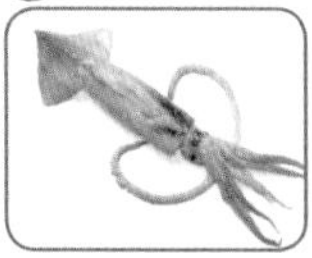

いかは血を補い、菜の花は血の巡りをよくするので、協力して働くコンビに。

＋そば

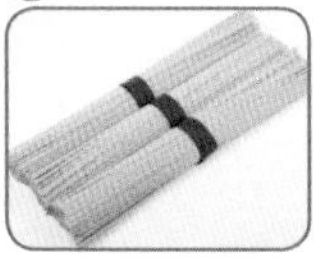

気を巡らせるそばと合わせれば気血が巡り、整う。菜の花は天ぷらにして添えても。

【調理のコツ】

生の状態から炒めるのもおすすめです。豊富なβカロテン、ビタミンEは脂溶性なので、油で調理すると吸収がアップ。また、ビタミンCも豊富で、ゆでるより電子レンジ加熱のほうが損失を3割ほど抑えれられます。

五性	**温**	五味	**辛**
帰経	**肝・脾・肺**	旬	**夏**
タイプ	**血行不良毒、ストレス毒**		

この成分にも注目

●グルコシレノート／腸内で、抗がんが報告されているイソチオシアネートに変わる。
●ビタミンE ／抗酸化作用があり、動脈硬化や心筋梗塞の予防に有効。

にがうり

こもった熱を取り、熱によるでき物や充血を改善。暑さによるイライラにも

熱

解毒

苦の食材で解毒作用があり、体の熱を取る働きも強いため、熱による不調を改善します。夏バテなどの疲労、夏風邪、発熱、でき物や口内炎に有効です。また、心にこもった熱を取る働きもあり、イライラや脈の乱れの改善にも役立ちます。ただし、手足の先が冷える、冷えるとむくみが強くなる人は食べすぎに注意し、生食は避けましょう。

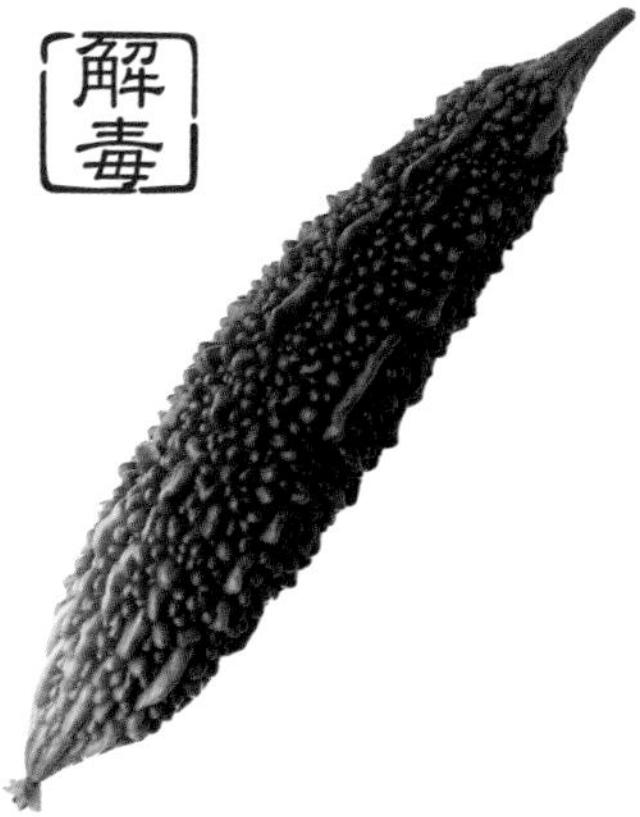

五性	寒	五味	苦
帰経	心・脾・肺	旬	夏
タイプ	むくみ毒		

【こんな症状に】

ほてり、夏バテ、暑気あたり、疲労
夏風邪、発熱
イライラ、脈の乱れ、目の充血
でき物、腫れ物、口内炎
急性の下痢

【食べ合わせ】

＋豚肉

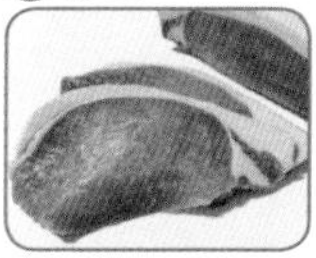

気を補う豚肉が夏バテの疲れをいやすので、にがうりの働きを助ける。

＋まぐろ

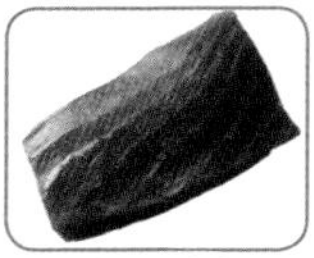

気を補って体力をつけ、にがうりとともに夏バテ回復に働く。ツナ缶でも可。

＋豆腐

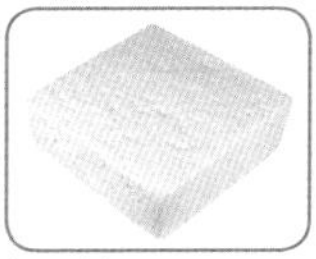

気を補って潤す豆腐。にがうりと食べると元気が出て暑さに強くなる。

【調理のコツ】

苦みをやわらげるために下ゆで、塩もみなどをすると有効成分が流出します。苦みこそがにがうりの効能なので、下ごしらえは適度にしましょう。また、にがうりの成分は加熱で損失しにくく、油炒めにすると吸収アップ。

この成分にも注目

- モモデルシン／苦み成分で、消化促進と血糖値の上昇を抑える働きがある。
- ビタミンC ／非常に豊富で、油炒めにしても損失はほとんどない。

冷えを取り、気と血を巡らせて痛み、胃腸の不調を改善

にら

気　血　胃腸　解毒

体を温めて冷えを取り、陽気を補って五臓の働きを高めます。とくに足腰を温めて腰痛を緩和し、冷えによって弱った胃腸の不調も改善します。また、血の巡りをよくし、解毒に働くので、胸の痛み、打撲痛、動脈硬化や狭心症の予防にもよい食材です。慢性の冷え性で、血行が悪く、胃腸の不調があるときにおすすめ。

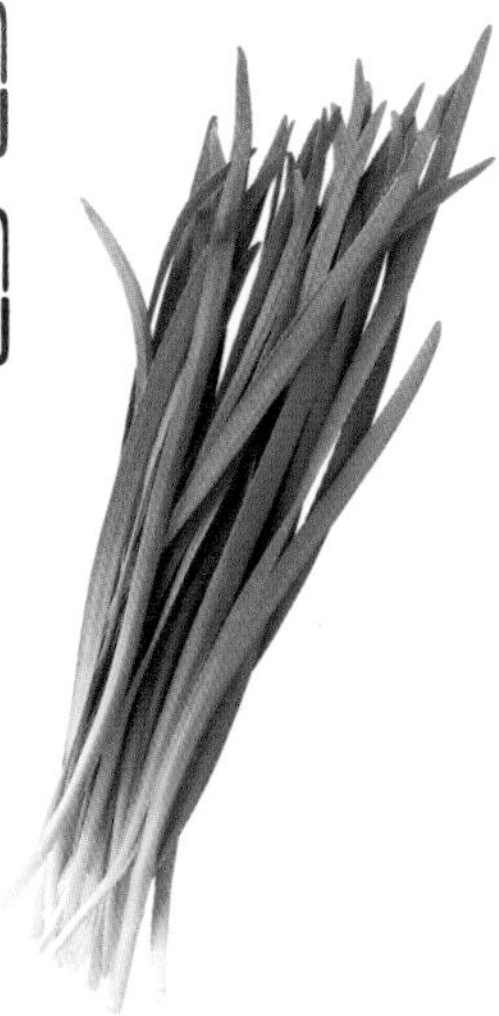

【こんな症状に】

足腰の冷え、腹痛、腰痛
胃弱、下痢、便秘
胸の痛み
打撲の腫れ、痛み
動脈硬化、狭心症

【食べ合わせ】

＋納豆

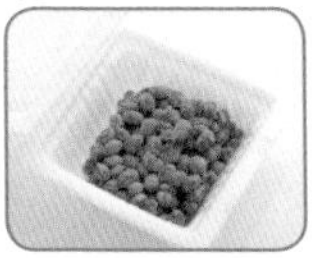

どちらも血行促進に働き、温める効果があり、肌のつやをよくする。

＋牛肉

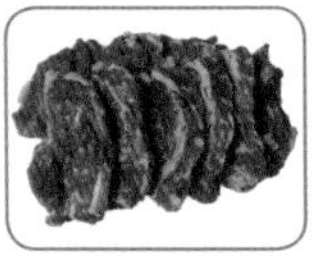

牛肉が気血を補い、にらが巡らせる。疲れが取れ、元気が出るコンビ。

＋さば

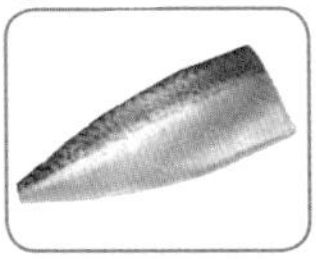

青魚は血行をよくする働きが強く、にらと合わせると相乗効果が期待できる。

五性	温
五味	辛
帰経	肝・胃・肺・腎
旬	春
タイプ	血行不良毒、ストレス毒

【調理のコツ】

選ぶときは、根元の切り口が古くなっていないもので、葉の幅が広く肉厚なものを。根元に近い部分は甘みが濃いので、あまり切りすぎないようにしましょう。また、とても火が通りやすいので加熱しすぎには注意。

この成分にも注目

●硫化アリル／切ると立ちのぼる香りと辛み成分。ビタミンB1の吸収をよくし、抗血栓作用で動脈硬化などの予防に働く。加熱や水さらしで損失するので注意する。

肝に働いて血を補い、目の不調を改善。胃腸の不調、肌の乾燥にも有効

にんじん

潤 気 血 胃腸

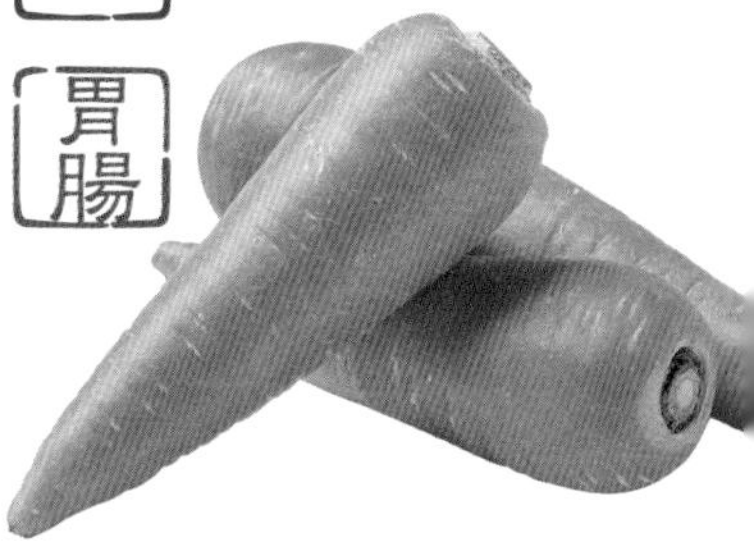

肝は目と関係が深く、肝に働きかけるにんじんは目のトラブルに有効な食材です。目の乾き、かすみ目、視力低下、夜盲症の改善に役立ちます。また、脾の働きを正常にし、胃腸の不調をよくする働きもあります。さらに、血と水を補い、栄養不足から起きるめまい、貧血、乾燥の改善に有効。疲れて乾燥を感じるときにおすすめです。

【こんな症状に】

目の乾き、かすみ目、視力低下
消化不良、食欲不振、胃もたれ
貧血
めまい、生理不順
肌の乾燥、割れ爪

【食べ合わせ】

＋レモン

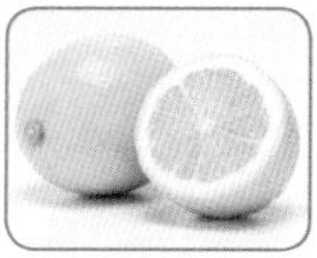

甘のにんじんに酸の食材を合わせると潤いを補える。乾燥がひどいときに向くコンビ。

＋黒ごま

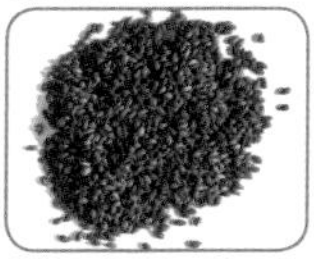

どちらも肝に働く食材。一緒に食べると相乗効果が生まれ、老化予防を助ける。

＋鶏肉

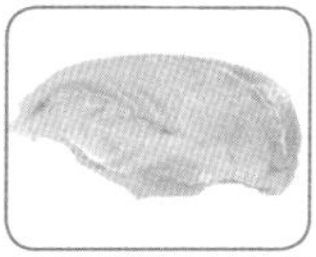

お腹を温めて気を補うので、にんじんと合わせると疲労をいやし、体力回復に。

【調理のコツ】

βカロテンは脂溶性なので油で調理すると効率がよくなります。炒め物や炒め煮にするとよいでしょう。加熱しても損失しない成分なので、シチューなどには皮ごと使い、じっくり煮込んで食べるのもおすすめです。

五性	平	五味	甘
帰経	肝・脾・肺	旬	冬
タイプ	栄養不足毒、虚弱毒、潤い不足毒		

この成分にも注目

●βカロテン／体内でビタミンAに変わり、粘膜の健康や視力の維持を助ける成分で、強い抗酸化作用もある。含有量は野菜ではトップクラス。

温める働きが強く、冷えを取り、胃腸の機能を回復。血の巡りをよくして解毒にも

にんにく

血

胃腸

解毒

体を温める働きが強く、とくに脾と胃を温めるので、腹痛、消化不良、下痢のような冷えによる不調を改善し、胃腸の機能を回復します。また、血の巡りをよくし、血行不良による関節痛、腰痛などにも有効。さらに、滋養強壮によいので体力が落ちたとき、気力がないときに食べるのもおすすめです。

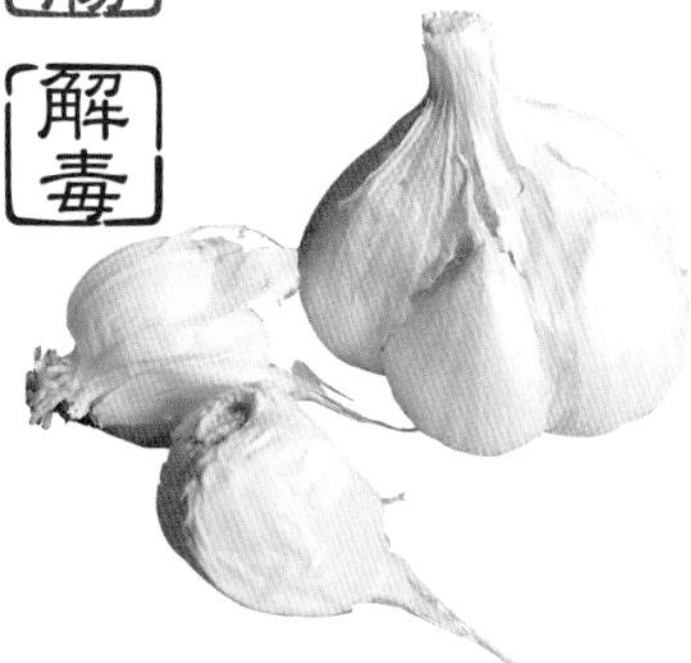

【こんな症状に】

冷え、風邪
腹痛、消化不良、下痢
腰痛、関節痛、血行不良
食中毒予防
ストレス過多、疲労

【食べ合わせ】

＋いわし

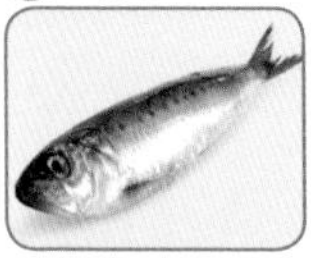

血を補うので、血を巡らせるにんにくと相性◎。イタリア風のソテーにして。

＋黒酢

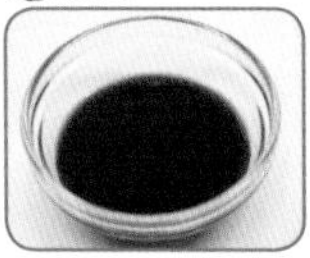

血行不良毒に相乗効果が期待できる。ドレッシングにしてサラダに。

＋牛肉

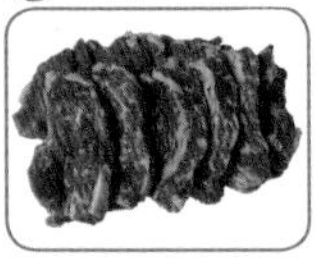

気血を補う牛肉。気力がないときは、にんにくと合わせて焼肉に。

五性 **温**　五味 **辛**

帰経 **脾・胃・肺・大腸**

旬 **夏**

タイプ **血行不良毒、ストレス毒**

【調理のコツ】

温める働きが強いので、ほてり、のぼせ、炎症があるとき、発熱しているときは食べすぎないようにしましょう。また、硫化アリルは加熱すると損失しますが、油で調理すると損失が抑えられます。炒めたり揚げて食べましょう。

この成分にも注目

●硫化アリル／刻むと立つ香りと辛み成分。ビタミンB1の吸収をよくし、抗血栓作用で動脈硬化などの予防に働く。加熱や水さらしで損失するので生食が効率よし。

気と血の巡りをよくし、炎症や冷えを取って、風邪の初期症状、痛みを改善

ねぎ

気　胃腸　解毒

気血の巡りをよくすることで体を温め、発汗を促して解毒します。冬に食べると冷えを取って邪気をはらい、風邪を予防、改善します。風邪や冷えによる関節痛、頭痛、胃痛などの痛みの緩和にも有効。また、脾に働く食材なので、胃腸の不調にもよく、冷え、寒さによる下痢の改善に役立ちます。

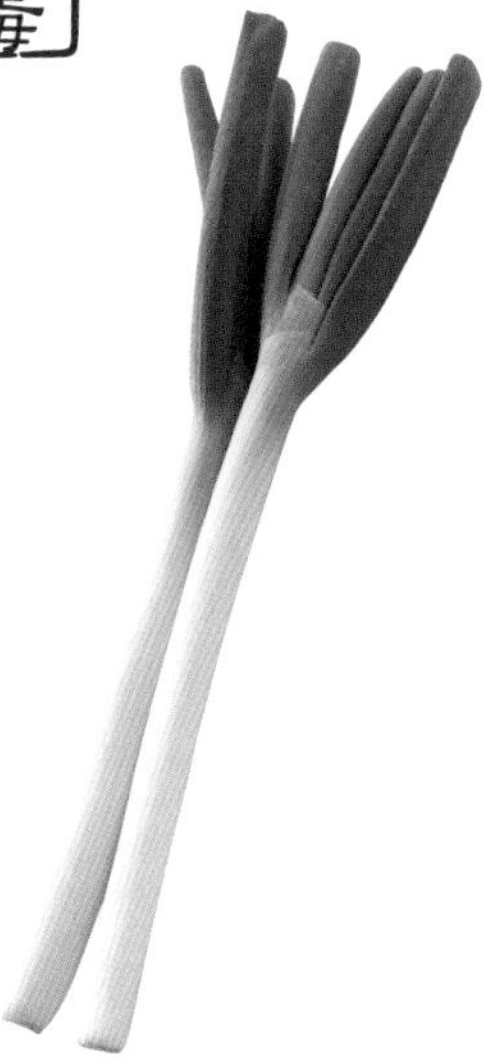

【こんな症状に】

風邪の初期症状
発熱、悪寒、頭痛
冷え、血行不良
関節痛、胃痛
下痢

【食べ合わせ】

＋みそ

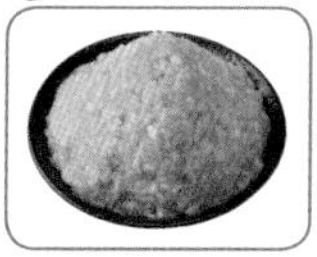

発熱に有効な調味料。風邪のひき始めにねぎと合わせて食べるとよい。

＋しそ

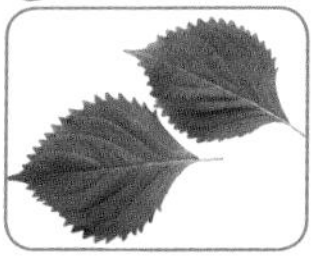

どちらも発汗を促す働きがあるので、寒気がするときによいコンビ。

＋まぐろ

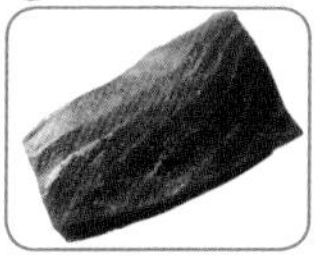

まぐろの陽を補う働きをねぎが高めるので、体を芯から温める。ねぎま鍋が◎。

五性	温	五味	辛
帰経	脾・肺・胃	旬	冬
タイプ	血行不良毒、ストレス毒		

【調理のコツ】

薬味に使うときなど生食では、水にさらしすぎると硫化アリルなどの成分が流出してしまうので注意しましょう。また、のぼせ、ほてりがあるとき、寝汗をかくときは、寒い時期でも食べすぎないこと。

この成分にも注目

●硫化アリル／ねぎの香りと辛み成分。ビタミンB1の吸収をよくし、抗血栓作用で動脈硬化などの予防に働く。加熱や水さらしで損失するので生食が効率よし。

白菜

余分な熱、水を取り、風邪の症状を緩和する。胃痛、便秘、二日酔いも改善

潤　熱　胃腸

平性ですが熱を取る働きがあり、風邪の発熱、ほてり、目の充血によく、イライラを緩和。また、利尿作用によりむくみを改善し、乾燥している場合は潤いを与えます。さらに、脾に働いて胃腸の機能を回復し、胃にこもった熱を取ります。さらに、解毒に働くため、便秘の改善、二日酔いの予防と改善にも有効です。

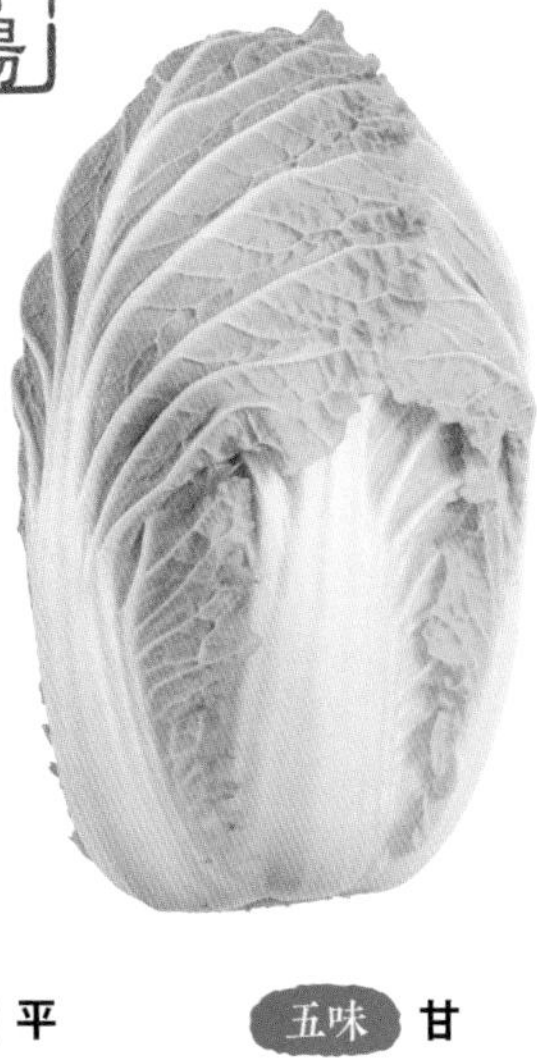

【こんな症状に】

風邪、発熱
喉の渇き、咳、痰
ほてり、のぼせ、目の充血、イライラ
むくみ
便秘、二日酔い

【食べ合わせ】

＋にんにく

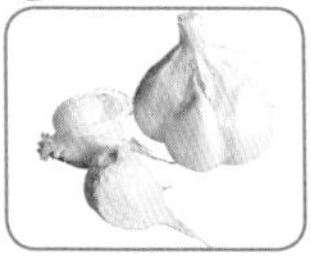

温熱性の薬味を足し、冷やす効果をおだやかに。キムチにするのが◎。

＋豚肉

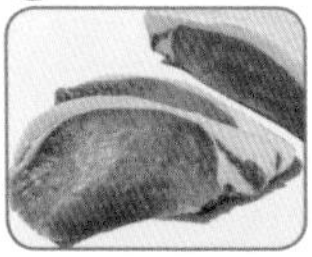

潤す働きがあるので相乗効果が期待できる。鍋物によい組み合わせ。

＋りんご

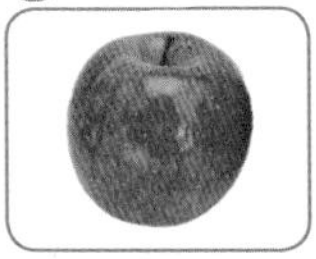

二日酔いによいコンビ。解毒、利尿の働きによりアルコールの代謝がよくなる。

五性　**平**　　五味　**甘**

帰経　**胃・肺・大腸**

旬　**冬**

タイプ　**栄養不足毒、潤い不足毒**

【調理のコツ】

選ぶときは、白い部分に厚みがあり、全体の葉がぎっしり密で重いものを。切り口から傷むので、使いきれる量を買うのがおすすめです。平性ですが、慢性下痢やお腹に冷えがあるときは食べすぎないようにしましょう。

この成分にも注目

●グルコシレノート／生食すると腸内で、抗がんの報告があるイソチオシアネートに変わる。刻んでサラダにすれば、効率よく摂ることができる。

血の巡りをよくして
溜まった毒、老廃物を発散。
食欲増進にも有効

パセリ

気 血 胃腸

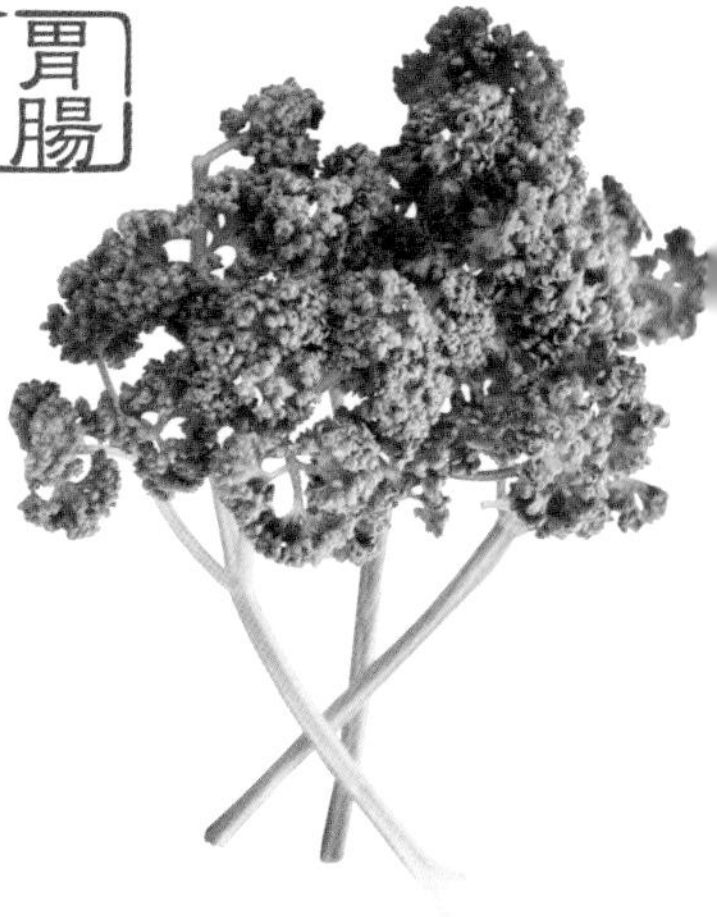

血の巡りをよくし、滞った血の老廃物を流し去ります。また、胃腸に溜まった老廃物を排出する働きもあり、消化不良や胃もたれを改善し、食欲を増進させます。そして血を補う働きがあり、胃腸を整える働きと相まって栄養不足で起こる不調にも有効。さらに、鉄や葉酸など貧血によい成分も豊富。たっぷり食べたい食材です。

【こんな症状に】

食欲不振、胃もたれ、疲労
げっぷ、吐き気
発疹
貧血
血行不良、肩こり

【食べ合わせ】

＋卵

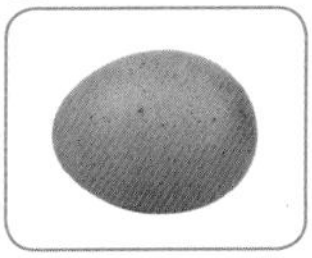

卵も血を補うので、一緒に食べると滋養強壮になる。オムレツのほかスープにも。

＋玉ねぎ

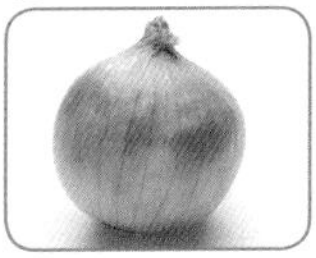

辛の食材なので、パセリとサラダなどにすれば、気の巡りをアップ。

＋じゃがいも

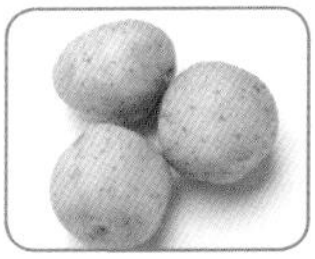

甘で気を補うじゃがいもと辛のパセリのコンビは気血を巡らせる。

【調理のコツ】

メインの食材として食べるには、加熱するのがおすすめ。葉を摘んで茎と分け、茎は冷凍してスープ、煮込み用の香草に、葉は天ぷら、チヂミ、スパニッシュオムレツに。ナッツなどと細かく刻み、パスタにしてもおいしい。

五性	**温**	五味	**辛**
帰経	**肝・脾・肺**	旬	**春**
タイプ	**血行不良毒・ストレス毒**		

この成分にも注目

●豊富なビタミン・ミネラル／βカロテン、ビタミンE・K・B群、C、カリウム、鉄がどれも豊富に含まれる。飾りの添え物ではなく、メインの食材として使いたい食材。

肝の気を巡らせて
イライラ、不安を鎮め、
胃腸の不調、血行不良を改善

ピーマン

気　血　胃腸

心と肝に働き、気を巡らせてイライラを鎮める食材。ストレスが原因の不調にもよく、ストレス性膨満感や頭痛の改善を助けます。また、血行をよくするので肩こり、腰痛の緩和に有効です。さらに、脾に働いて胃腸の機能も回復させます。独特の香りは気血の巡りをよくし、血行を促進するため、血栓や動脈硬化予防に期待も。

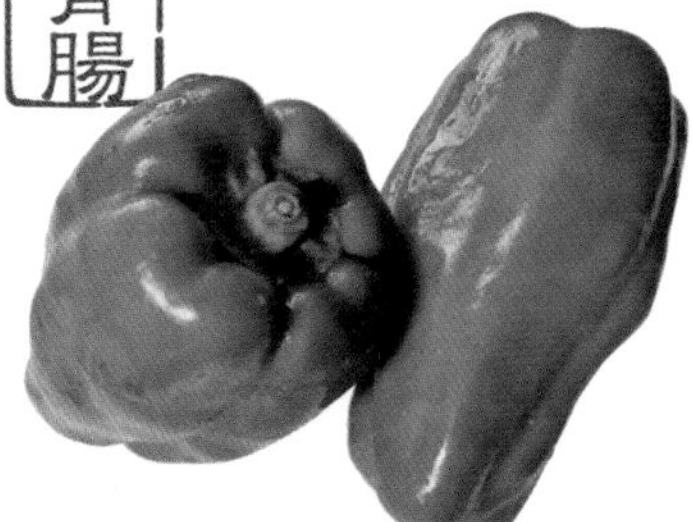

五性　**温**　五味　**甘・辛**

帰経　**肝・心・脾・肺**

旬　**春**

タイプ　**血行不良毒、ストレス毒**

【こんな症状に】

イライラ、不安
ストレス性膨満感や頭痛
血行不良、肩こり、腰痛
消化不良、食欲不振
血栓、動脈硬化

【食べ合わせ】

＋たこ

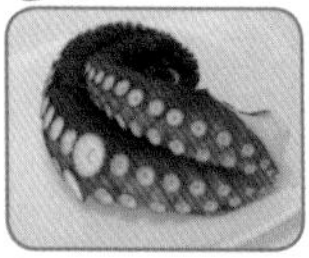

気を補うたこ、巡りをよくするピーマンのコンビで、慢性疲労の改善に。

＋梅干し

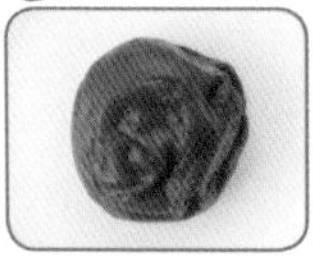

ストレス毒には酸の食材が◎。軽く加熱したピーマンを梅肉ドレッシングで。

＋唐辛子

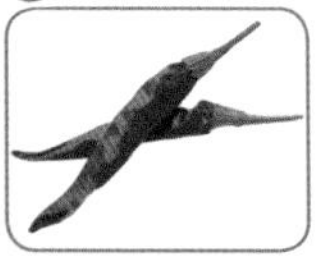

血行不良毒には辛の食材をプラス。ピーマンのオイルパスタがおすすめ。

【調理のコツ】

一物全体食の考え方では丸ごと食べたいピーマン。おすすめはラップで包んで電子レンジで加熱する方法です。加熱時間は1個につき4分ほど。ポン酢もおいしいですが、油を使うと効率がよいのでオリーブ油と塩でも。

この成分にも注目

●ピラジン／種とワタに含まれる香り成分で血行促進作用がある。血栓の抑制、動脈硬化の予防などの効果が注目されている。丸ごと食べる工夫がしたい。

春の解毒によい食材。余分な熱を取り、老廃物の排出を助ける

ふき

気
解毒
胃腸

ふきは温性ですが、苦の働きでこもった熱を取り、炎症を鎮めます。とくに、肝の熱を冷まして解毒を助けます。解毒が必要な季節である春に食べるとよい食材ですが、毒性もあるので一度にたくさん食べるのは避けましょう。また、イライラや不安を改善し、精神を安定させます。さらに、大腸に働いて排出を助けるので、便秘にも有効。

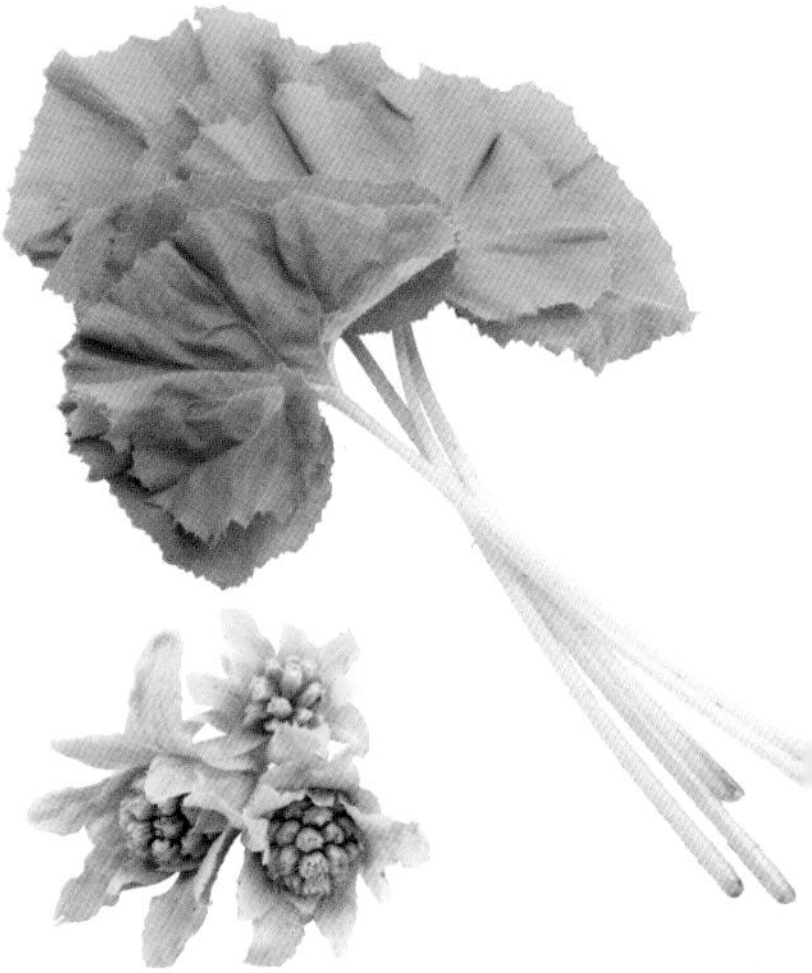

五性 温　**五味** 苦・辛

帰経 肝・心・肺　**旬** 春

タイプ 血行不良毒、ストレス毒

【こんな症状に】

炎症
咳、痰
ストレス、不安
血行不良
消化不良、食欲不振、便秘

【食べ合わせ】

＋あさり

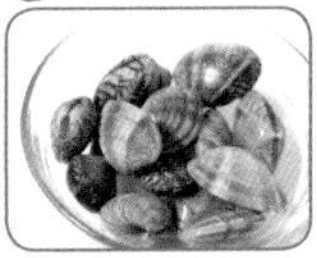

あさりも肝に働き、相乗効果が期待できる。一緒に薄味の煮物、スープにして。

＋玄米

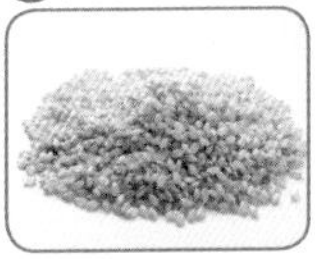

血行不良毒によいコンビ。玄米ごはんに刻んだふきを加え、混ぜごはんに。

＋黒酢

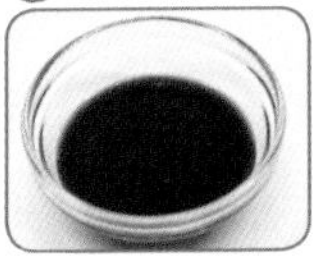

解毒効果があるので、ふきと食べると効果アップ。土佐酢にして酢の物に。

【調理のコツ】

ふきはゆでた後、水にさらしてアクを抜き、筋を引っぱって取り除いてから調理します。なお、ふきのつぼみであるふきのとうは、ふきとほぼ同じ働きがあります。こちらはアク抜きせず、そのまま天ぷらやふきみそに。

この成分にも注目

●ポリフェノール／ふきのポリフェノールはたくさん発見され、抗酸化作用、抗アレルギー作用のある成分などが注目されている。花粉症の抑制効果も期待されている。

五臓の働きを助けて
虚弱体質を改善。
老化の症状にも有効

ブロッコリー

気　血　胃腸

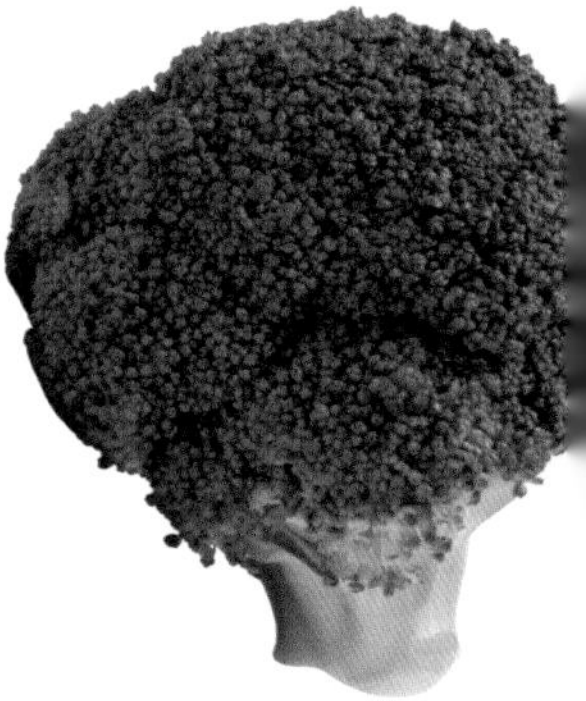

五臓すべてを整えるブロッコリー。肝の働きを助けて気血を巡らせ、弱った脾を補って胃腸を正常にします。胃が弱い虚弱毒タイプによい食材で、食欲不振を改善して体力向上を助けます。腎の機能を高めるため老化の症状にも有効。また、肝の働きがよくなると、精神が安定し、イライラ、不安が解消されます。

【こんな症状に】

虚弱、体力低下
食欲不振、胃弱
老化症状、耳鳴り、抜け毛
記憶力の低下、足腰の衰え
イライラ、不安

【食べ合わせ】

＋ごま油

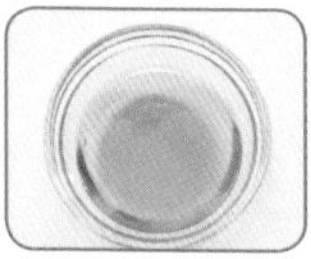

虚弱毒で便秘のときによいコンビ。ごま油が腸を潤し、便通を助ける。

＋牛肉

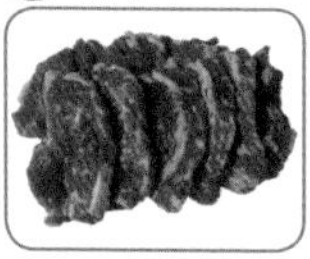

気をしっかり補うので体力回復に役立つコンビ。オイスターソース炒めにして。

＋レモン

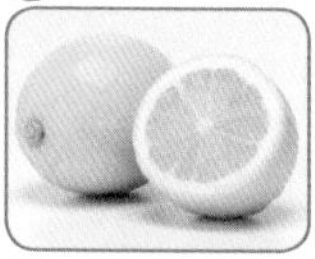

ストレス毒によいコンビ。酸の食材とブロッコリーで気の巡りがよくなる。

【調理のコツ】

ゆでて食べることが多いですが、おすすめは炒め物、蒸し物。ゆで汁にうまみ、甘みが逃げないので、濃い味わいが楽しめます。炒め物は、最初に少し水をふり、蓋をしてじっくり蒸し炒めにするのがコツ。

五性	平	五味	甘
帰経	肝・脾・腎	旬	冬
タイプ	虚弱毒、ストレス毒		

この成分にも注目

●スルフォラファン／ブロッコリーとそのスプラウトに微量に含まれる成分。抗酸化作用と解毒作用により、がん予防、肝機能の向上などに効果があることが確認されている。

ほうれん草

潤して熱を鎮め、乾燥やイライラを改善。便秘にも有効

潤 熱 血

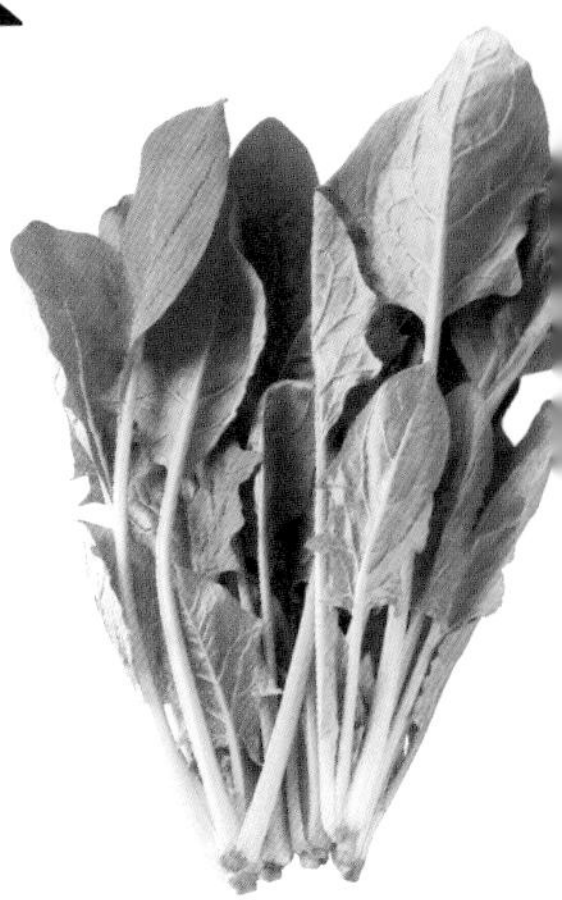

血を補い、潤いを与えて潤い不足毒の不調を改善するので、更年期の女性によい食材です。肝の機能を整えることで、更年期にありがちなイライラ、不安を緩和し、血を補って貧血や顔色の改善にも役立ちます。また、こもった熱を鎮め、血の巡りをよくするので血行不良毒の不調にも。さらに、乾燥による慢性便秘の改善にも有効です。

【こんな症状に】

慢性便秘、喉の渇き、乾燥
不眠、不安、イライラ
血行不良、冷え、貧血、更年期の不調
二日酔い
目の充血、めまい

【食べ合わせ】

＋もやし

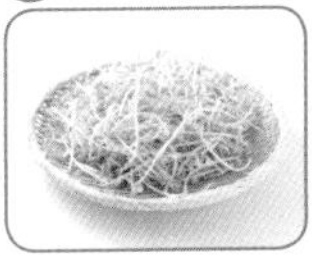

水を補うもやしと合わせると、乾燥による便秘改善に相乗効果がある。

＋豚肉

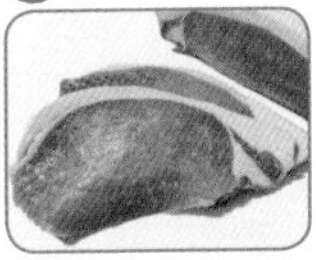

豚肉も潤す働きがあり、潤い不足毒の不調改善に役立つ組み合わせ。

＋にんにく

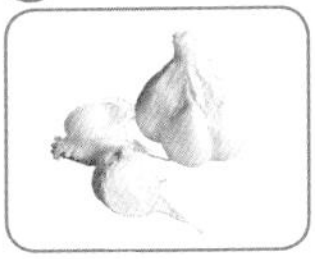

辛の食材なのでほうれん草と食べると血行不良毒の不調改善によい。

五性	涼	五味	甘
帰経	肝・胃・大腸	旬	冬
タイプ	血行不良毒、潤い不足毒、栄養不足毒		

【調理のコツ】

アクのシュウ酸はゆでて抜きますが、おいしく食べるためには水さらしも大事。最初の水はすぐに捨てて新しい水に入れ、ほうれん草の芯までしっかり冷やしましょう。こうすると色も味わいもキープできます。

この成分にも注目

- ルテイン／抗酸化作用をもつ色素成分。老化による目の病気を予防する働きがある。
- ビタミン、ミネラル／βカロテン、ビタミンE・C、カルシウム、カリウム、鉄が豊富。

血を巡らせて血行を促進し、水分代謝を高めてむくみ、便秘、痰を改善。

水菜

熱
水
血

一年中出回りますが、本来の旬は冬から早春。鍋物など温かい料理によい食材です。肺に働きかけるので、こもった熱、滞った水が原因で起こる不調を改善します。余分な水分を取ってむくみを解消し、乾燥を潤して便秘や喉の渇きを取ります。また、血を巡らせて血行をよくするので、不眠、多夢など血行不良毒の不調にも有効。

【こんな症状に】

むくみ
乾燥による便秘、喉の渇き、咳
のぼせ、ほてり
血行不良、不眠、多夢、寝汗
痰

【食べ合わせ】

＋酢

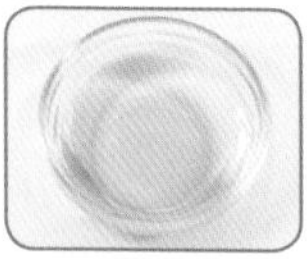

水菜は甘の性質もあるので、酸とのコンビは潤い不足毒に◎。サラダにして。

＋わかめ

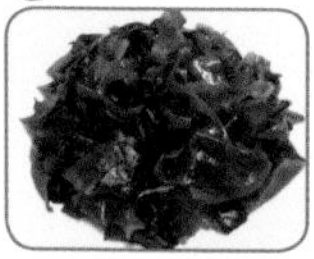

熱がこもったむくみ毒によい組み合わせ。あっさりした味つけで一緒にさっと煮る。

＋納豆

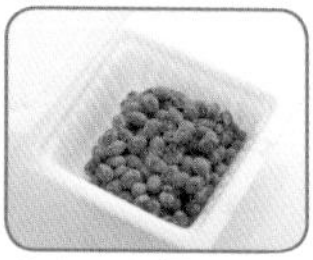

どちらも便通によい食材。刻んだ水菜を納豆に混ぜ、ごま油を足すと効果アップ。

【調理のコツ】

残ったときの保存。切ったものは水けをペーパーでふき、密閉袋に入れて冷凍。凍ったまま調理OKです。切っていないものは水に浸してパリッとさせ、水けをきってペーパーで包み、ポリ袋に入れて冷蔵します。

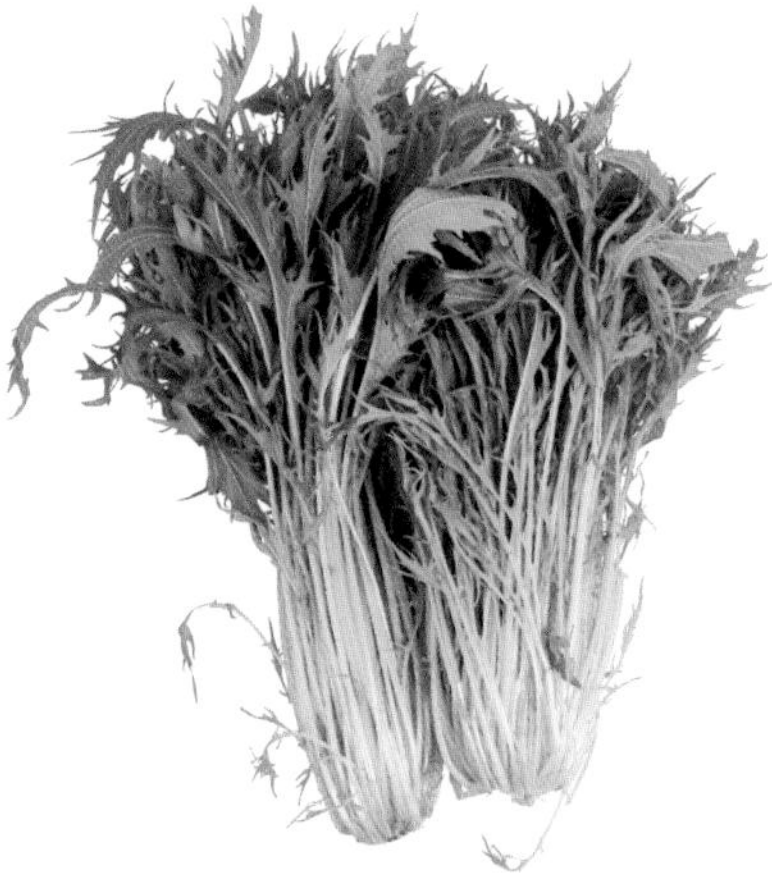

五性 **涼**　五味 **甘・辛**

帰経 **肺**　旬 **冬**

タイプ **血行不良毒、むくみ毒、潤い不足毒**

この成分にも注目

- ミネラル／カリウム、カルシウム、マグネシウム、鉄などが豊富。
- ビタミンC／血管、肌、軟骨を健全に保ち、風邪の予防や疲労回復に役立つ。

気の巡りをよくして
イライラを鎮め、
胃腸の働きを健やかに

三つ葉

気
胃腸
解毒

独特のよい香りが気を巡らせ、とくに肝の働きを助けて、滞っている気をスムーズに流してくれます。この働きでストレス、イライラを改善するので、、眠気やため息が多いときに有効。また、血の巡りも改善するので、ストレスによる肩こりなどを緩和。さらに、脾に働いて胃腸の機能回復も。春にストレスを感じたら、おすすめの食材です。

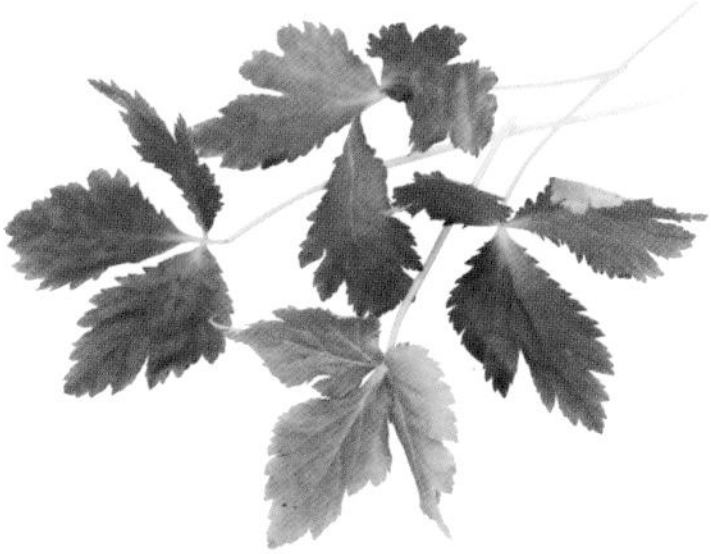

【こんな症状に】

ストレス過多、イライラ、肩こり、喉の詰まり
痰
肌のかゆみ
眠気、ため息
胃弱、胃腸の不調

【食べ合わせ】

＋しょうが

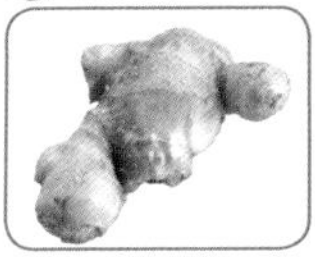

温性なので三つ葉の胃腸回復の働きを助ける。一緒に混ぜごはんにして。

＋ごま油

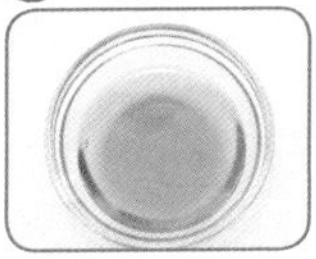

βカロテンは油と摂ると効率アップ。ごまドレッシングで和風サラダに。

＋まぐろ

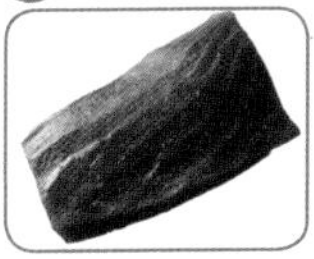

どちらも胃腸によい食材。刺身に三つ葉をゆがいて合わせ、酢みそあえに。

五性	平	五味	甘・辛
帰経	肝・脾	旬	春
タイプ	血行不良毒、ストレス毒		

【調理のコツ】

三つ葉は種類があり、一年中出回って一般的なのが糸三つ葉、年末に増えるのは切り三つ葉、冬から春にしか出回らない根三つ葉です。根三つ葉は太い根と強い香りが特徴。旬に食べたい食材です。

この成分にも注目

●βカロテン／体内でビタミンAに変わる成分で、目や粘膜の健康維持に不可欠。三つ葉のなかでもとくに根三つ葉に豊富。

血行を促進して痛みを鎮め、老廃物の排出を助ける

みょうが

気

血

体を温める働きがあり、とくに脾胃を温めて老廃物の排出を助けます。辛味が発汗を促し、滞った血行をよくして生理不順や生理痛の緩和にも有効。また、解毒の働きもあり、腫れ物、口内炎、風邪の症状を改善します。さらに、さわやかな香りが全身の巡りをよくするので、血行不良毒、ストレス毒タイプの毒出しに役立つ食材です。

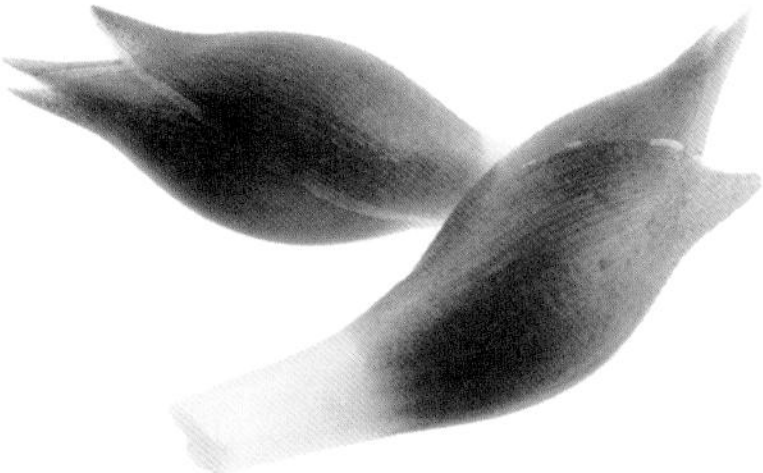

五性 温　五味 辛

帰経 肺・大腸・膀胱

旬 夏

タイプ 血行不良毒、ストレス毒

【こんな症状に】

生理痛、生理不順
口内炎
風邪
血行不良、腹痛、腰痛
腫れ物

【食べ合わせ】

＋卵

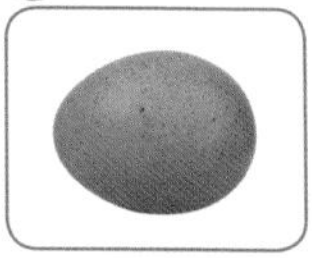

血を補い潤す卵とのコンビは血行不良毒に向く。みょうがをさっと煮て卵とじにしても。

＋なす

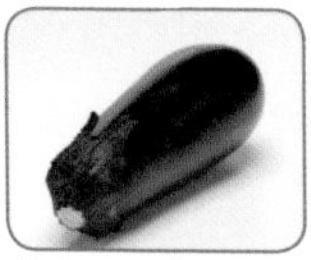

合わせて食べると消化吸収がアップ。夏バテ改善によい一品に。

＋レモン

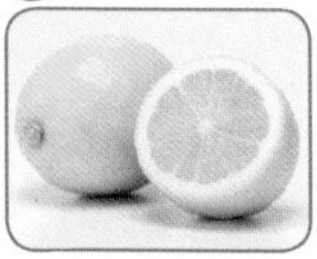

血行をよくする組み合わせ。冷や奴、サラダなどに両方をトッピングすると◎。

【調理のコツ】

アク抜きする調理法が多いですが、あまり水にさらすと香りとほろ苦さが抜けるので注意しましょう。おすすめは、さらさずに酢に漬ける方法。みょうがの色素は酸で安定するので色もきれいです。甘酢でもおいしい。

この成分にも注目

●αピネン／森林の香りにも含まれる香り成分で、リラックスさせる効果がある。また、発汗作用、食欲増進の働きもある。

体内の余分な湿を取り、食べすぎによる胃腸の不調を改善

もやし（大豆）

気　熱　胃腸

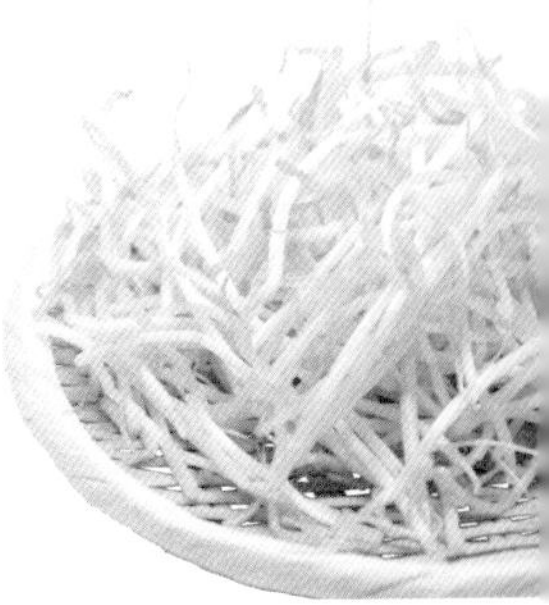

大豆もやしは体にこもった湿を取り、湿による不調を改善します。湿とは、暑い時期の湿気で体の外から受ける病因のひとつ。湿が原因の症状はむくみ、疲労などで、長引きがち。血行不良毒、むくみ毒ともに、不調が長く続く場合に大豆もやしは有効です。大豆と同じく、気を補って脾に働くので、胃腸の不調にもよい食材です。

【こんな症状に】

むくみ
いぼ
食べすぎによる胃の不調
疲労、無気力
血行不良

【食べ合わせ】

＋トマト

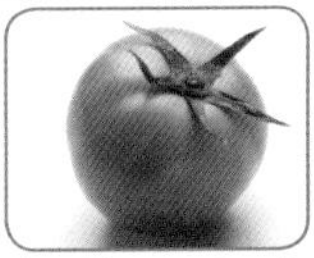

酸と甘でむくみ毒によい組み合わせ。一緒に炒めてあっさり中華風に。

＋にら

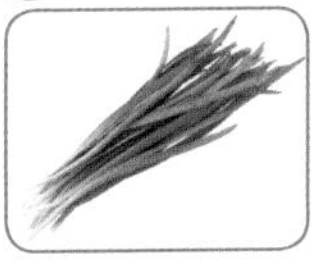

にらは血行をよくし、もやしは湿をとるので血行不良毒の症状におすすめ。

＋豆乳

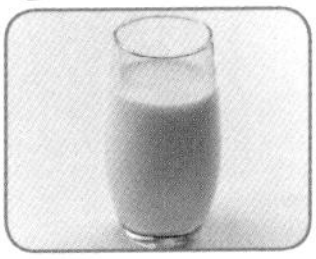

どちらも熱を取り、豆乳は潤す働きもあるのでむくみ毒に有効。スープにするのが◎。

五性　**平**　　五味　**甘**

帰経　**脾・膀胱**　　旬　**夏**

タイプ　**血行不良毒、むくみ毒**

【調理のコツ】

韓国では、風邪や二日酔いのときの定番は大豆もやしのスープ。もやし、だし、にんにくなどを鍋に入れ、蓋をして煮ますが、豆に火が通るまで絶対に蓋を取りません。これは豆の生臭さが残らないようにするコツです。

この成分にも注目

●植物性タンパク質／大豆タンパク質が豊富で吸収されやすい。
●大豆イソフラボン／女性ホルモンのエストロゲンに似た働きがあるといわれる。

熱を冷まして水を巡らせ、解毒の働きで食べすぎや酒の毒を排出

もやし（緑豆）

熱

水

解毒

緑豆もやしは、溜まった熱と湿を取り去り、暑い時期のむくみ、炎症を改善します。これにより水の代謝がよくなるので、口の渇きにも有効。また、解毒の働きによって食べすぎ、飲みすぎの毒を排出し、口内炎の改善にも役立ちます。これらの働きは緑豆に準ずるものです。なお、むくみ毒の水太りには、温性の食材と組み合わせると効果大。

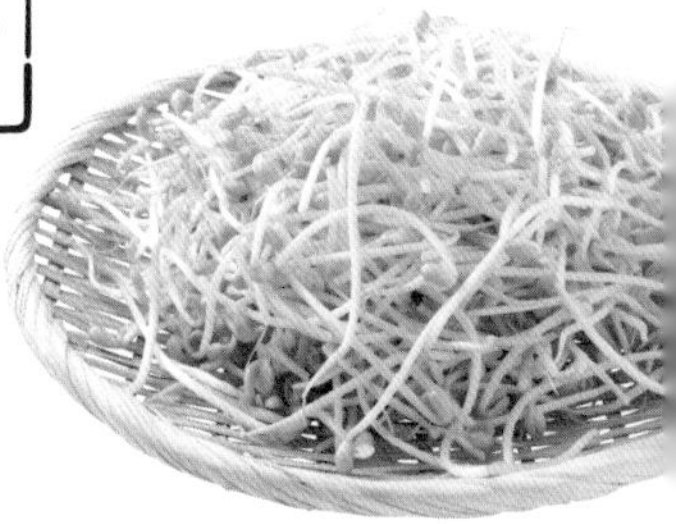

五性	寒	五味	甘
帰経	心・胃	旬	夏
タイプ	血行不良毒、むくみ毒		

【こんな症状に】

ほてり、のぼせ
むくみ、水太り、口の渇き
酒酔い、二日酔い
暑気あたり
膀胱炎、口内炎、食べすぎ

【食べ合わせ】

＋香菜

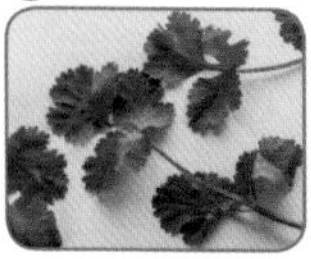

ほてり、熱感のある血行不良毒によい組み合わせ。熱と湿を取り除く。

＋わかめ

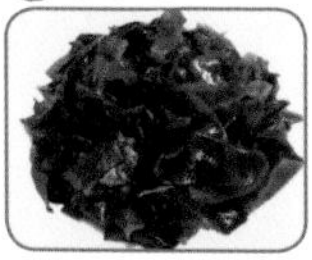

一緒にスープにして飲むと相乗効果で熱を冷ます。夏風邪の症状が出たときに。

＋卵

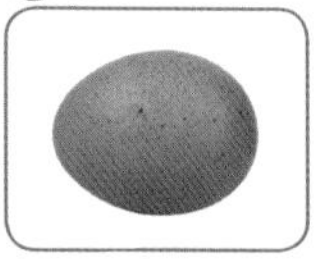

もやしが熱・湿を取りながら、卵が元気をつける。夏バテの食欲不振に◎。

【調理のコツ】

緑豆もやしに限らず、もやしは食中毒の危険があるので生食はNG。微生物の繁殖に十分な水と湿度がある所で栽培され、日光による殺菌もなされません。調理の前にたっぷりの水に放して洗い、必ず加熱して食べましょう。

この成分にも注目

●モリブデン／ミネラルの一種で、有害物質の分解、血液を作るのに必要な栄養素。緑豆もやしには豊富に含まれるが、大豆もやしには含まれない。

熱を冷まして夏の邪気をはらい、潤いを与えて湿を取る

モロヘイヤ

潤　気　熱　血

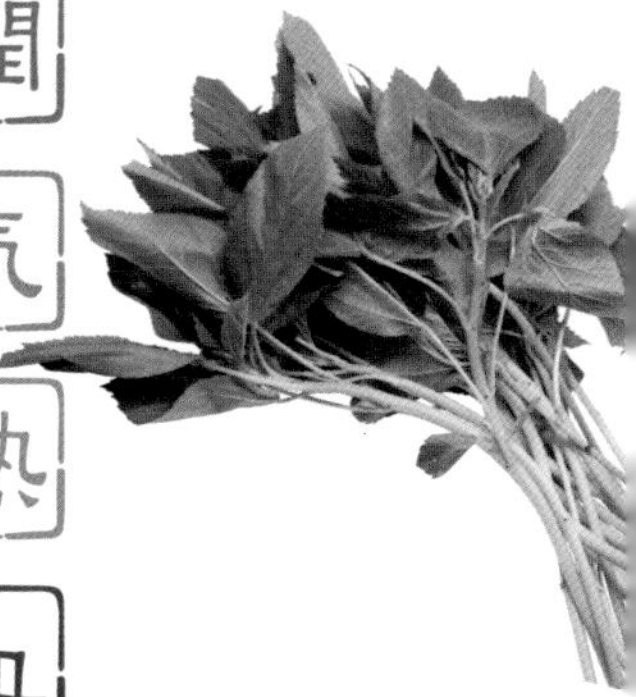

気血を補って巡らせ、余分な熱と水を取り、胃腸や精神の状態を安定させる働きがあります。暑いときの体力低下、胃腸の不調を改善し、疲労回復と食欲増進に役立ちます。また、潤いを与える働きもあるので、潤い不足毒の症状に有効。とくに乾燥による便秘の改善におすすめです。刻むと粘りが出るので、スープなどにして食べましょう。

五性 涼　**五味** 甘・苦

帰経 肝・心・腎

旬 夏

タイプ 虚弱毒、ストレス毒、潤い不足毒

【こんな症状に】

暑気あたり
ほてり、のぼせ
乾燥による便秘
消化不良、胃もたれ
イライラ、不安

【食べ合わせ】

＋米

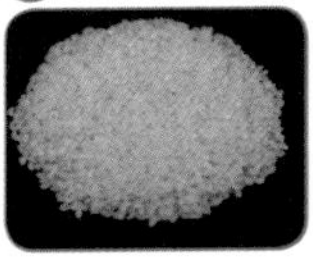

気を補う米と合わせ、おかゆに。暑気あたりで食欲がないときにおすすめ。

＋トマト

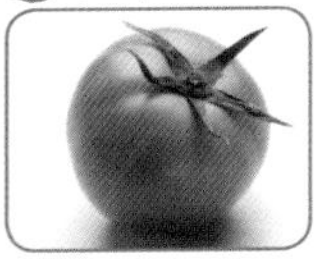

潤い不足毒によいコンビ。ゆでて刻んだモロヘイヤをドレッシングにして。

＋そば

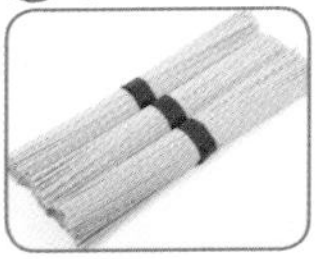

気を降ろすそば。麺つゆにモロヘイヤを混ぜれば、ストレス毒によい一品に。

【調理のコツ】

モロヘイヤの茎は、根元のかたい部分に毒が含まれる場合があるため、やわらかい茎（包丁で簡単に切れる）と葉のみ食べます。葉、茎はゆで時間が違うので、葉は摘み、茎は適当に切り、別々にゆでましょう。

この成分にも注目

●ムチン／刻むと出るネバネバ成分。胃の粘膜を保護したり、タンパク質の消化を助ける。
●ビタミン、ミネラル／どの栄養素も非常に多く含まれ、食物繊維も豊富。

冷えを取って温め、
血を補い巡らせて
冷えによる痛み、不調を改善

よもぎ

血

解毒

日本でも古くから薬草として親しみのあるよもぎ。その温める力は、女性の生理に関係する場所に強く働くので、生理痛や生理不順、不正出血の改善に役立ちます。温めて血を巡らせることで、肩こり、目の下のクマなど血行不良毒の緩和にも役立ちます。また、漢方薬として止血剤に用いられるほか、乾燥させて入浴剤にも配合される。

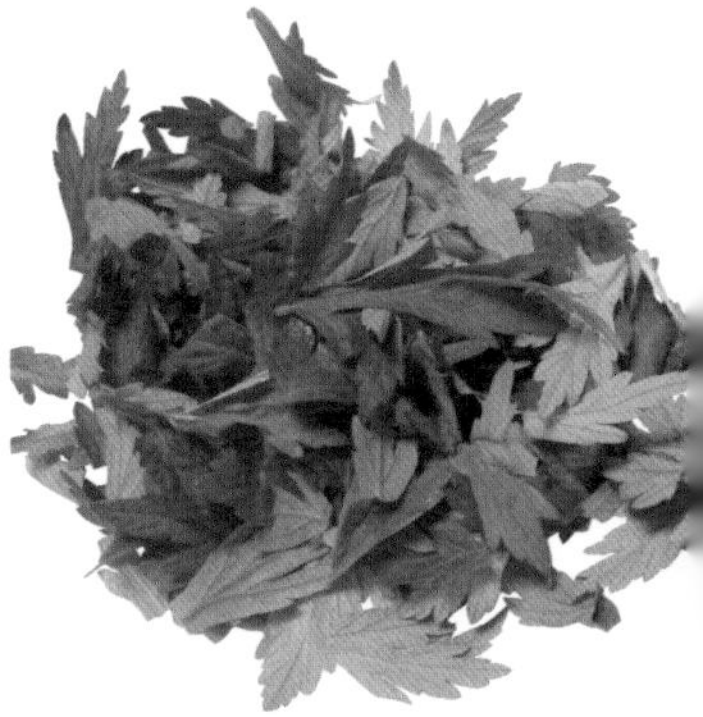

【こんな症状に】

冷え性
生理痛、生理不順
不正出血、痔
血行不良、肩こり、目の下のクマ
腰痛、腹痛

【食べ合わせ】

＋もち米

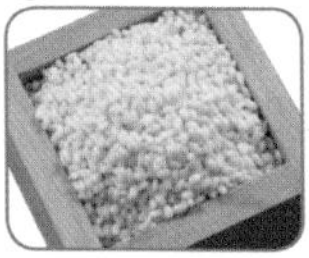

気を補うもち米とよもぎは相性のよいコンビ。草もちは理にかなった一品。

＋黒糖

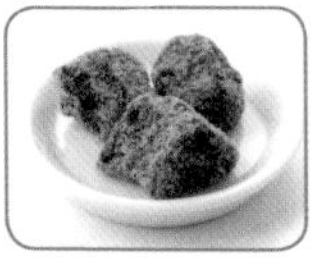

温性で血を巡らせるコンビ。よもぎでケーキを作るときは黒糖を使うと◎

＋豚肉

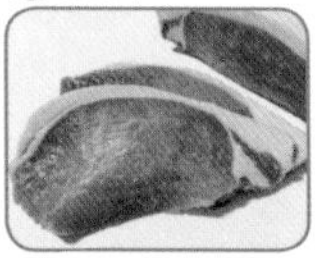

潤いを与える豚肉とスープに。潤い不足毒で冷えを感じるときにおすすめ。

五性	**温**
五味	**苦・辛**
帰経	**肝・脾・腎**
旬	**梅雨**
タイプ	**血行不良毒**

【調理のコツ】

摘みたてのやわらかい葉は塩ゆでし、水にさらせばOK。スープ、おひたしにして。草もち、パン、ケーキに使う場合は、水さらし後に絞って刻み、すり鉢やフードプロセッサーにかけ、繊維を細かくします。

この成分にも注目

●クロロフィル／緑色の色素、葉緑素のこと。血液の赤い色素と似た構造で、腸内で食物繊維のように働き、コレステロールの低減、有毒物質の排出を助ける。

溜まった熱、湿による ほてり、イライラ、むくみを改善。 血の巡りにも有効

レタス

水 血 熱

熱と湿（暑い時期の湿気。体の外から受ける病因のひとつ）が一体になると、むくみ、ほてりなどの不調が長引きます。レタスは気血を巡らせ、熱を冷ますことで湿熱の症状を改善。夏風邪にも有効です。また、熱で高ぶった肝の気を巡らせるため、イライラ、ストレスの緩和にも役立ちます。冷えがある場合には、加熱して食べましょう。

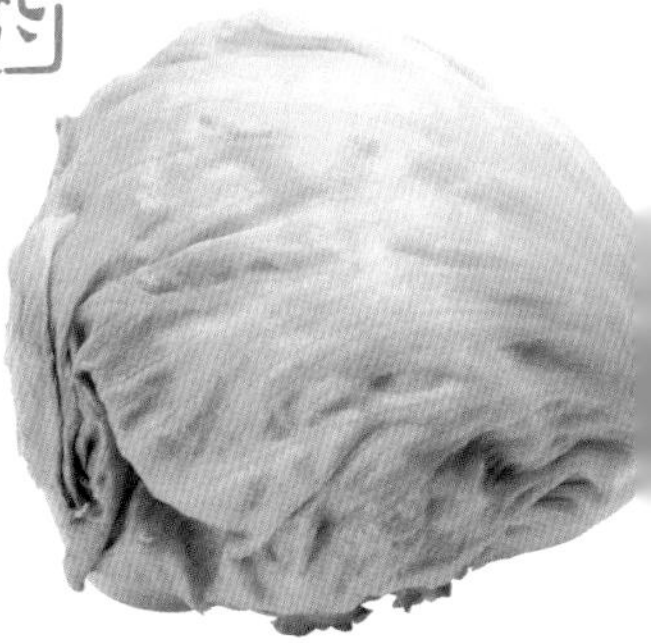

【こんな症状に】

ほてり、のぼせ、風邪
イライラ、ストレス過多
むくみ、排尿異常
便秘
血行不良

【食べ合わせ】

＋りんご

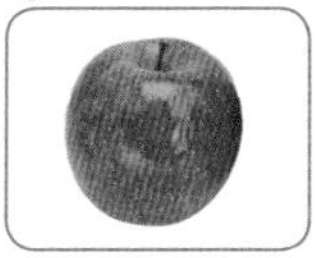

潤いを与えるりんごと合わせ、サラダにして。ほてり、イライラによいコンビ。

＋鶏肉

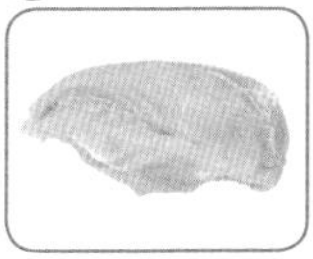

鶏肉は気を補い、レタスの巡りをよくする働きを助ける。スープがおすすめ。

＋にんにく

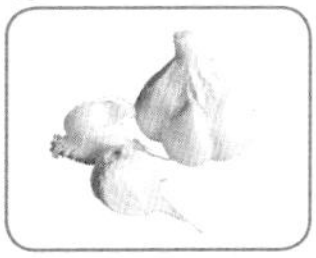

レタスの熱を取る効果がおだやかになるコンビ。中華風の炒め物にして。

五性	涼
五味	苦・甘
帰経	肝・脾・肺
旬	初夏〜夏
タイプ	ストレス毒、むくみ毒、潤い不足毒

【調理のコツ】

レタスは加熱調理すると苦みが減ってうまみが増します。湯引き、炒め物などを緑鮮やかに仕上げたいときは、なるべく外側の葉を使うのがコツ。芯に近いほうの葉は加熱すると茶色っぽくなるので注意しましょう。

この成分にも注目

●ラクチュコピクリン／レタス類の苦み成分で、切り口から出る白い汁に含まれる。中枢神経に作用するため鎮静効果があり、不眠を改善する働きもあるといわれる。

れんこん

生は血に溜まった熱を取り、乾燥を潤す。加熱は滋養強壮に有効

潤
熱
胃腸

生のれんこんは熱を取る働きが強く、血をきれいにして巡りをよくします。のぼせ、鼻血、貧血の改善、熱の溜まった血行不良毒の症状改善によい食材です。加熱すると冷やす効果がおだやかになり、五臓を補って疲労回復に働き、潤いを補充します。また、脾の働きを高めて血を作るのを助け、慢性潰瘍の緩和にも役立ちます。

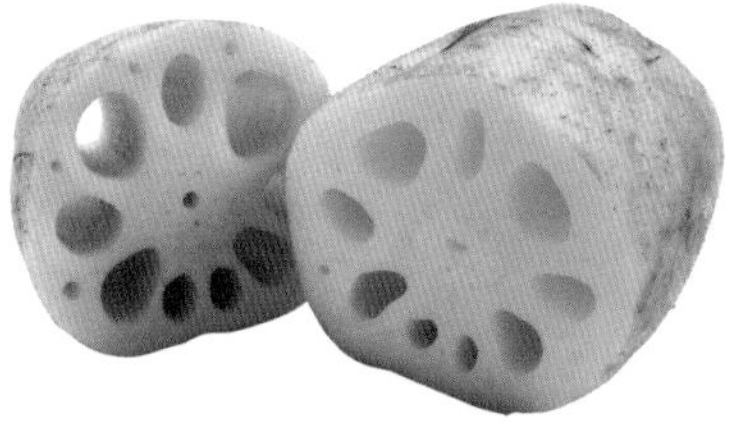

五性 **寒**　五味 **甘**

帰経 **心・脾・肺**　旬 **秋**

タイプ **血行不良毒、潤い不足毒、虚弱毒**

【こんな症状に】

喉の渇き、咳、痰
のぼせ、熱によるイライラ、ほてり
疲労、体力低下、貧血、鼻血
肌の乾燥、老化症状
慢性潰瘍

【食べ合わせ】

＋鶏肉

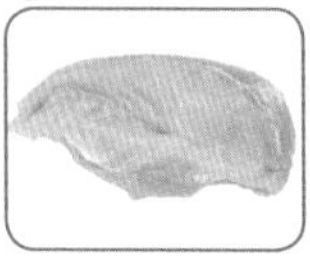

どちらも胃腸の働きをよくするので一緒に煮物にするとよい。

＋しょうが

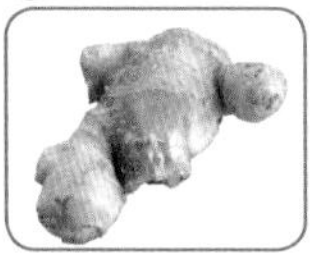

生のすりおろしを飲むときに加えると◎。冷やす効果がおだやかになる。

＋白きくらげ

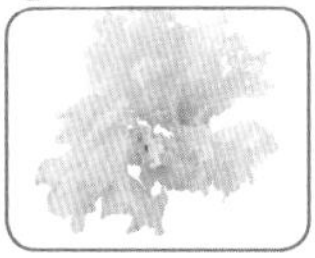

潤す食材コンビになり、肌を美しくするのに有効。スープがおすすめ。

【調理のコツ】

生の効用を得たいときはすりおろし、すぐにはちみつ、湯を混ぜて飲みましょう。すりおろしは料理にも活躍。スープ、鍋物に加えて煮ると自然なとろみがつきます。肉団子のつなぎにするとフワフワに。

この成分にも注目

●ムチン／水溶性食物繊維の一種でネバネバ成分。れんこんを切ると糸を引くが、これに含まれる。胃の粘膜を保護し、タンパク質の吸収を助ける。

きのこ

Mushrooms

きのこは、食物繊維が豊富で毒出し効果は絶大。
気血を補い、五臓に働き、便秘を改善し、乾燥を潤して
体の巡りを整えてくれる食材です。

気になる不調があれば、
いつものメニューにきのこをプラスしてみましょう。

生のきのこは日持ちしませんが、
乾物を常備しておくのもよい方法です。

胃の不調を改善し、気を補って老廃物を排出。便秘と肌荒れにも有効

えのきだけ

気　胃腸　解毒

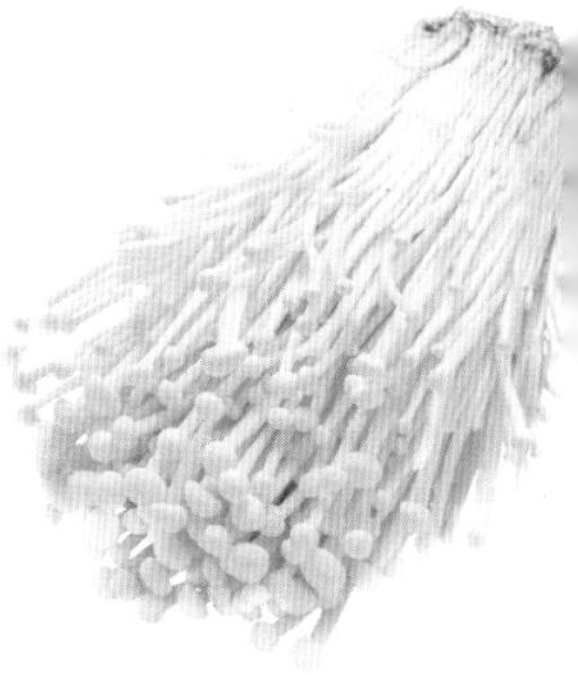

脾、胃に働きかけ、食欲不振、消化不良などの胃腸の不調を改善します。消化吸収をよくすることで、虚弱毒や栄養不足毒に不足する気血を補い、体力を向上させてくれます。また、便秘改善の働きがあり、便秘によって溜まった老廃物を排出します。これと解毒の働きが相まって、肌荒れ、咳、痰、高血圧の改善にも有効です。

五性	平
五味	甘
帰経	脾・胃
旬	冬
タイプ	虚弱毒、栄養不足毒、むくみ毒

【こんな症状に】

食欲不振、胃もたれ、消化不良、疲労
便秘、げっぷ、吐き気
咳、痰
肌荒れ
高血圧

【食べ合わせ】

＋ごぼう

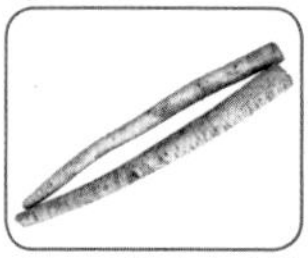

どちらも便秘を改善して老廃物を排出するので、相乗効果が期待できる。

＋納豆

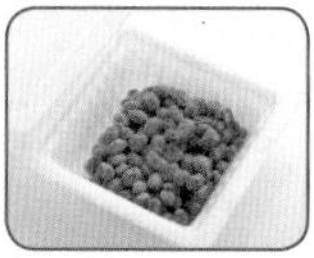

気を補って解毒に働く納豆。えのきだけは刻んで電子レンジで加熱し、納豆に混ぜて。

＋さば

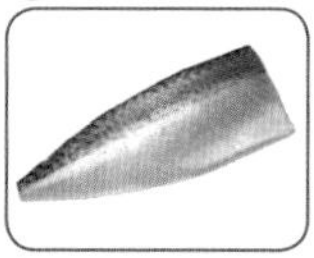

気血を補うさば。さば缶なら手軽なので、えのきだけとさっと煮て麺やごはんにのせる。

【調理のコツ】

保存は生のまま冷凍するのがおすすめ。根元を切り落とし、適当に切って密閉袋に入れて冷凍します。使うときは凍ったまま加熱でOK。冷凍すると加熱したときに組織が壊れるので、うまみが出やすくなります。

この成分にも注目

- GABA／アミノ酸の一種でストレス緩和や安眠を助け、血圧降下作用がある。
- キノコキトサン／食物繊維の一種。余分な脂肪を絡め取り、便に排出する。

潤いを補うことで
余分な熱を取る。
乾燥による便秘、老化症状も改善

エリンギ

潤

乾いた体を潤す働きが強いので、潤い不足毒の症状によい食材です。潤すことでこもった熱を冷まして、ほてり、不眠、寝汗などを改善します。加えて、乾燥による便秘の改善にも有効。また、腎に働きかけるので老化予防にも役立ちます。肌や髪、足腰、目や耳などに衰えを感じている人にも適した食材といえます。

【こんな症状に】

ほてり、不眠、多夢、寝汗
乾燥による便秘
更年期の不調、老化症状
糖尿病

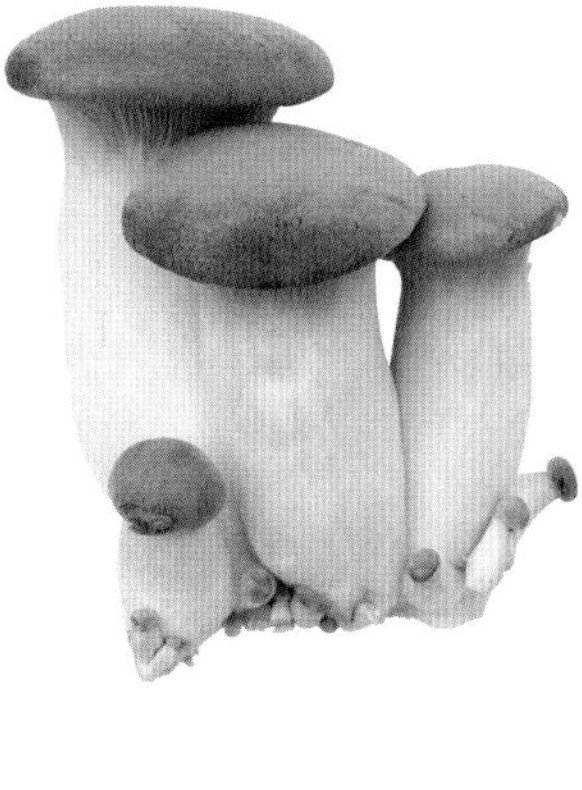

【食べ合わせ】

＋レモン

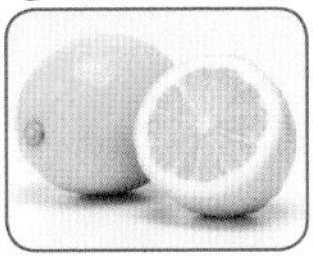

酸と甘のコンビは潤す働きがアップ。加熱したエリンギにレモンをかけて。

＋トマト

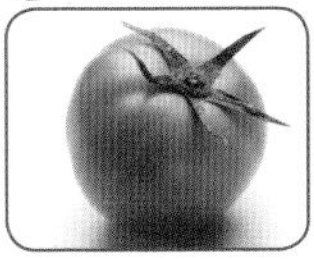

潤い不足毒によいコンビ。にんにくを少し加えて炒め物にするとおいしい。

＋豚肉

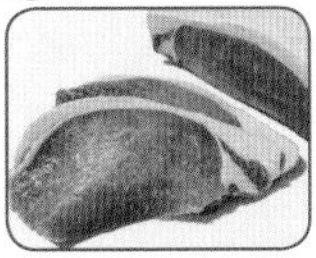

豚肉も潤いを補うのでじっくり煮込み、スープにすると相乗効果が期待できる。

五性	平	五味	甘
帰経	肺・腎	旬	通年
タイプ	潤い不足毒		

【調理のコツ】

きのこのなかでも、とくに糖質が少なく低カロリーなエリンギ。糖質を控えているときによい食材です。油も控えているなら、炒めるより電子レンジ調理がおすすめ。100gにつき2分ほど加熱で食感よく仕上がります。

この成分にも注目

●βグルカン／水溶性食物繊維の一種。腸内の免疫機能に直接働きかけ、免疫を助ける。花粉症などのアレルギーの緩和などの機能が期待されている。

きくらげ（黒）

血を浄化して巡りをよくし、疲労を回復することで、免疫力をアップ

気　熱　血

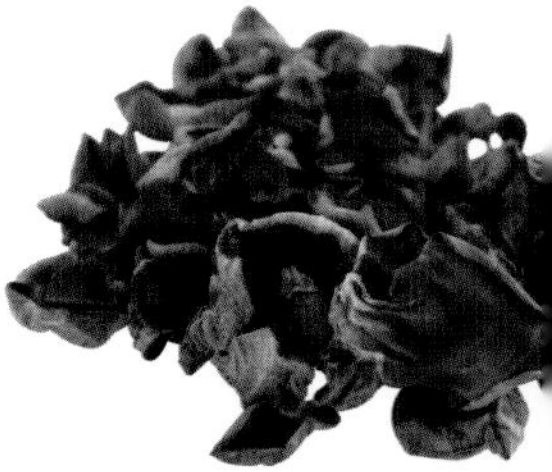

血にこもった熱を冷まして毒を排出し、気血の巡りをよくします。五臓を整えて疲労を回復し、疲労による免疫力低下を改善。さらに、不正出血や痔の出血、貧血を緩和します。また、肺を潤すことで空咳、口の渇きを鎮めます。肥満や生活習慣病のリスクにつながる血行不良毒、むくみ毒の改善にも役立つ食材です。

五性 平　**五味** 甘

帰経 肝・脾・肺・大腸・腎

旬 通年

タイプ 虚弱毒、血行不良毒、むくみ毒

【こんな症状に】

顔色が悪い、疲労、免疫力の低下
空咳、口の渇き
がん、動脈硬化
便秘、肥満、高血圧
不正出血、痔、貧血

【食べ合わせ】

＋なつめ

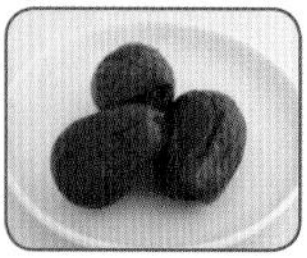

どちらも血を補う働きがあり、相乗効果が期待できる。一緒にスープにするとよい。

＋豆腐

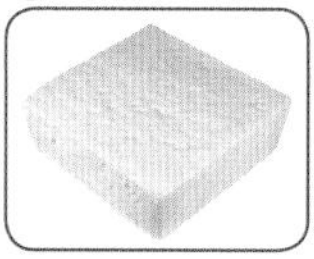

潤いを与える豆腐と食べると、潤い不足毒の更年期障害によいコンビ。

＋にら

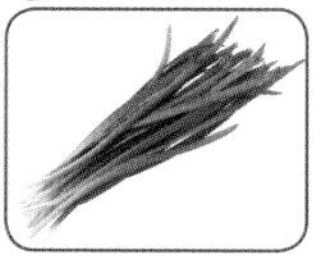

温性で血行促進によいにら。きくらげと合わせて血行不良毒の不調を改善。

【調理のコツ】

水につけ、ひと晩かけて戻すとプルプルと生きくらげのようになります。急ぐときは、ぬるま湯につけると20分ほどでやわらかに。戻しすぎた分は冷凍保存OK。凍ったまま加熱すると味がしみ込みやすくなります。

この成分にも注目

- ビタミンD／骨や歯の強化、免疫の活性化に不可欠なビタミンで、豊富に含まれる。
- 葉酸／血液を作るときに必要なビタミンで、胎児の正常な発育も助ける。

肺に潤いを与えて空咳、喉の渇き、肌荒れを改善。疲労と胃弱にも有効

きくらげ（白）

潤　胃腸

黒きくらげとは品種が違い、毒出しの働きも若干違います。白きくらげは体を潤す働きが強く、乾燥を改善。とくに肺を潤すため、息切れ、空咳の改善に役立ちます。また、肌に潤いとつやを与え、美肌のための食材ともいわれます。疲れやすく、やせている人の潤い不足毒に有効。いろいろアレンジして食べましょう。

【こんな症状に】

乾燥、肌荒れ
空咳、喉の渇き
疲労、体力低下、息切れ
食欲不振、胃のつかえ、げっぷ、しゃっくり

【食べ合わせ】

＋くこの実

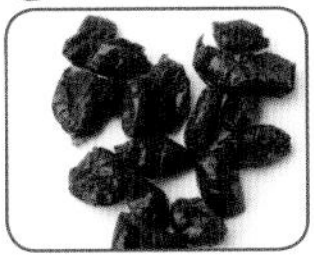

甘いくこの実がアクセントに。一緒にシロップで煮て、冷やしてデザートに。

＋梨

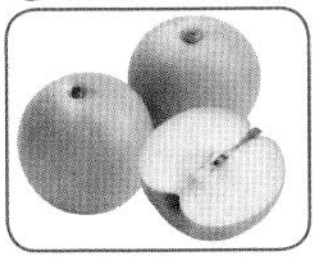

白きくらげと同じ働きがあり、相乗効果が期待できる。あえ物やサラダにして。

＋えび

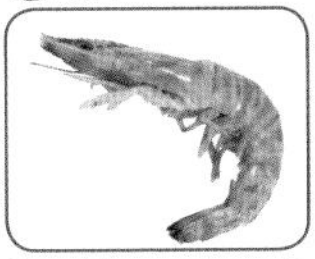

気を補うえびは、白きくらげの潤す働きを助ける。あっさりした炒め物に。

五性 **平**　五味 **甘**

帰経 **胃・肺・腎**

旬 **通年**

タイプ **虚弱毒、潤い不足毒**

【調理のコツ】

水につけて20分ほどで戻ります。かたいところを切り取り、水を2～3回変えながら洗い、水をきれば下ごしらえ完了。炒め物、スープ、甘煮などにして食べましょう。サラダ、あえ物にはさっとゆで、水で冷やして。

この成分にも注目

●水溶性食物繊維／白きくらげは黒きくらげより食物繊維が多く、水溶性食物繊維が豊富なのが特徴。水溶性食物繊維は腸内で発酵しやすく、腸の健康維持に欠かせない。

しいたけ

気を補って疲れを取り、食欲不振、消化不良を改善。老化症状にも有効

気

解毒

しいたけは気を補うので食欲不振、消化不良が原因の疲労、体力低下によい食材。さらに、肝、腎にも働きかけて、気血の巡りをよくし、老化症状の改善も助けます。また、発疹やでき物の症状を緩和し、出血を止める力があるといわれています。干ししいたけを常備食材としてストックするのがおすすめ。

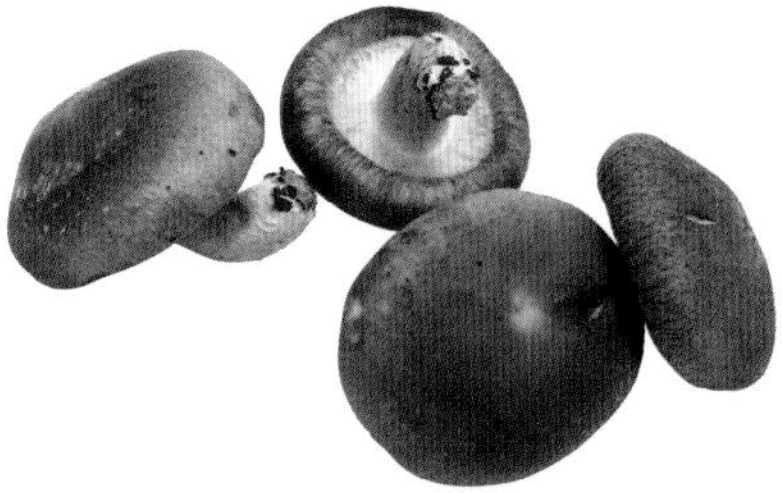

【こんな症状に】

疲労、体力低下、免疫力の低下
食欲不振、消化不良
発疹、でき物
高血圧、動脈硬化
老化症状

【食べ合わせ】

＋ チンゲン菜

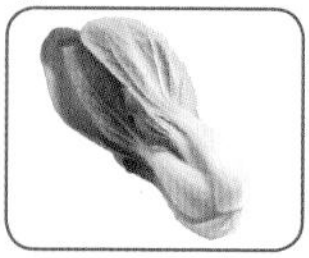

血行不良毒によいコンビ。干しえびをプラスしてスープにするとおいしい。

＋ 唐辛子

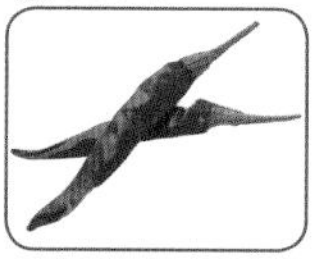

血行促進に働く辛味の食材を合わせると、巡りがよくなり、元気が出る。

＋ 鮭

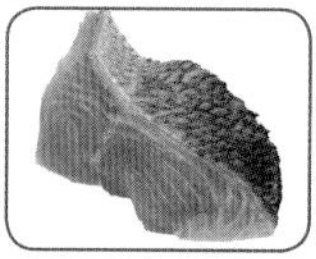

どちらも気を補うので相乗効果が期待できる。ソテーにしてワンプレートに。

五性	平
五味	甘
帰経	肝・脾・胃
旬	春
タイプ	虚弱毒、血行不良毒、栄養不足毒

【調理のコツ】

生しいたけは日持ちしないので、余ったときは干ししいたけにしておきましょう。おすすめは、早く乾燥する薄切り。ざるに広げて2～3日天日干しにすれば完成。うまみ、ビタミンDが増し、長く保存できて一石二鳥。

この成分にも注目

- ●エリタデニン／しいたけに特異的に豊富な成分で血中コレステロール抑制を助ける。
- ●レンチナン／多糖類の一種で、抗がんの医薬品として用いられる。

気血を補って巡りをよくし、疲労、体力低下を改善。便秘にもよい食材

しめじ

気　血

気血を補って巡りをよくするので、慢性疲労や体力低下が気になるときにおすすめ。虚弱毒、栄養不足毒の症状改善によい食材です。また、肺に働いて便秘の改善にも役立ちます。種類が多く、小さな茶色のかさが「ぶなしめじ」、大きめで白っぽいのが「はたけしめじ」、ずんぐりと太いのが「ほんしめじ」。食物繊維が一番多いのはぶなしめじです。

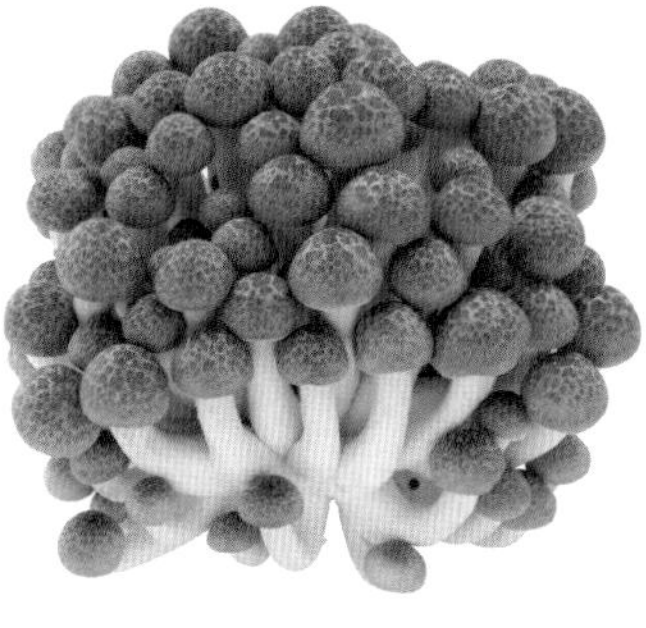

【こんな症状に】

疲労、体力低下
食欲不振、消化不良、便秘
むくみ
老化症状
不眠、めまい

【食べ合わせ】

＋梅干し

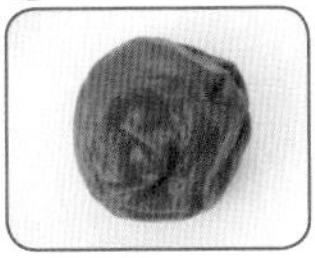

しめじと梅干しを酒で炒りつけて。酸と甘のコンビで乾燥を改善する。

＋ほうれん草

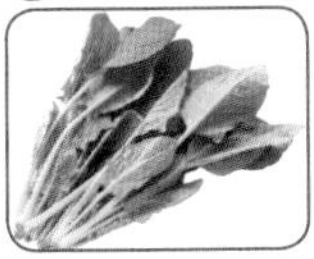

どちらも便秘改善に◎。相乗効果を生む組み合わせ。炒め物、煮物にして。

＋米

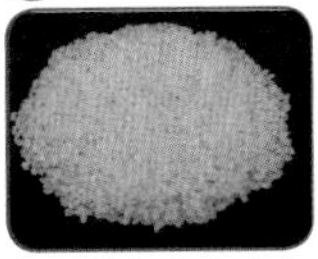

気を補う米と合わせ、炊き込みごはんに。鮭、鶏肉をプラスしても効果的。

五性	涼	五味	甘
帰経	肺・脾	旬	春
タイプ	虚弱毒、栄養不足毒		

【調理のコツ】

余ったときは冷凍保存。1か月ほど保存でき、その間にうまみが増します。しめじの根元を切り落としてバラバラにし、密閉袋に入れて冷凍します。使うときは凍ったまま加熱してOK。食感もそのまま楽しめます。

この成分にも注目

●βグルカン／きのこや穀類、海藻などに含まれる食物繊維の一種。免疫機能を助けるといわれ、花粉症などのアレルギーの緩和も期待されている。

水分代謝をよくし、胃腸の働きを正常にして元気をつけてくれる

なめこ

気 血 胃腸

気を補い、気血水の巡りをよくして胃腸を丈夫にし、元気をつけてくれます。食物繊維が多く、水分代謝の改善にも働くので、便秘、多汗などの症状にもよい食材です。また、胃腸を正常にして食欲不振を改善するので、虚弱毒におすすめ。さらに、肌や髪、足腰、目や耳などに老化を感じている人にも適した食材といえます。

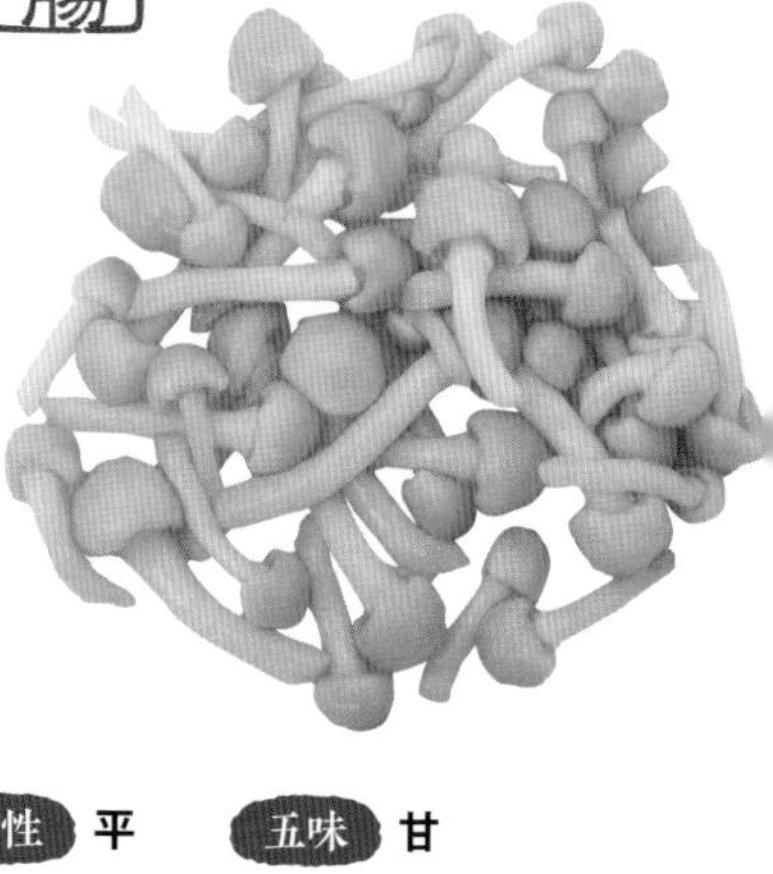

【こんな症状に】

疲労、体力低下、無気力
食欲不振、消化不良
便秘
老化症状
多汗

【食べ合わせ】

＋みょうが

香りのよい食材と合わせてストレス毒によいコンビ。一緒にみそ汁にして。

＋豆腐

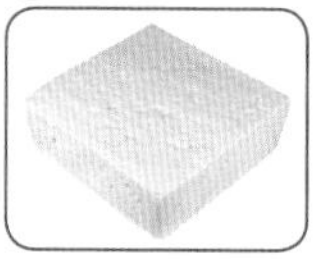

気を補う豆腐となめこは相乗効果を生む。煮物にするととろみもついて◎。

＋海苔

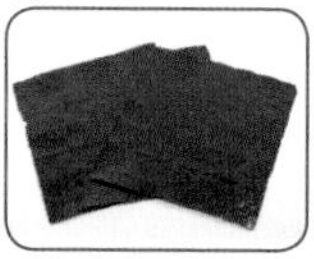

しこりを解消するコンビ。合わせて和風サラダなどのトッピングに。

五性 平　**五味** 甘

帰経 心・脾・腎　**旬** 春

タイプ 虚弱毒、むくみ毒

【調理のコツ】

なめこの生食はNGです。さっとゆでるか、みそ汁のように煮て食べましょう。日持ちしない食材ですが、冷凍すれば1か月ほど保存できます。開封する前ならパックのまま冷凍OK。凍ったまま加熱調理して食べましょう。

この成分にも注目

●ムチン／なめこの粘りで水溶性食物繊維の一種。動物の粘液の主成分で、唾液、涙、胃液に含まれる。胃の粘膜を保護し、栄養の消化吸収を助ける。

五臓を補って胃腸の働きを整え、ストレスによる過労を改善。

ひらたけ

気　血　胃腸

肝・心・脾・肺・腎すべてを補い、とくに脾を健やかにする働きがあります。ストレス、不摂生による過労で、体全体が弱っているときによい食材です。虚弱毒、ストレス毒以外のタイプでも、強い疲れを感じたときは食べるとよいでしょう。また、おだやかに温める性質で冷えを散らし、足腰の冷えや体のこわばりにも有効です。

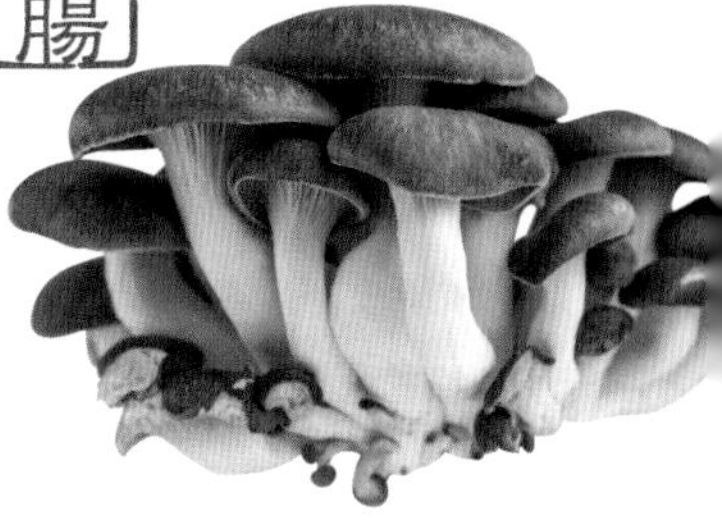

五性	微温	五味	甘
帰経	脾・胃	旬	冬〜春
タイプ	虚弱毒、ストレス毒		

【こんな症状に】

ストレス、過労、無気力
食欲不振、消化不良
膨満感、顔色が悪い
足腰の冷え、体のこわばり

【食べ合わせ】

＋しょうが

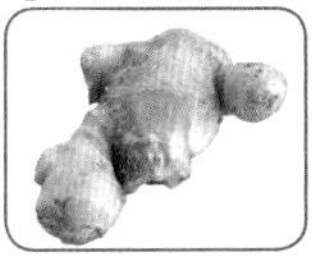

ストレス毒によい組み合わせ。しょうがは辛の食材なので気を巡らせる。

＋牛肉

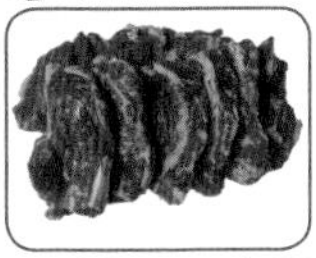

血を補うので虚弱毒におすすめ。炒めても煮てもおいしい組み合わせ。

＋かぼちゃ

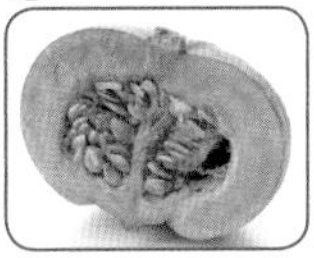

どちらも気を補い、元気をつけるのによく、天ぷらにするとおいしい。

【調理のコツ】

炒め物、煮物、揚げ物、パスタ、ごはん物など、どんな料理にも合い、味つけも選ばない万能きのこです。煮汁がしみ込みやすいので煮物はとくにおすすめ。丸ごと煮てもよいですが、大きいものは手で裂いてもおいしい。

この成分にも注目

●ビタミンB群／食べた物の糖質、タンパク質、脂質を分解するときに不可欠なビタミン。きのこのなかでもとくに豊富に含まれ、ゆでても大きく損失しない。

まいたけ

五臓を補い全身の機能を高めて疲労を回復。肥満の改善にも有効

気　血　胃腸

肝・心・脾・肺・腎すべてを補うことで、気を補い、血と水を作るのに役立ちます。これにより全身の機能を高め、疲労回復を助けます。また、脾に働くので胃腸の不調を改善します。さらに、豊富な食物繊維が便秘、肥満の改善にも有効です。中高年で潤い不足毒の症状があれば、生活習慣病の予防に食べるとよいでしょう。

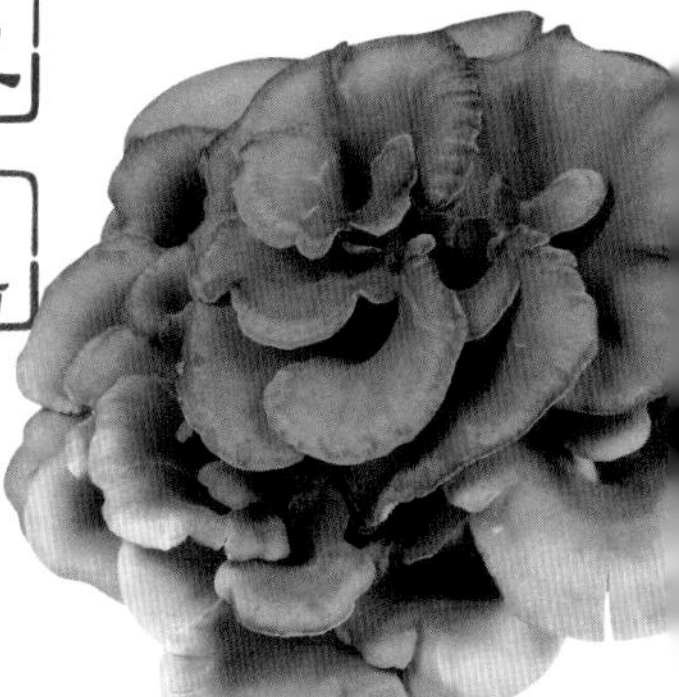

五性	微温	五味	甘
帰経	脾	旬	冬～春
タイプ	虚弱毒、潤い不足毒		

【こんな症状に】

疲労、体力低下
食欲不振、消化不良
足腰の冷え、体のこわばり
免疫力の低下
肥満、便秘、生活習慣病

【食べ合わせ】

＋レモン

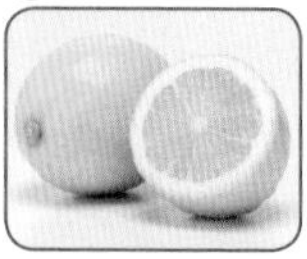

酸味の性質なので甘味のまいたけと食べると潤いアップ。潤い不足毒に向くコンビ。

＋鶏肉

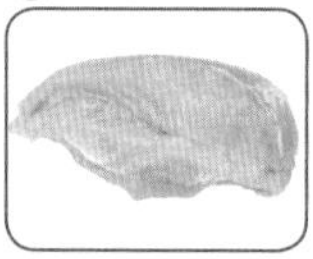

どちらも温性で気を補う。疲れたときにスープにして食べるのがおすすめ。

＋じゃがいも

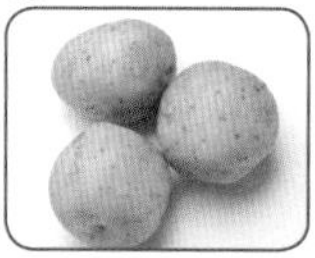

ともに甘味の食材なので、消化吸収を高めて体力向上に役立つ組み合わせ。

【調理のコツ】

まいたけの種類は、かさが茶色のまいたけ、全体が白い白まいたけがあります。まいたけは独特の食感と香りが魅力。白まいたけは香りがやわらかで、調理で色落ちしません。料理に合わせ。使い分けてみましょう。

この成分にも注目

●βグルカン／きのこや穀類、海藻などに含まれる食物繊維の一種。免疫機能を助けるといわれ、花粉症などのアレルギーの緩和も期待されている。

老化症状や
胃腸の不調を改善。
元気不足による不調に有効

マッシュルーム

気

胃腸

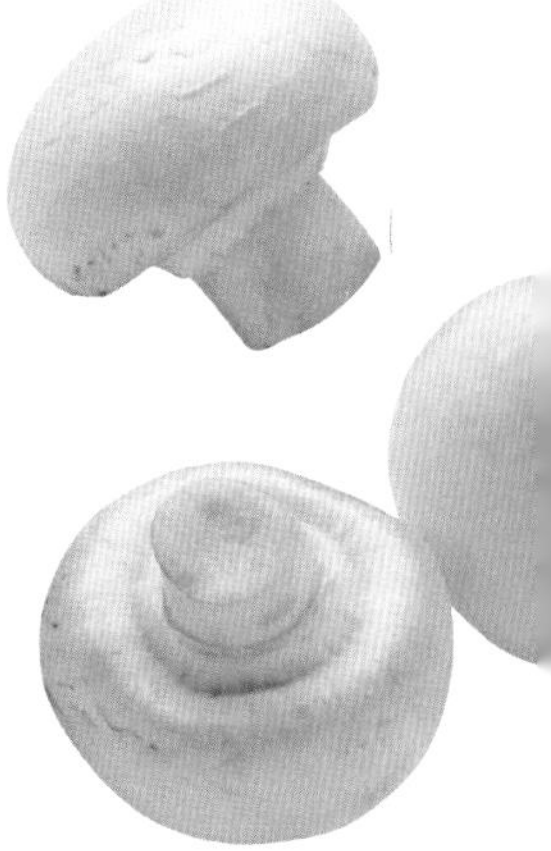

食欲不振、消化不良による疲労、体力低下の改善に働くので、虚弱毒によい食材です。また、気を補い巡らせて情緒不安定などを改善します。さらに、腎に働いて老化症状にも有効。肌や髪、足腰、目や耳などに老化を感じている人に適した食材です。腎、肺の働きが高まると水分代謝に有効なので、むくみ毒にも。

五性　平　五味　甘

帰経　胃・肺・腎

旬　通年

タイプ　虚弱毒、むくみ毒

【こんな症状に】

元気がない、疲労、体力低下
食欲不振、消化不良
老化症状
情緒不安定、イライラ
眠気、むくみ

【食べ合わせ】

＋ハーブ

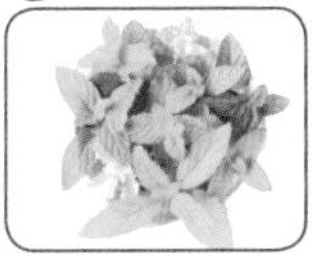

好みのハーブをプラスするとむくみ毒の改善に役立つ。サラダ、ソテーに。

＋米

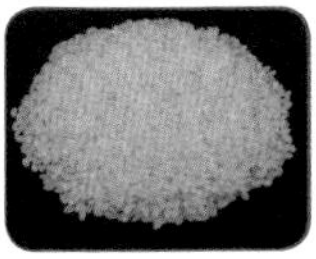

マッシュルームをたっぷり使ってピラフなどに。虚弱毒によいコンビ。

＋鶏肉

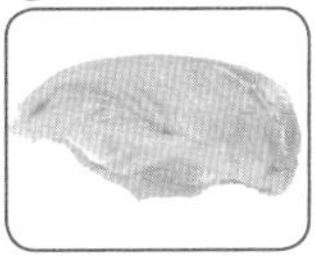

ともに腎に働き、老化症状の予防によいコンビ。スープにするとよい。

【調理のコツ】

マッシュルームは生食OK。薄くスライスして作るサラダは、フランスではおなじみの料理です。変色を防ぐには、食べる直前に切り、すぐにレモン汁をかけること。さらにオイル、塩こしょうをかければ完成です。

この成分にも注目

●ビタミンB群／消化液の分泌を促し、糖質、タンパク質、脂質を分解するときに不可欠なビタミン。なかでも肌や粘膜の健康を維持するビタミンB2が豊富に含まれる。

まつたけ

気の巡りを整えて血を補い、体に溜まった湿邪を改善。筋肉をしなやかにする働きも

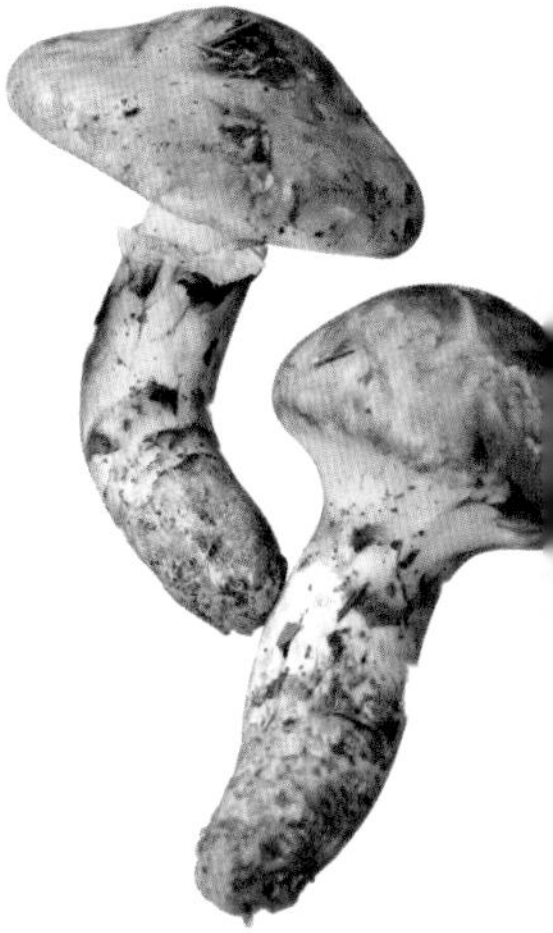

気　水　血

五性	平
五味	甘
帰経	脾・腎・膀胱
旬	秋
タイプ	むくみ毒、栄養不足毒、虚弱毒

滞った気の巡りを整え、全身の血・水の巡りもよくする働きがあります。これにより筋肉や筋のこわばりをほぐし、しなやかにします。また、血を補うので貧血の改善にも有効です。さらに、脾にも働いて胃腸の不調を改善し、消化不良にともなう湿邪を取り去ります。さらに、水分代謝を整えるので、むくみ、肥満の改善にも役立ちます。

【こんな症状に】

不眠
貧血
痰
肥満、むくみ
筋肉のこわばり

【食べ合わせ】

＋ゆず

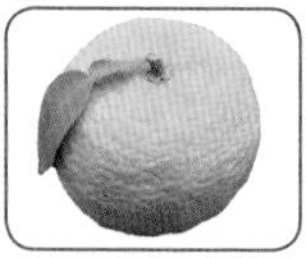

ゆずも痰を取る働きがあり、まつたけと食べるとよい。皮は香りづけに用いる。

＋牛肉

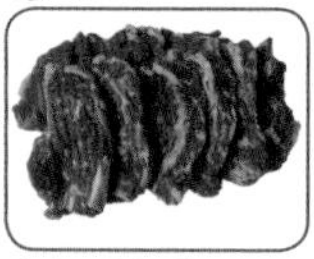

牛肉が補う気をまつたけが巡らせる。すき焼き、しぐれ煮にするとおいしい。

＋米

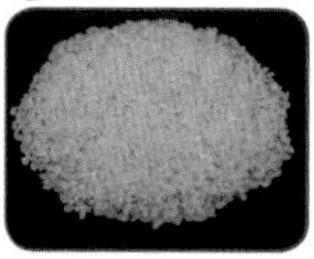

米も気を補うのでよい組み合わせ。定番のまつたけごはんにして。

【調理のコツ】

高価なきのこなので、下ごしらえを間違えないように。まず根元の汚れた部分を鉛筆削りのように薄く削り取ります。ため水にさっとくぐらせて洗い、すぐにふきんで水けをぬぐいます。鮮度が命なのですぐ調理します。

この成分にも注目

●βグルカン／きのこや穀類、海藻などに含まれる食物繊維の一種。免疫機能を助けるといわれ、花粉症などのアレルギーの緩和も期待されている。

海藻

海藻は、熱を取って水を巡らせる食材。
熱と水が原因の不調の毒出しに、大いに役立ちます。

体のなかで滞っているものを排出したり、
巡らせる性質が得意です。

冷やす性質があるので、冷えが心配なときは食べすぎないこと。
温める性質のある食材と組み合わせましょう。

乾物を常備して、そのつど適量を摂るのもおすすめです。

Seaweed

体に溜まった熱と水を取って
むくみ、ほてりを改善し、
しこりをやわらげる

あおさ

熱
水
胃腸

青海苔と風味や用途が似ていますが違う海藻です。細い青海苔と比べ、平べったいフレーク状のものがあおさ。余分な熱、水を取るので、熱と湿により溜まった毒の排出に役立ちます。また、脾に働くので胃腸の不調も改善し、食欲が出ます。さらに、しこりをやわらかくして排出する働きにより、血行不良毒の症状の改善にも働きます。

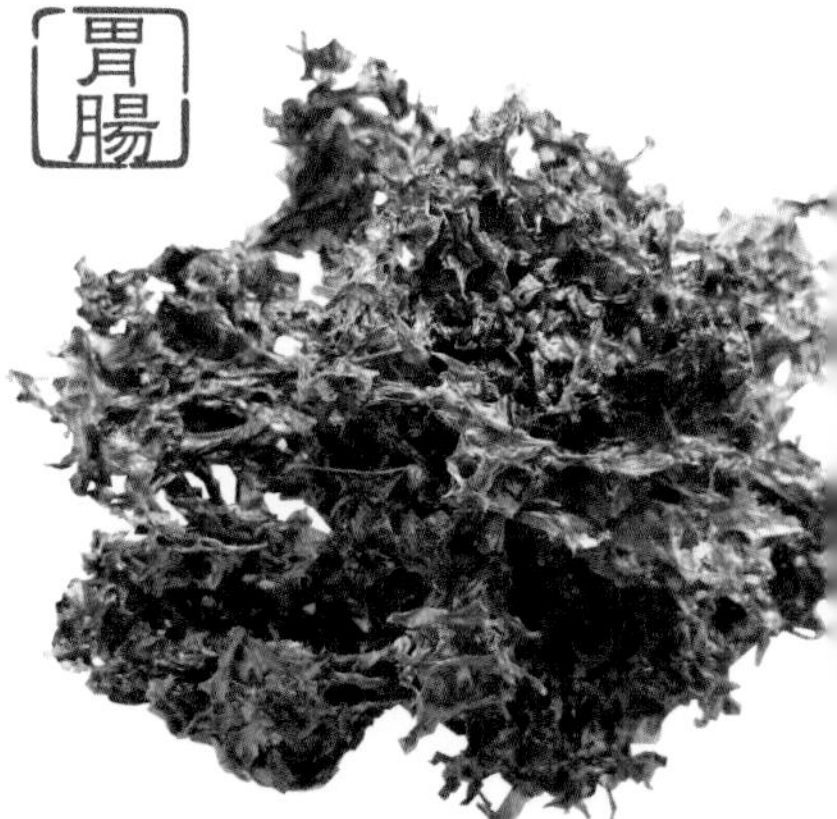

【こんな症状に】

ほてり、のぼせ
食欲不振、消化不良
口の渇き、乾燥
むくみ、しこり
口内炎

【食べ合わせ】

＋冬瓜

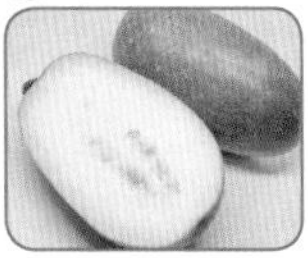

熱が溜まっているむくみ毒によいコンビ。スープ、みそ汁が食べやすい。

＋きのこ

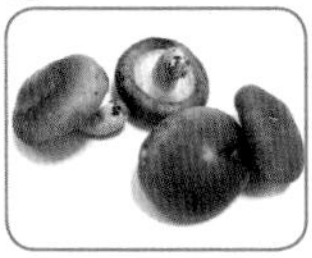

どちらも低カロリーで食物繊維が豊富。ダイエットによい組み合わせ。

＋鶏肉

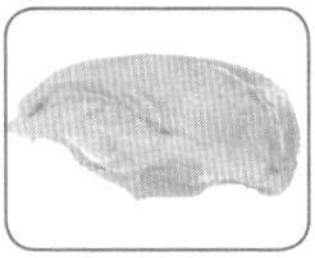

脾に働くコンビなので、胃腸の不調があるときに向く。スープがおすすめ。

五性 **涼**	五味 **甘・鹹**
帰経 **脾**	旬 **通年**
タイプ **むくみ毒、血行不良毒**	

【調理のコツ】

手に入りやすいのは乾物で、常備すると便利です。砂、石が混ざっていることがあるので、いきなり調理するのはNG。水に浸し、ふり洗いして異物を取り除き、あおさをすくい取って水けを絞り、調理しましょう。

この成分にも注目

●ラムナン硫酸／食物繊維の一種。血糖値の急上昇を抑制する。血管の炎症を防ぎ、血栓をできにくくする働きがある。

余分な熱、水を取って、ほてり、むくみを改善。老化症状、便秘にも役立つ

寒天

気 熱 水 解毒

天草という海藻から作られる寒天。体を冷やす性質が強く、気血の巡りをよくします。熱を取ってほてり、のぼせ、咳の改善に働き、水分代謝をよくしてむくみ、口の渇きにも有効。また、肌や髪、足腰、目や耳などの老化症状、筋肉痛の改善にも役立ちます。さらに、豊富な食物繊維の作用で便秘、糖尿病などの予防にも。

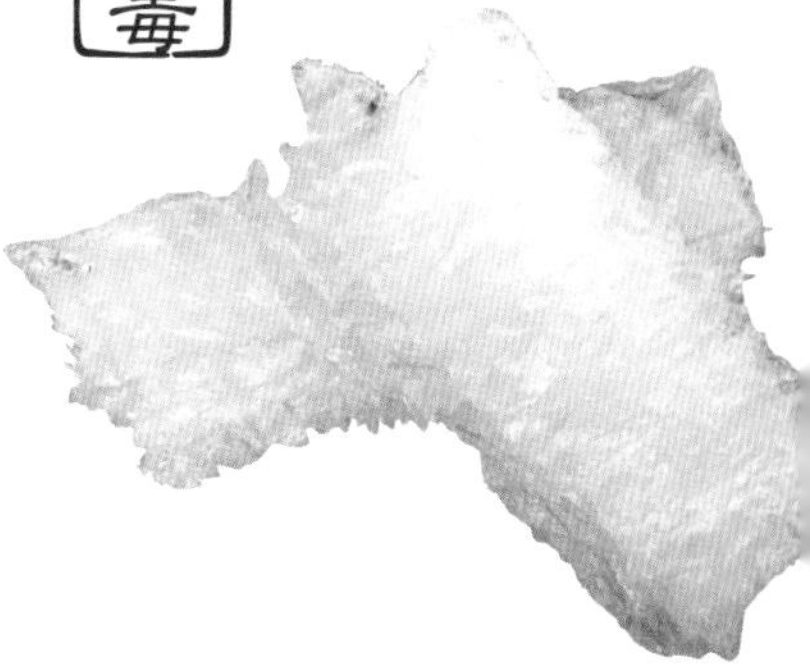

【こんな症状に】

熱感、ほてり、のぼせ
口の渇き、熱のある咳
むくみ、しこり
老化症状
便秘、糖尿病

【食べ合わせ】

＋杏仁

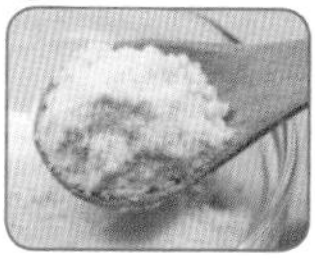

杏仁豆腐のコンビ。どちらも咳を改善するので相乗効果が期待できる。

＋もも

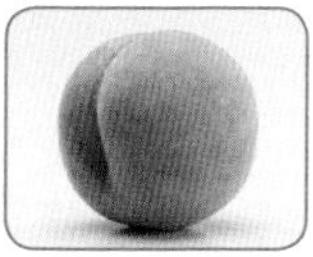

温性のももとデザートにすれば、寒天の冷やす効果がおだやかになる。

＋鶏肉

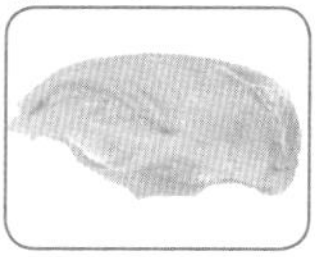

蒸し鶏と糸寒天で中華サラダに。気を補って水分代謝をよくするコンビ。

五性 寒　**五味** 甘・鹹

帰経 肝・肺・腎

旬 通年

タイプ 血行不良毒、むくみ毒

【調理のコツ】

棒状の棒寒天、粉末の粉寒天のほかに、糸状の糸寒天があります。糸寒天は戻すだけで食べられ、サラダや酢の物に入れると食感がよくておいしいです。スープ、ごはんに使うときは、水に戻さず使えるのでお手軽です。

この成分にも注目

●水溶性食物繊維／寒天に豊富なアルギン酸ナトリウムは水溶性食物繊維の一種で、血圧上昇を抑える働きが期待されている。

溜まった熱を取って
水分代謝を整える。
しこりをやわらげる働きも

昆布

熱
水
解毒

余分な熱、水を取って巡りをよくするので、血行不良毒、むくみ毒によい食材。熱による目の充血、イライラにも有効。また、しこりをやわらげる働きがあり、良性腫瘍、腫れ物の改善も助けます。さらに腎にも働くので、老化症状、生活習慣病の予防も。ただし、冷えのある場合は食べすぎに注意し、温熱性の食材をプラスして。

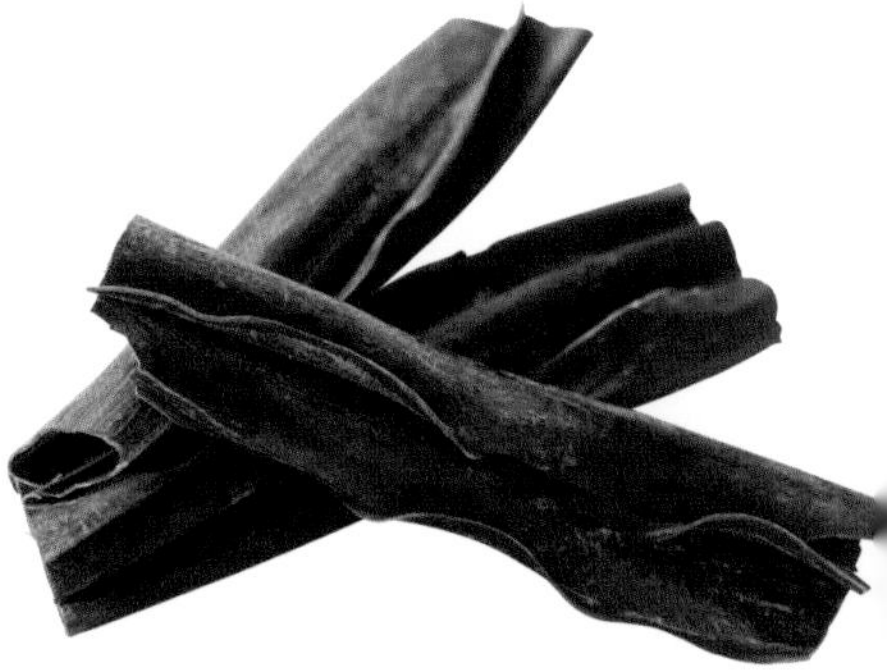

五性 寒　**五味** 鹹

帰経 肝・脾・腎

旬 通年

タイプ 血行不良毒、むくみ毒

【こんな症状に】

熱感、ほてり、のぼせ
目の充血、イライラ
むくみ、腫れ物、しこり
老化症状
便秘、糖尿病

【食べ合わせ】

＋さば

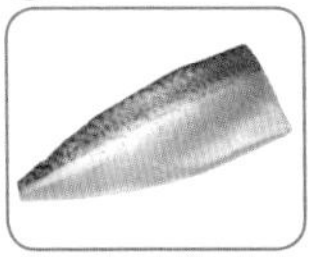

血を浄化するさばとのコンビは血行不良毒に◎。さば缶にとろろ昆布をのせるのがおすすめ。

＋そば

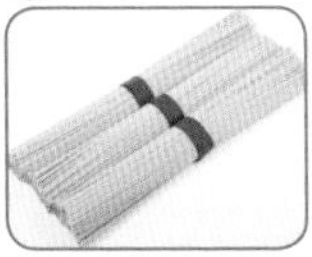

血の巡りをよくする組み合わせ。温かいかけそばにとろろ昆布をたっぷりと。

＋水菜

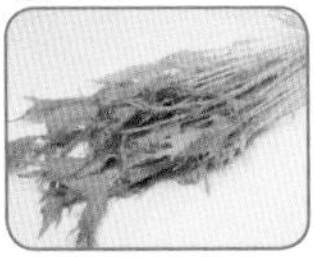

どちらもむくみ改善に◎。刻み昆布を使い、煮物など温かい料理にして。

【調理のコツ】

板状の昆布は、調理に手間と時間がかかりますが、おぼろ昆布、とろろ昆布なら簡単です。毎日のスープ、みそ汁にトッピングするだけで手軽に昆布が食べられるでしょう。煮物には刻み昆布を使うのもおすすめです。

この成分にも注目

●水溶性食物繊維／寒天に豊富なアルギン酸ナトリウムは水溶性食物繊維の一種で、血圧上昇を抑える働きが期待されている。

海苔

熱
水

余分な熱、水による不調によく、
咳や痰を改善。
イライラ、不眠の改善にも。

咳や痰を改善する働きがあり、喉の不調によい食材です。余分な熱、水を取って巡りをよくするので、血行不良毒、むくみ毒に向き、熱によるのぼせ、イライラを改善。水分代謝をよくしてむくみを改善し、しこりをやわらげるため、良性腫瘍、腫れ物の改善を助けます。ただし、疲れやすく、冷えがあるときは食べすぎに注意して。

【こんな症状に】

熱感、ほてり、のぼせ
咳、痰、喉の乾燥
目の充血、イライラ、不眠
むくみ、腫れ物、しこり
老化症状

【食べ合わせ】

＋唐辛子

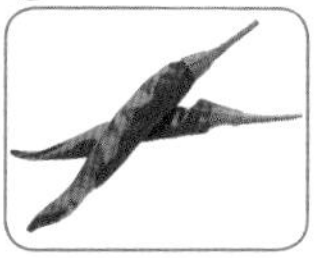

海苔の冷やす効果をおだやかにする。海苔スープに粉唐辛子をトッピング。

＋卵

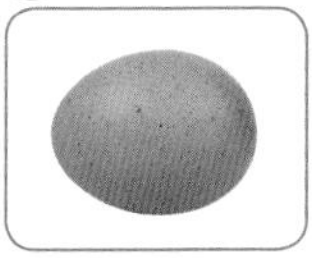

卵白は咳を鎮める働きがあり、海苔と食べれば相乗効果を生む。卵とじが◎。

＋しそ

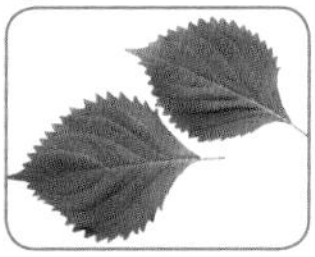

気を巡らせるしそと食べれば、血や水の巡りもアップ。和風サラダにして。

五性	寒	五味	甘・鹹
帰経	肺・腎	旬	通年
タイプ	血行不良毒、むくみ毒		

【調理のコツ】

ごはんに巻いて食べることが多いですが、1枚も食べられません。多めに食べたいときにおすすめはスープ。1人分で1枚が簡単に食べられます。味つけはごま油で韓国風、鶏ガラスープで中華風、和風はお吸い物に。

この成分にも注目

●ビタミン、ミネラル／全般に豊富に含まれる。なかでもβカロテンは、焼き海苔1枚（約3g）に810μg含まれ、ピーマン4個分と同じくらい豊富。

ひじき

血を補う働きで疲れをいやし、髪や肌のつやを保つ。イライラ、不眠の改善にも役立つ

熱　水　血

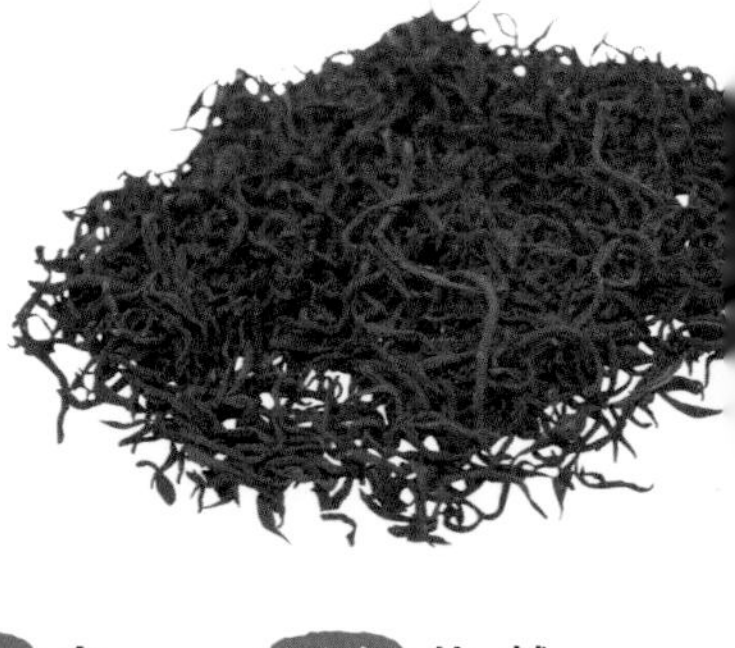

血を補う働きがあるので、さえない顔色、肌や髪のパサつきなど、女性が気になる虚弱毒に有効です。また、余分な熱、水を取って目の充血、イライラ、むくみの改善にも役立ちます。さらに、しこりをやわらげる働きがあるので腫れ物、痛み、しびれがあるときに食べるとよいでしょう。冷えがあるときは食べすぎに注意して。

【こんな症状に】

熱感、ほてり、のぼせ、目の充血、イライラ、不眠
疲労、体力低下
むくみ、腫れ物、しこり
老化症状
白髪、抜け毛、肌の乾燥

【食べ合わせ】

＋くるみ

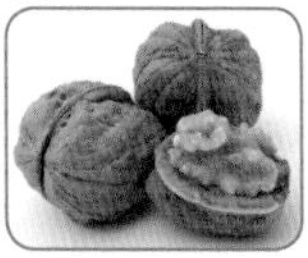

気血を補うくるみで虚弱毒に◎。軽く炒ってから刻んでひじきマリネに。

＋たけのこ

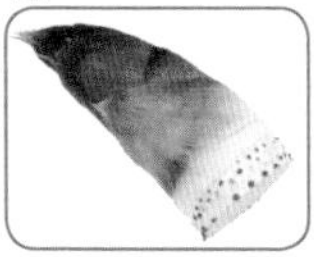

熱を取り、胃腸を助けるたけのこ。一緒に煮物にするとひじきの効果がアップ。

＋ごま油

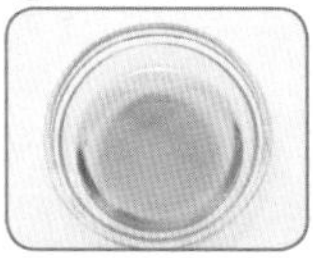

甘味のごま油はひじきとコンビでむくみ毒の不調を改善。味の相性も◎。

【調理のコツ】

長くて太い長ひじき、小さな芽ひじきがあり、長ひじきは戻して適当に切り、調理します。煮物では糖質、塩分が気になるときは、オリーブ油で炒め、酢と塩で味つけしてマリネに。レモン、にんにくで風味づけしても。

五性	寒	五味	甘・鹹
帰経	肝・腎	旬	通年
タイプ	虚弱毒、血行不良毒、むくみ毒		

この成分にも注目

●フコイダン／海藻の粘り成分で水溶性食物繊維の一種。免疫力を高め、胃壁の保護などの作用が知られ、がんの治療効果も期待されている。

余分な熱、水を取り、むくみ、しこりを改善する。腸を潤して便秘にも有効

もずく

潤　熱　水

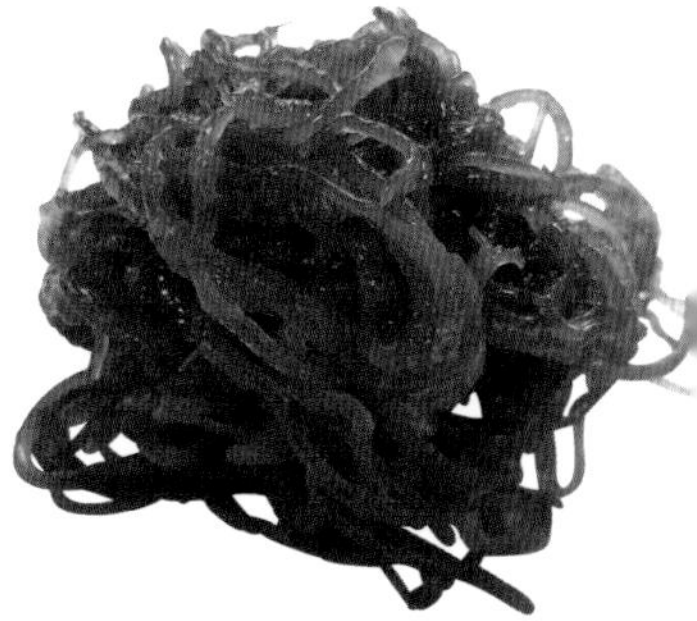

余分な熱を取り、水分代謝をよくするので、ほてり、のぼせ、イライラ、むくみの改善に役立ちます。血行不良毒や、熱が溜まったむくみ毒の改善によい食材です。また、腸を潤す働きがあり、熱による乾燥が原因の便秘を改善。さらに、熱を持った腫れ物の改善にも有効です。冷えがあるときは食べすぎに注意して。

【こんな症状に】

ほてり、のぼせ
目の充血、イライラ、不眠
むくみ、腫れ物
乾燥による便秘、肥満

【食べ合わせ】

＋酢

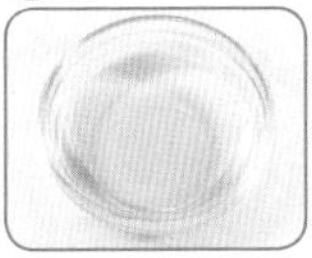

酢は酸で血行不良毒に◎。もずく酢にして食べると相乗効果が期待できる。

＋しょうが

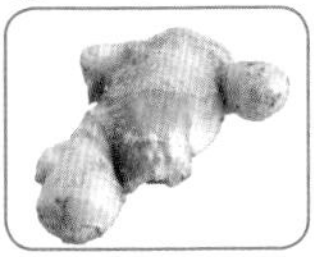

温性なので、もずくの冷やす効果をおだやかに。風味ももずく酢に合う。

＋ねぎ

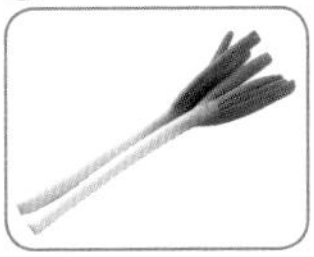

冷えが心配なときは温かいもずくスープが◎。温性のねぎで味わいもアップ。

五性	涼	五味	鹹
帰経	肝・腎	旬	晩春
タイプ	血行不良毒、むくみ毒		

【調理のコツ】

生もずくと表記されたものはさっと洗い、水けをきって調理OK。塩もずく、塩漬もずくの場合は塩抜きが必要です。塩水にしばらく浸し（濃度、時間は表示を確認）、食べてみてしょっぱくなければ完了です。

この成分にも注目

●フコイダン／海藻の粘り成分で水溶性食物繊維の一種。免疫力を高め、胃壁の保護などの作用が知られ、がんの治療効果も期待されている。

熱を取り、水分代謝をよくして
リンパの腫れ、むくみを改善。
便秘、咳や痰にも有効

わかめ

熱 水 胃腸

血行不良毒、むくみ毒の不調は、余分な熱と水が溜まって起こることが多く、これらの改善に役立つ食材です。肝に働いて気血の巡りをよくし、脾に働いて胃腸の調子を整えます。また、しこりをやわらげる働きがあり、リンパの腫れの緩和にも役立ちます。また、痰を取り除いて咳を改善する効果も。冷えが心配なときは食べすぎに注意しましょう。

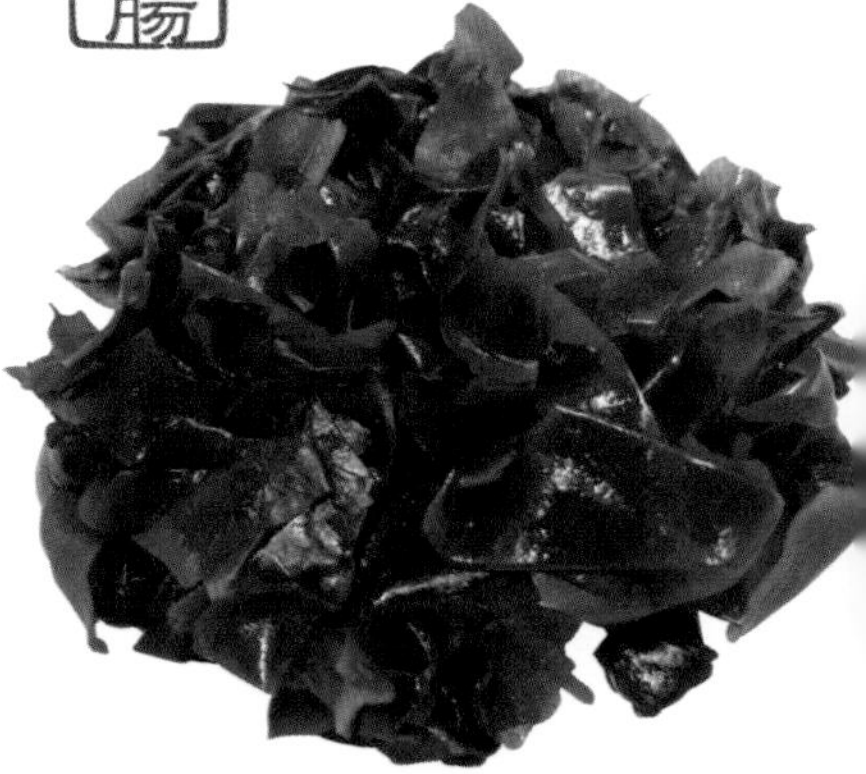

五性 寒	五味 鹹
帰経 肝・脾・腎	旬 春
タイプ 血行不良毒、むくみ毒	

【こんな症状に】

ほてり、のぼせ
目の充血、イライラ、不眠
咳、痰
むくみ、腫れ物、しこり
便秘

【食べ合わせ】

＋酢

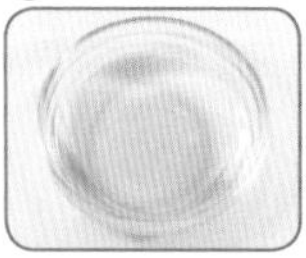

酢は海藻の食物繊維をやわらかくし、吸収アップ。酢の物は効率のよい食べ方。

＋ごま油

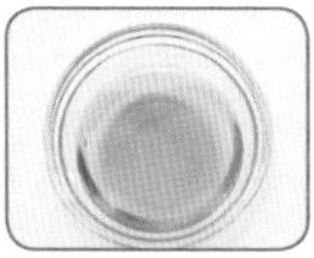

油で炒めると、わかめの豊富なβカロテン、ビタミンKの吸収がアップする。

＋はまぐり

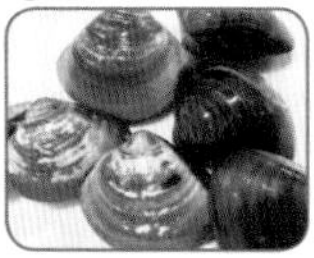

むくみ毒によいコンビ。はまぐりも水分代謝をよくする。スープがおすすめ。

【調理のコツ】

わかめをはじめ海藻は、酢によって食物繊維がやわらかくなります。これにより吸収効率が上がりますが、酢の物を長くおくと成分が合わせ酢に溶け出るので注意して。わかめの酸辣湯にすれば、汁ごと飲むので合理的。

この成分にも注目

●フコイダン／海藻の粘り成分で水溶性食物繊維の一種。免疫力を高め、胃壁の保護などの作用が知られ、がんの治療効果も期待されている。

いも

いもは、弱った体の元気を補い毒出しを助ける食材。
体を冷やしも温めもしないので、
体質や季節をさほど気にせず食べることができます。
胃腸の不調を整える働きがあり、
ほかの毒出し食材の消化吸収を助けてくれます。
食べすぎに注意すれば
便秘を改善し、腸の毒出しを助けます。
いも本来の味を大事にし、濃い味つけにしないで食べましょう。

Tubers and roots

熱や炎症を鎮めて
血の巡りをよくし、
腸を潤して便秘を改善

こんにゃく

潤 熱 血 解毒

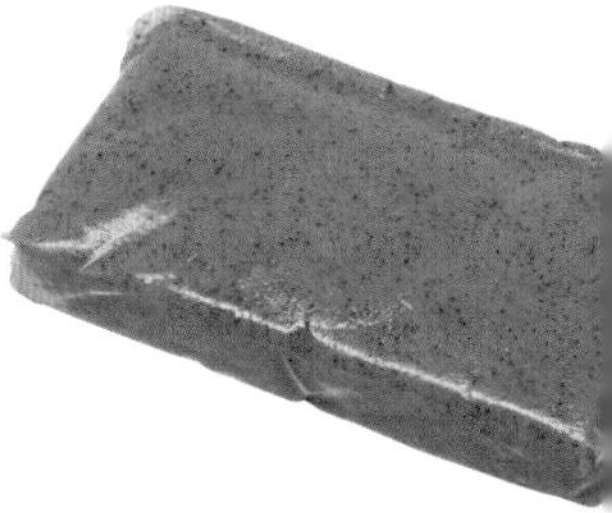

熱を取り除く働きが強く、腫れ物や炎症を鎮めます。腸を潤して便秘を解消し、老廃物の排出や肥満の改善を助けます。また、水分代謝の悪化で生まれる毒を排出し、血行不良毒、むくみ毒の不調全般の改善に役立ちます。これにより水の巡りをよくするので、むくみや排尿異常にも有効。冷えがあるときは、食べすぎないように。

【こんな症状に】

ほてり、のぼせ
痰
腫れ物、炎症
便秘、肥満
むくみ、排尿異常

【食べ合わせ】

＋唐辛子

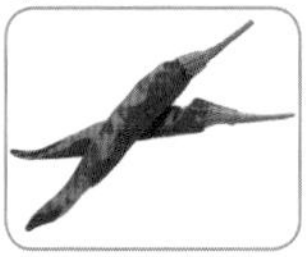

冷えがあるときは辛味を加えると◎。こんにゃくの冷やす効果がおだやかに。

＋大根

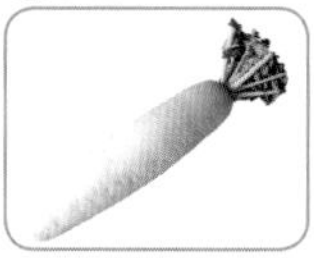

消化を助ける大根と食べると腸の働きがアップ。にきび、吹き出物を改善。

＋鶏肉

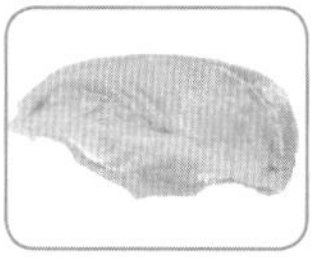

温性で気を補う鶏肉。体力が落ちているときの便秘やむくみ改善に。

【調理のコツ】

長く煮るとかたくなるこんにゃく。やわらかいまま味をしみ込ませたいときは、こんな工夫を。切ったこんにゃくに砂糖をまぶしてもみ、水分が出たら洗います。煮るのは短時間にし、自然に冷まして味をしみ込ませます。

五性	寒	五味	苦・辛
帰経	肺・大腸	旬	通年
タイプ	血行不良毒、むくみ毒		

この成分にも注目

●グルコマンナン／食物繊維の一種で、もともとは水溶性食物繊維だが、こんにゃくの製造過程で不溶性に変わる。コレステロールや中性脂肪の低減を助ける作用がある。

胃腸の不調を整えて
元気をつけてくれる食材。
むくみ、便秘の改善にも役立つ

さつまいも

潤 気 胃腸

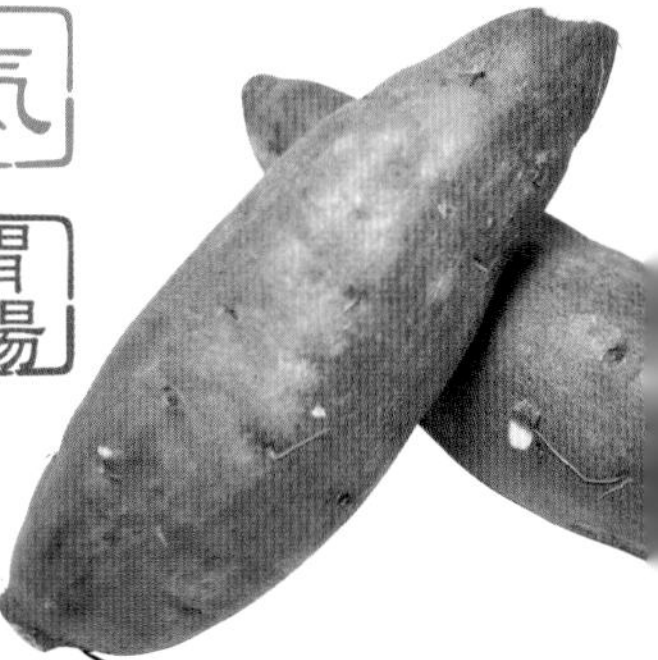

五性 平　五味 甘

帰経 脾・腎　旬 秋

タイプ 虚弱毒、栄養不足毒、潤い不足毒

食欲不振、消化不良を改善して気を補い、元気をつけてくれる食材です。脾の働きを助けることで水分代謝をよくし、むくみ、軟便の改善に働きます。旬の秋は乾燥の季節で便秘になりがちですが、腸を潤しすっきりさせる働きにより便秘改善にも有効。平性なので体質を選ばず、お年寄りや子どもの体力低下、虚弱毒、栄養不足毒におすすめです。

【こんな症状に】

疲労、体力低下
食欲不振、消化不良
便秘
老化症状、息切れ
むくみ、軟便

【食べ合わせ】

＋くるみ

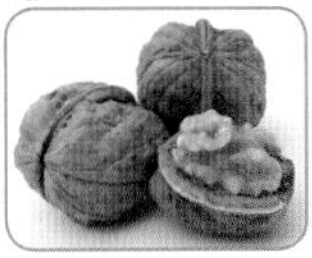

腸を潤すくるみとのコンビは便秘改善に◎。さつまいものポテトサラダにトッピングして。

＋おかゆ

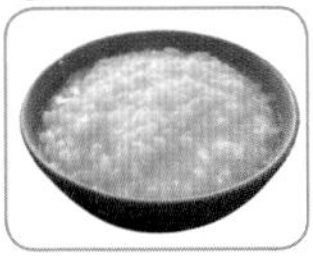

どちらも気を補って元気が出る。虚弱毒、栄養不足毒の疲労回復によい。

＋黒ごま

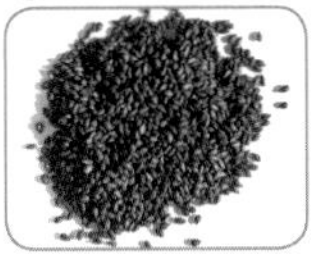

腎に働き潤すコンビ。髪や肌のつやを増し、老化症状の予防にも役立つ。

【調理のコツ】

さつまいもに含まれるβカロテンを効率よく摂るには、大学いものように皮のまま油で調理するとよいでしょう。また、ビタミンCも豊富。加熱に弱いビタミンですが、でんぷんに守られるので調理後の損失はわずかです。

この成分にも注目

●ヤラピン／切り口から出る白い液体。さつまいもは豊富な食物繊維によって便量を増やし、ヤラピンの働きで便をやわらかくして腸の蠕動運動を促し、排便しやすくする。

胃腸の働きを整え、便秘、消化不良を改善。むくみ、しこりにも有効

さといも

気
胃腸
解毒

お腹を温める働きで胃の機能を正常に整えます。これにより食欲不振、消化不良を改善し、滋養強壮に役立ちます。虚弱毒、血行不良毒で疲れが長引いているときに食べるとよいでしょう。また、便秘改善と解毒にも働くので、むくみ、しこり、便秘、下痢、二日酔いにも有効。さらに、潤い不足毒の水分代謝も改善します。

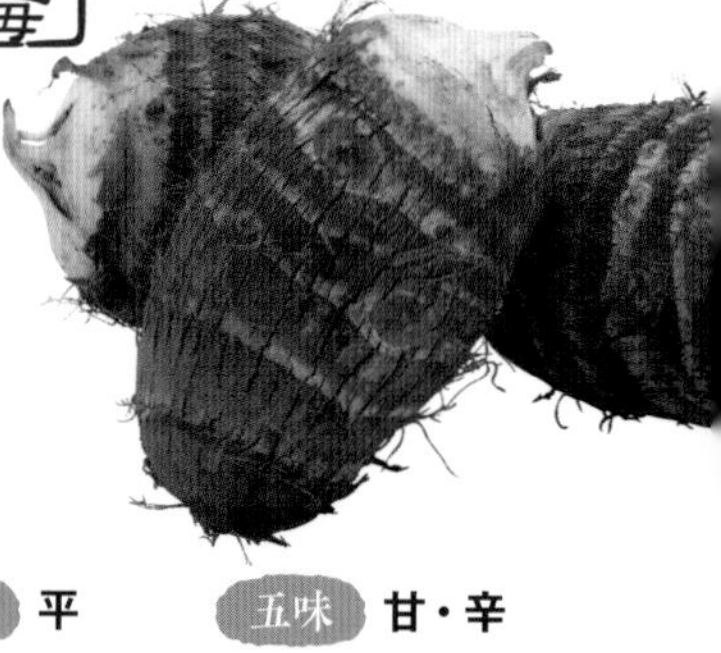

【こんな症状に】

慢性疲労、体力低下
食欲不振、消化不良
便秘、下痢
むくみ、二日酔い
しこり、腫れ物

【食べ合わせ】

＋牛肉

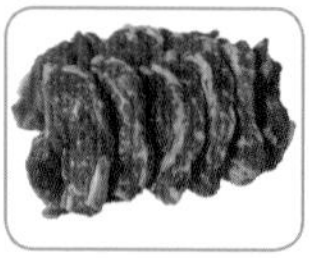

さといもが牛肉の栄養の消化吸収をよくする。栄養不足毒、疲労によい。

＋ゆず

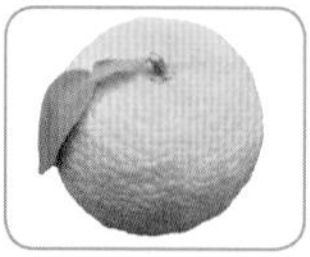

どちらも二日酔いの毒を消す。さといもの煮物やおかゆにゆず皮を散らして。

＋こんにゃく

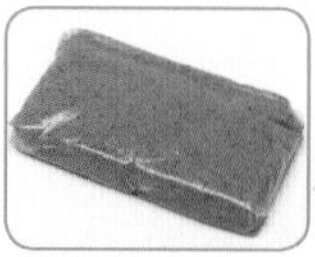

血行不良毒の改善によい組み合わせ。いも煮にはこんにゃくを忘れずに。

【調理のコツ】

石川早生、土垂、セレベス、八つ頭、海老いもなど種類がたくさんあります。それぞれ味と食感に個性があり、適した料理も違います。皮をむくときは水分があるとかゆくなるので、土を落として乾いた状態でむくこと。

五性 **平**　五味 **甘・辛**

帰経 **脾・胃**　旬 **秋**

タイプ **虚弱毒、血行不良毒、栄養不足毒、むくみ毒**

この成分にも注目

●ムチン／水溶性食物繊維の一種でネバネバ成分。さといもを切ると糸を引くが、これに含まれる。胃の粘膜を保護し、タンパク質の吸収を助ける。

気を補って胃腸の不調を改善し、体力をつける

じゃがいも

気
胃腸

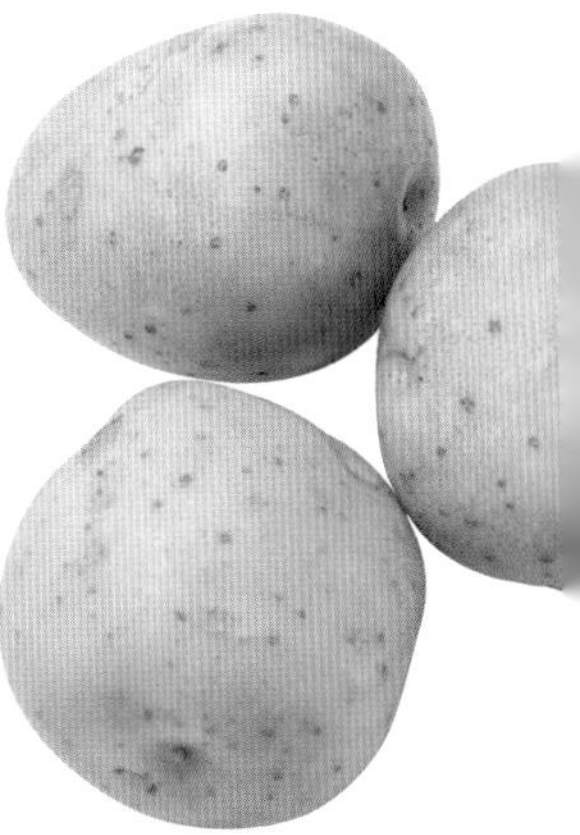

脾に働いて胃をおだやかに整える働きがあります。これに加えて気を補うので、疲れた体にやさしくエネルギーを与える食材です。筋肉疲労の回復にもおすすめ。また、余分な熱による胃の不調を改善します。疲れて胃が痛むときに食べるとよいでしょう。平性なので体質を選ばず、虚弱毒、栄養不足毒の改善に向いています。

【こんな症状に】

食欲不振、消化不良、むかつき
筋肉疲労、息切れ
便秘、お腹の冷え
むくみ、湿疹
胃痛、胃潰瘍、十二指腸潰瘍

【食べ合わせ】

＋玉ねぎ

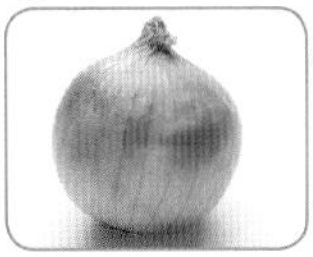

玉ねぎは気を巡らせるので、じゃがいもと相性がよい。合わせてスープに。

＋バジル

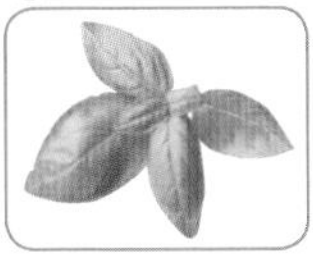

これも気を巡らせる食材。サラダ、ポタージュなどの香りづけに使うと◎。

＋豚肉

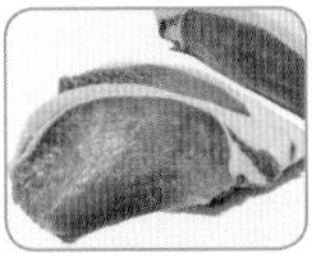

気を補うコンビ。疲れて体力が落ちたときに、グリル、肉じゃがなどにして。

【調理のコツ】

食物繊維は、皮をむいても1gほどしか減らないので、むいたいもでも豊富に摂ることができます。消化不良のときには、やわらかくゆでたり、蒸して食べましょう。油を使わない煮物、スープ、マッシュポテトなどがおすすめです。

五性	平	五味	甘
帰経	胃・大腸	旬	秋
タイプ	虚弱毒、栄養不足毒、むくみ毒		

この成分にも注目
●食物繊維／じゃがいもの食物繊維量は、日本食品標準成分表の2020年の改訂で大幅に増え、9.8g（皮つき100g当たり）でトップクラス。さつまいもの2倍以上含まれる。

やまいも

気、水を補って巡らせ、胃腸、肺の働きを整えて滋養強壮、老化症状の改善に有効

潤　気　胃腸

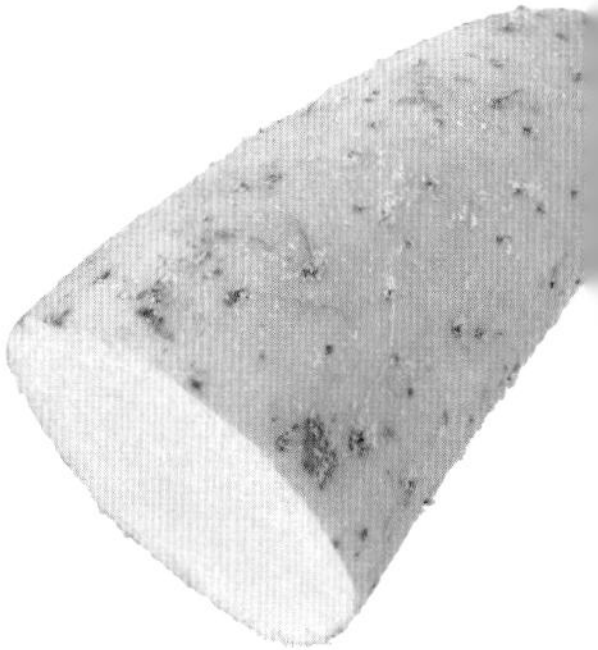

脾、肺、腎に働いてそれぞれの機能を高め、滋養強壮に役立ちます。山薬《さんやく》として漢方薬にも用いられています。気を補って胃腸を整え、消化吸収をよくします。また、肺を潤して全身の乾燥、慢性の咳などを改善。さらに、腎を補い老化症状を改善し、筋骨を強化するので足腰の衰えにも有効です。

五性 **平**　五味 **甘**

帰経 **脾・肺・腎**

旬 **秋〜春**

タイプ **虚弱毒、潤い不足毒**

【こんな症状に】

食欲不振、消化不良、慢性下痢
咳、口の渇き
老化症状、頻尿、足腰の衰え
疲労、息切れ
肌・喉の乾燥

【食べ合わせ】

＋まぐろ

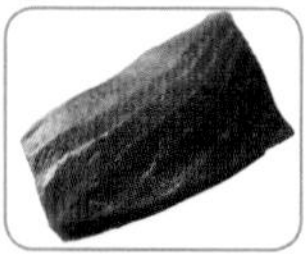

血を補うまぐろと食べると相乗効果を生む。元気をつけたいときに。

＋海苔

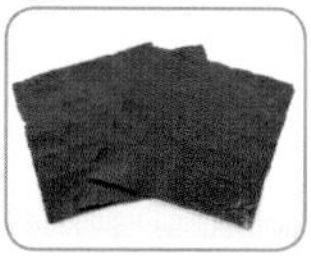

黒い食材は腎を補う。とろろにのせて食べれば、老化症状を改善する。

＋ほたて

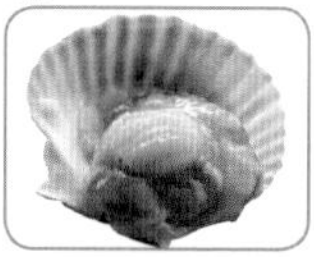

滋養によいのでやまいもと食べると潤い不足毒に適する。一緒にソテーなどにして。

【調理のコツ】

粘りの強い自然薯や大和いも、シャキシャキした長いもなど種類は豊富。どれを食べても性質や効能は同じです。やまいもはひげ根がありますが、皮ごと食べてOK。ひげ根はガス火で軽くあぶり、こすると取れます。

この成分にも注目

●消化酵素／でんぷんの分解酵素であるアミラーゼやジアスターゼが豊富に含まれるので、米などの消化を助ける。すりおろしたり、刻んで食べると効果的。

豆

豆は、老廃物の排出、水分の代謝に働く食材です。
胃腸の不調や便秘の改善に役立ちます。
穀物やいも類のように元気をつけ、
同時に体のバランスを調整して毒出しを助けます。
乾物の豆は手間と時間がかかりますが、
市販の水煮缶、蒸し豆を使えば手軽に食べられます。
ふだんの食事に、少しずつ豆を取り入れていきましょう。

Beans

熱と水を取って梅雨から夏に溜まる毒を排出。解毒に働いて腫れ物も改善

小豆

熱
水
解毒

梅雨から夏は、高温多湿による気の消耗で代謝が落ち、余分な熱と水が溜まりやすい時期。その熱、水を取って血行不良毒、むくみ毒の症状を改善します。熱は炎症や膿の原因にもなるので、膿のあるでき物に有効。また、熱によるイライラを鎮め、精神を安定させます。さらに、強い利尿作用によりむくみ、排尿異常を改善。

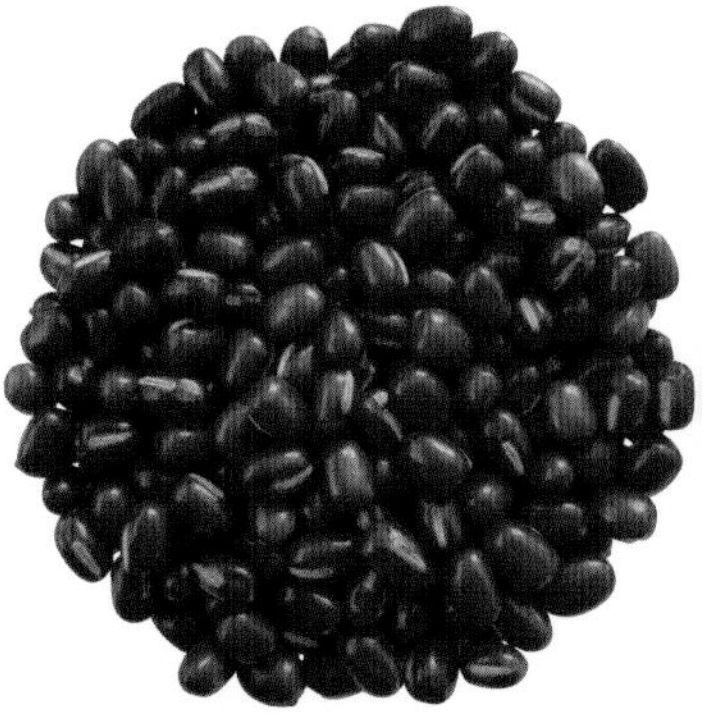

【こんな症状に】

ほてり、のぼせ、イライラ
重だるさ、むくみ、排尿異常
膿のあるでき物、吹き出物
糖尿病
便秘、下痢

【食べ合わせ】

＋大麦

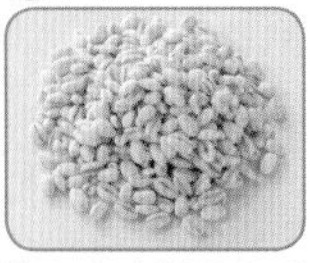

熱と水を取るので相乗効果を生むコンビに。大麦ごはんに蒸し小豆を混ぜて。

＋緑豆

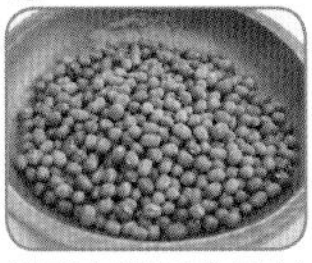

解毒と利尿作用があり、小豆の働きを高める。一緒にじっくり煮てお汁粉に。

＋かぼちゃ

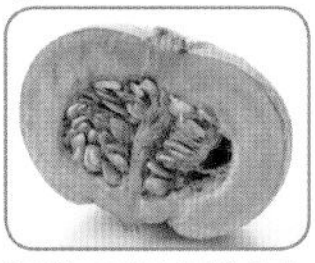

温性で気を補うかぼちゃ。小豆とスープにすると冷やしすぎずに解毒する。

五性	平
五味	酸・甘
帰経	心・小腸・脾
旬	通年
タイプ	血行不良毒、むくみ毒

【調理のコツ】

乾燥の豆を煮るのは時間がかかり、つきっきりになります。また、小豆は砂糖をかなり入れないとやわらかくなりにくいもの。最近は糖分控えめの蒸し豆やゆで小豆が市販されています。忙しいときはこんな食材を活用して。

この成分にも注目

- ●食物繊維／豊富に含まれ、腸の健康維持に役立つ。
- ●ポリフェノール／色が濃い皮に多く含まれ、高い抗酸化作用がある。

蒸し暑い季節の水を除き、胃の不調を改善して老廃物を排出する

いんげん豆

熱
水
胃腸

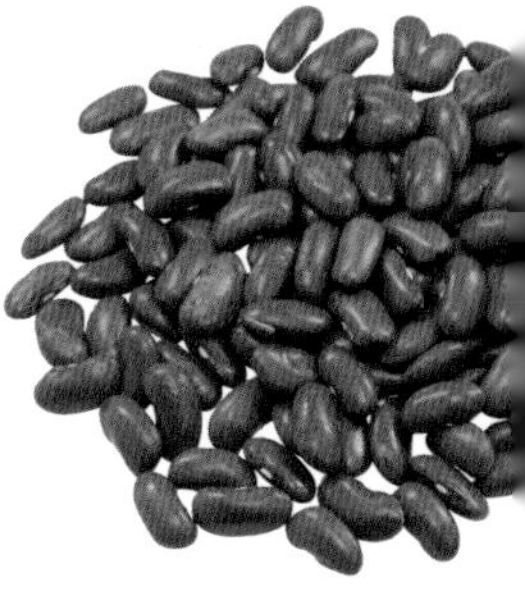

気温と湿度が高くなる梅雨から夏。この時期は体内に余分な水が溜まりやすくなり、体がだるくなったり、食欲不振になりがちです。余分な水は脾を弱めるので胃腸の不調が起こりやすいのです。いんげん豆は、その溜まった水を排出する働きがあります。これにより暑気あたりを改善し、胃腸の働きを正常にして老廃物を排出します。

【こんな症状に】

暑気あたり、夏バテ、めまい
無気力、重だるさ
むくみ、下痢
食欲不振、胃もたれ、膨満感

【食べ合わせ】

＋豚肉

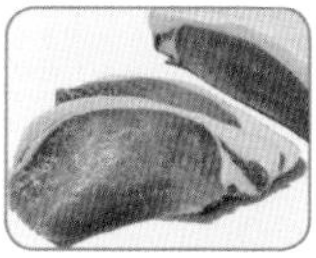

甘と鹹の性質をもち、いんげん豆と相性よし。トマトを加え、チリビーンズに。

＋玉ねぎ

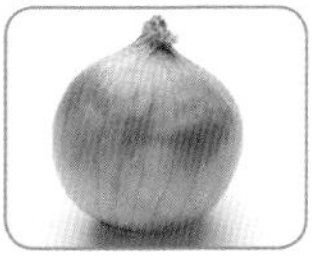

胃によい玉ねぎと合わせマリネに。血行をよくし、いんげん豆の働きをアップ。

＋オレガノ

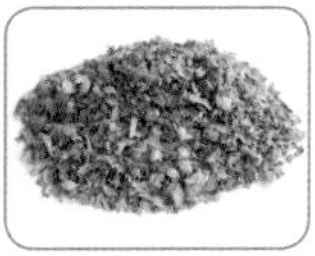

湿を取る働きがあり、いんげん豆と相乗効果を生む。チリビーンズの味つけに使うとおいしい。

五性	平	五味	甘
帰経	脾	旬	通年
タイプ	むくみ毒、潤い不足毒		

【調理のコツ】

日本では甘煮にしがちですが、海外ではキドニービーンズと呼び、塩味の料理にすることが多く、各国にレシピがあります。水煮缶を利用すれば気軽に作れるでしょう。肉やトマトと煮込んだり、マリネがおすすめ。

この成分にも注目

- 食物繊維／豊富に含まれ、腸の健康維持に役立つ。
- ポリフェノール／色が濃い皮に多く含まれ、高い抗酸化作用がある。

腎の機能を高め、
滋養強壮に働いて
老化症状の改善に役立つ

黒豆

潤　水　血

腎に働いて機能を高めるため、シミ、シワ、白髪などの老化症状を改善し、滋養強壮に働きます。血を巡らせて水分代謝もよくするので、血行不良毒の症状、むくみ毒の顔や足のむくみ改善にもよい食材です。また、潤いを補う働きもあり、潤い不足毒にも有効。さらに、脾にも働いて胃腸の不調も改善します。

【こんな症状に】

食欲不振、胃もたれ、膨満感
むくみ
疲労、老化症状
糖尿病

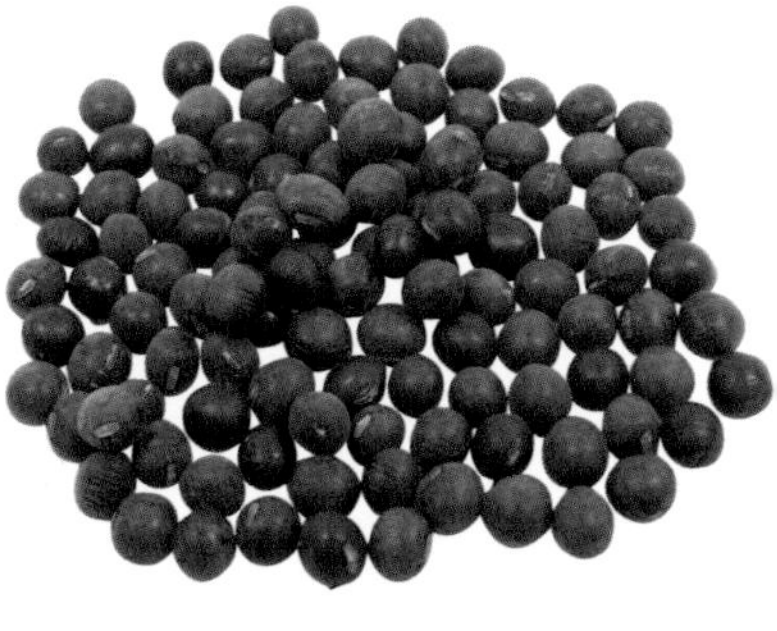

【食べ合わせ】

＋カレー粉

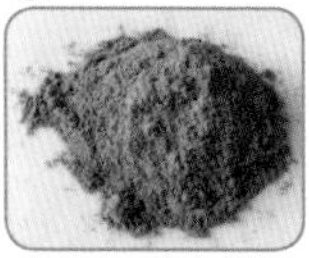

血行を促進し、黒豆と血行不良毒に働く。さば缶などを加え、黒豆カレーに。

＋おかゆ

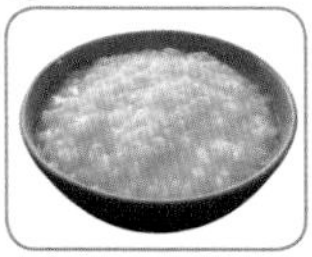

食欲不振があるときによいコンビ。市販の甘煮、蒸し黒豆を使って手軽に。

＋豚肉

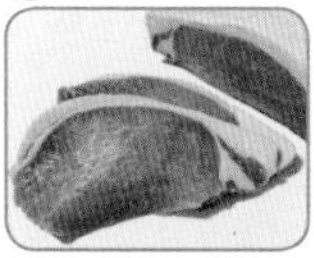

潤いを補うので黒豆とはよいコンビ。豚角煮に蒸し黒豆をプラスして。

五性	**平**	五味	**甘**
帰経	**脾・腎**	旬	**通年**
タイプ	**血行不良毒、むくみ毒、潤い不足毒、栄養不足毒**		

【調理のコツ】

有効成分を手軽に摂れる黒豆茶。洗った黒豆を30分ほどから炒りし、皮がはじけたら水を加えて20分ほど煮出します。豆はやわらかくなるので炊き込みごはんにして食べましょう。炒り黒豆はまとめて作ると便利。

この成分にも注目

●アントシアニン／黒豆の色素成分。脂肪の蓄積を抑え、コレステロールの排出を促す作用がある。血中コレステロール、中性脂肪の低減も期待されている。

弱った胃腸を正常にして
消化不良、げっぷを改善し、
水分代謝と老化症状に有効

ささげ

潤 水 胃腸

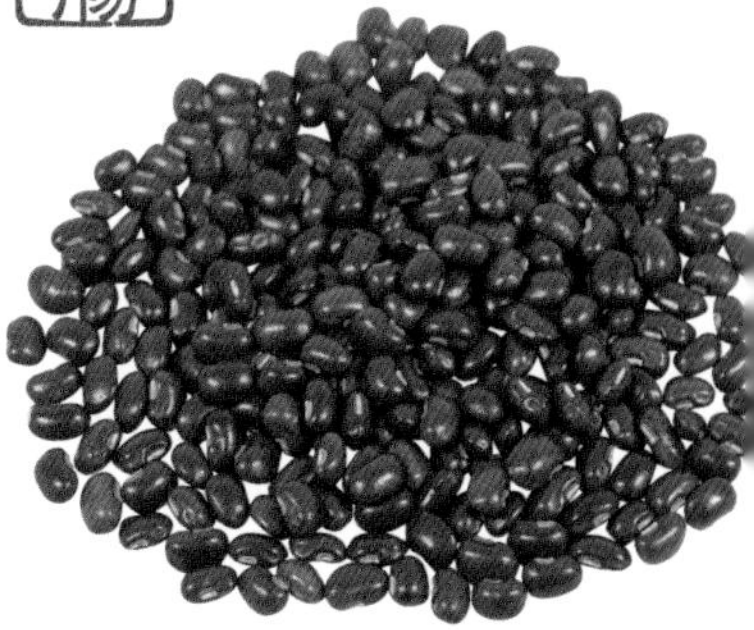

小豆の仲間で赤飯に使う豆。脾に働いて胃腸の機能回復を助け、消化不良、げっぷ、膨満感などを改善し、胃をやさしく整えてくれる食材です。虚弱毒、栄養不足毒で、体力が落ちているときに食べるとよいでしょう。
また、腎の働きも助けるため、滞った水分代謝をよくして老廃物を排出し、老化症状の改善にも役立ちます。

五性	平
五味	甘
帰経	脾・腎
旬	通年
タイプ	虚弱毒、栄養不足毒、潤い不足毒

【こんな症状に】

食欲不振、消化不良、膨満感
げっぷ
老化症状
おりもの
糖尿病

【食べ合わせ】

＋もち米

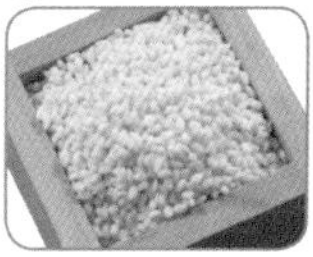

気を補うもち米とささげの赤飯コンビは、胃を整えて栄養を補う。

＋黒糖

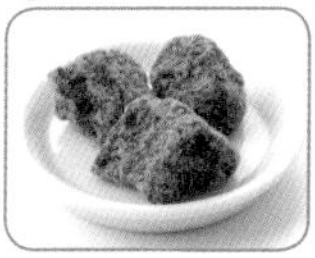

温める効果があり、胃の不調に◎。ささげの甘煮に使うと効果が高まる。

＋カレー粉

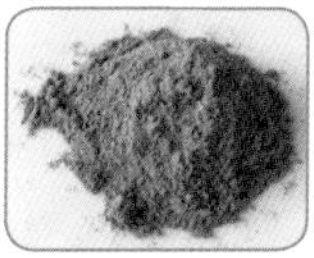

食欲不振によいカレー粉。ささげと豚ひき肉のキーマカレーにして。

【調理のコツ】

お赤飯に小豆ではなくささげを使うのは、豆が割れにくく色濃く仕上がるからです。赤飯をきれいな濃い色にしたいときは、ささげの煮汁をボウルからボウルに移し替えたり、泡立て器で混ぜ、なるべく空気にさらすと◎。

この成分にも注目

- ●鉄／小豆よりも多く含まれ、貧血予防によい。
- ●葉酸／血液を作るときに必要ビタミンで、胎児の正常な発育を助ける。

胃腸を元気にして疲労回復。
水分代謝を改善して
むくみ、便秘にも有効

大豆

気
水
胃腸

気を補って胃腸の働きを高め、疲労回復に役立ちます。虚弱毒、栄養不足毒の症状を改善し、元気をつけてくれる食材です。また、溜まった水の巡りをよくし、むくみに有効。胃腸が弱っているときに起こるむくみやお腹のはりの解消にも役立ちます。いぼなどの腫れ物や、便秘の改善にもおすすめです。

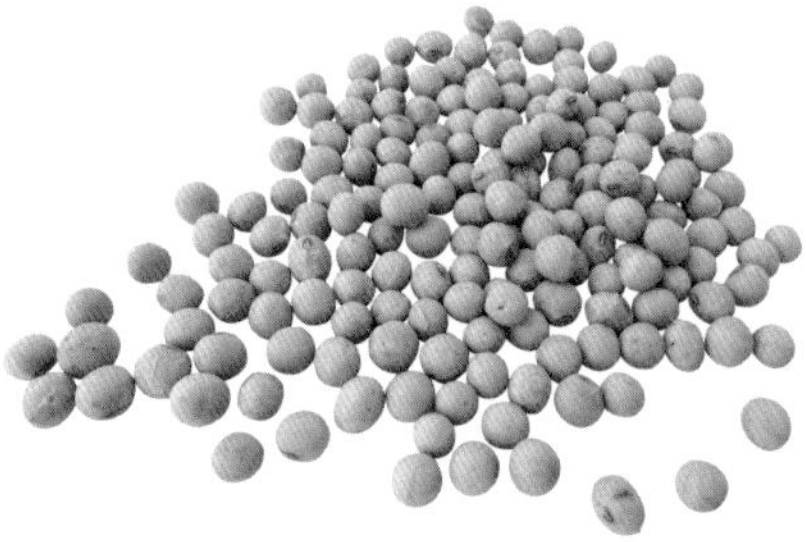

五性 平　五味 甘

帰経 脾・胃・大腸

旬 通年

タイプ 虚弱毒、栄養不足毒、むくみ毒

【こんな症状に】

食欲不振、消化不良、膨満感
いぼ、腫れ物
疲労、無気力、体力低下
便秘
むくみ、排尿異常

【食べ合わせ】

＋昆布

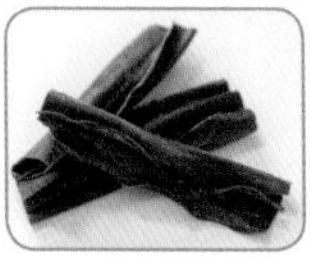

どちらも水分代謝を改善。むくみ、尿量減少によいコンビ。昆布豆にして。

＋ごま油

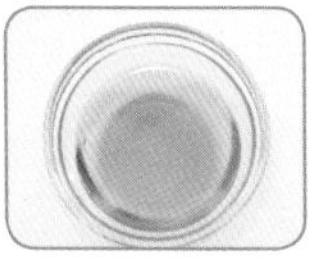

腸を潤すので、大豆と食べると便秘改善に◎。ゆで豆にかけると美味。

＋鶏肉

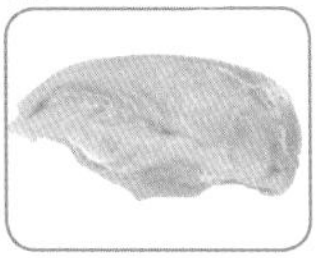

気を補うコンビ。疲れたり、体力がないときに。にんにくを加えて炒め物に。

【調理のコツ】

乾燥豆をゆでたときは、ゆで汁にうまみが溶け出すので捨てないで活用しましょう。大豆のうまみはグルタミン酸で、かつお節、昆布、肉などのうまみと重なって相乗効果を生み、みそ汁、スープ、煮物のおいしさが倍増。

この成分にも注目

●イソフラボン／ポリフェノールの一種。女性ホルモンのエストロゲンに似た働きをすると同時に抗エストロゲン作用もあり、乳がんや骨粗しょう症などの予防を助ける。

豆乳

水を補って全身を潤し、胃腸の不調を改善。慢性疲労を立て直す

潤　水　血　胃腸

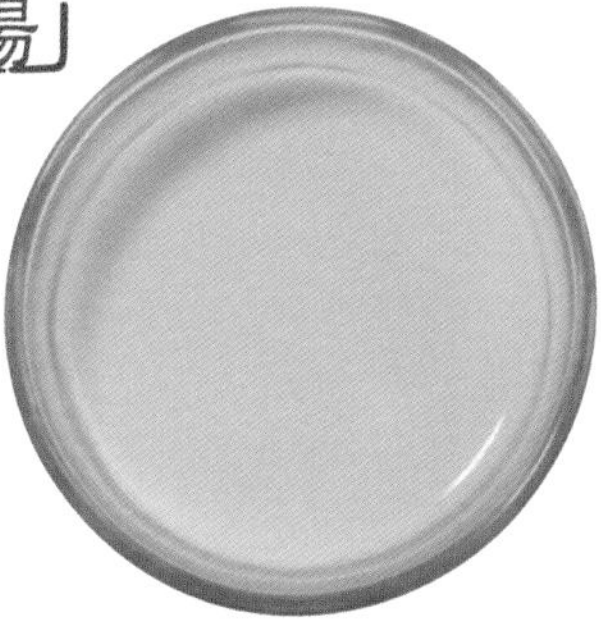

豆腐（↓P102）の原料ですが、性質は違います。脾を補って胃腸の機能を高め、慢性疲労や根深い虚弱を改善します。また、不足する水を補う働きがあり、体に潤いを与えます。肺にこもった熱を取る働きもあるので咳、口の渇き、痰、気管支の不調なども改善。虚弱毒、栄養不足毒、潤い不足毒に適した食材です。

五性 平　**五味** 甘

帰経 脾・肺・大腸

旬 通年

タイプ 虚弱毒、栄養不足毒、潤い不足毒

【こんな症状に】

食欲不振、消化不良、膨満感
疲労、無気力、体力低下
乾燥、口の渇き
空咳、痰、気管支の不調
むくみ、排尿異常

【食べ合わせ】

＋レモン

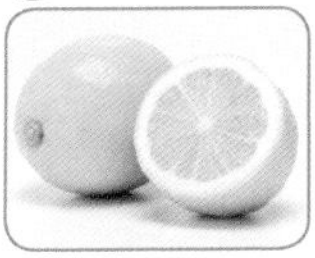

温めた豆乳にレモン汁を加え、カッテージチーズに。酸と甘で潤す働きアップ。

＋みそ

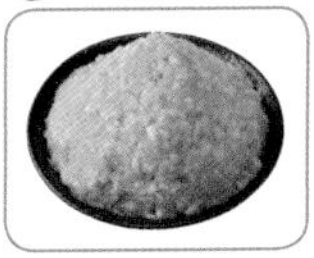

補った潤いを巡らせるので、疲労によいコンビ。味の相性もよく、鍋、みそ汁にするとおいしい。

＋豚肉

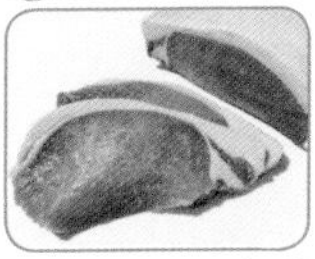

どちらも潤す食材で、潤い不足毒の改善に◎。スープ、煮物がおすすめ。

【調理のコツ】

大豆と水だけで作った無調製豆乳、砂糖、塩などで味を調製した調製豆乳、フルーツなどのフレーバーつきの豆乳飲料があります。料理には無調製がよいでしょう。加熱調理するときは、ふきこぼれに注意して。

この成分にも注目

●レシチン／コレステロールが増えすぎるのを抑制し、細胞膜を強化する。動脈硬化や高血圧を予防し、肝臓の機能を高める働きもある。

体を潤して余分な熱を取り、熱や乾燥が原因の不調を改善。胃腸の調子も整える

豆腐

潤　気　熱

大豆、豆乳は平性ですが、にがりを加える豆腐は涼性で、体内の余分な熱を取る働きがあります。また、潤いを与える働きもあり、乾燥による不調や便秘を改善します。潤い不足毒の症状があるときにおすすめです。さらに、気を補い、胃腸の調子を整えるので、虚弱毒にもよい食材です。冷えがあるときは温めて食べましょう。

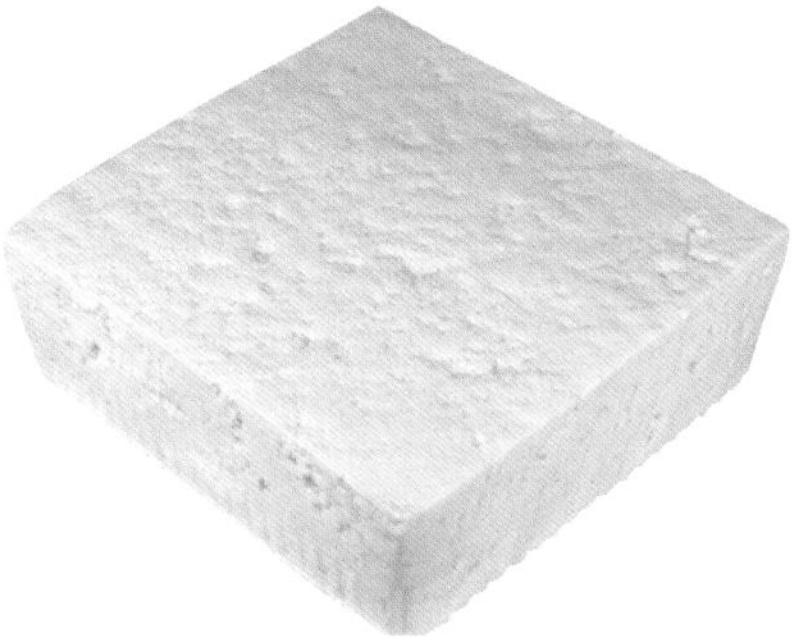

五性 涼　**五味** 甘

帰経 脾・胃・大腸

旬 通年

タイプ 虚弱毒、潤い不足毒、

【こんな症状に】

食欲不振、消化不良
ほてり、のぼせ、目の充血
空咳、口の渇き、肌の乾燥
便秘

【食べ合わせ】

＋ごま油

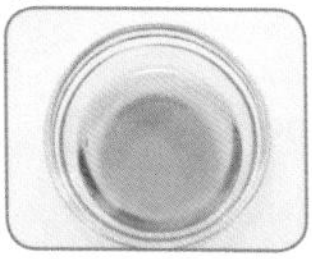

腸を潤すので豆腐と便秘改善コンビ。冷や奴に塩、ごま油をかけるのが◎。

＋しょうが

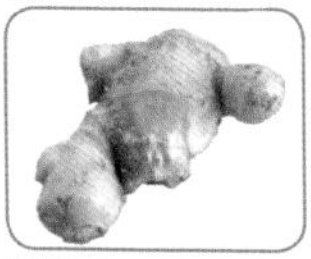

温性なので豆腐の冷やす効果をおだやかにする。冷えを感じるときの冷や奴にのせて。

＋牛肉

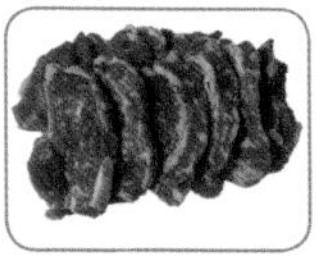

血を補う牛肉と合わせると相乗効果を生む。野菜も一緒に煮物にして。

【調理のコツ】

揚げ出し豆腐、白あえなどは水きりして水分を抜きますが、冷や奴のときもおすすめです。キッチンペーパーで二重に包んでまな板にのせ、しばらく放置。味わいが濃くなり、口当たりはなめらかな感じに変わります。

この成分にも注目

●カルシウム／骨や歯の健康を保ち、イライラした気分を鎮める。木綿豆腐は水分が少ないので、絹ごしや充てん豆腐より豊富。

気を補って体を温め、胃腸の不調と血行不良を改善する

納豆

気　血　胃腸　解毒

大豆は平性、豆腐は涼性ですが、発酵させた納豆は温性。体を温めて冷えを取ります。気を補って脾に働くので、胃腸の働きをよくし、疲労回復、体力向上に役立ちます。気の巡りもよくするため、やる気がないときにもおすすめ。また、血行をよくする働きもあり、シミ、目の下のクマ、肩こりなど血行不良毒の症状の改善を助けます。

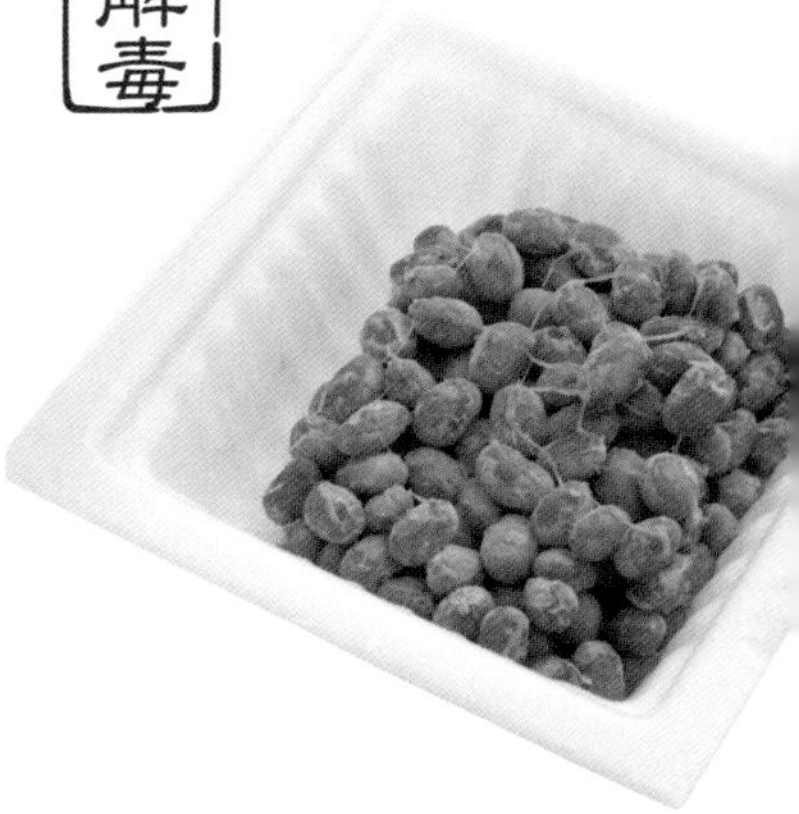

五性 温　**五味** 甘

帰経 脾・肺　**旬** 通年

タイプ 虚弱毒、栄養不足毒、潤い不足毒、血行不良毒

【こんな症状に】

消化不良、食欲不振
血行不良、冷え性、肩こり、血栓
シミ、目の下のクマ
便秘
疲労

【食べ合わせ】

＋にら

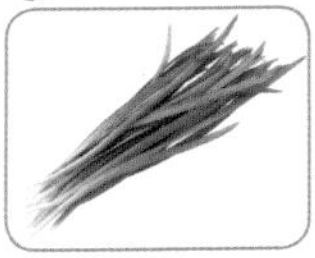

にら、納豆は血行促進コンビ。刻んでそのままか、軽く加熱して混ぜて。

＋みそ

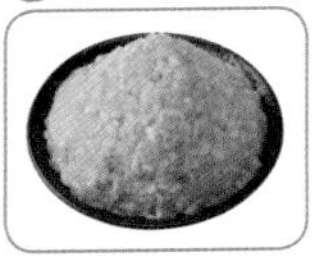

みそも血行促進に◎。納豆汁にして刻んだみょうがなどを加えて。

＋ねぎ

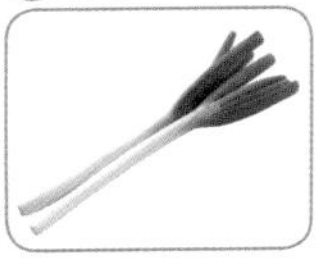

ねぎも脾によい食材。薬味にねぎを混ぜると相乗効果を生む。あさつきでもOK。

【調理のコツ】

納豆はオムレツなどの料理にアレンジしてもおいしいですが、加熱するとナットウキナーゼの働きは減ります。また、加熱するとネバネバが減りますが、これは消えたのではなく料理に溶け出したせいです。

この成分にも注目

- ナットウキナーゼ／粘りに含まれる酵素。血栓、高血圧を予防する作用がある。
- ビタミンK ／カルシウムを骨に吸着させたり、止血に必要な成分で豊富に含まれる。

ひよこ豆

胃の働きをよくして気を補い、生活習慣病を予防。陽を補って冷えを改善

潤
気
胃腸

ホクホクした食感の豆で、別名ガルバンゾー。脾の機能を整える働きがあり、胃の不調を改善します。これにより気を補って虚弱毒や栄養不足毒による不調の改善に役立ち、下痢、便秘、膨満感にもよい食材です。また、水分の代謝も整えるので、排尿異常の改善にも有効。さらに、陽を増やして冷えを改善します。

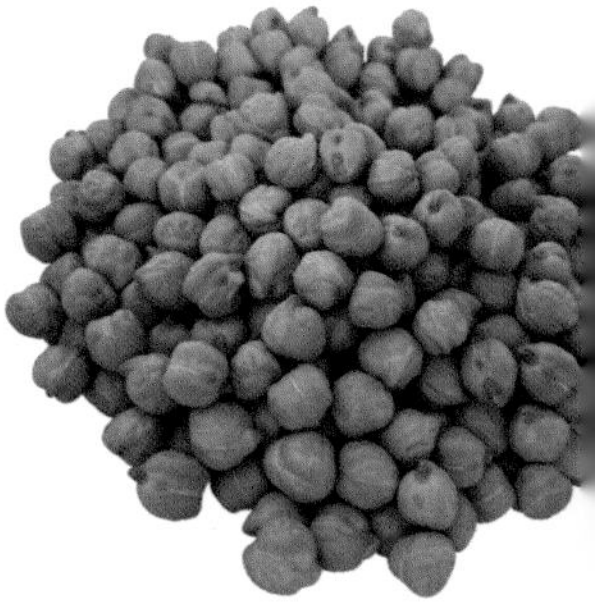

【こんな症状に】

食欲不振、消化不良
下痢、便秘、膨満感
排尿異常
肥満、糖尿病、生活習慣病
冷え

【食べ合わせ】

＋にんにく

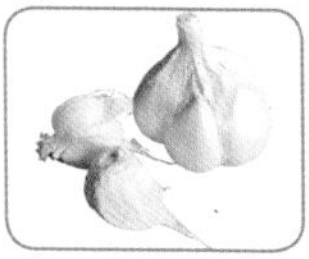

胃を温めるのでひよこ豆の働きを助ける。にんじんも加えてマリネにして。

＋さば

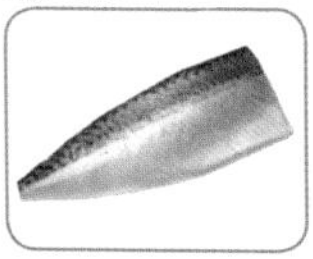

血を補って巡らせるさば。コンビにすると血行促進に◎。さば缶とサラダに。

＋玉ねぎ

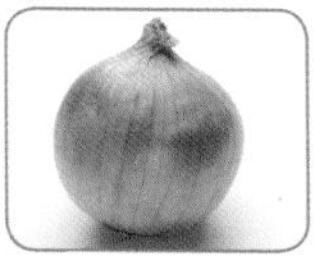

血を巡らせて胃を助けるので、ひよこ豆と食べると相乗効果が期待できる。

五性	**平**	五味	**甘**
帰経	**脾・大腸**	旬	**通年**
タイプ	**虚弱毒、栄養不足毒、潤い不足毒**		

【調理のコツ】

乾燥豆をゆでるのはたいへん。手軽に食べるには市販の水煮缶、蒸し豆を活用しましょう。また、時間があるときにまとめてゆで、小分け冷凍するのもおすすめ。密閉袋に入れるときゆで汁も入れると味をキープ。

この成分にも注目

- 食物繊維／腸の健康維持に大切な栄養素で、とても豊富に含まれている。
- 葉酸／血液を作るときに必要ビタミンで、胎児の正常な発育も助ける。

緑豆

余分な熱を取って水を巡らせ、ほてり、むくみを改善。解毒作用で吹き出物にも有効

熱 水 解毒

体に溜まった熱を取る働きがあり、暑気あたり、ほてり、のぼせ、目の充血などを改善します。熱によるイライラ、怒りっぽさも鎮めます。また、解毒効果があるため吹き出物、腫れ物、食中毒などにも有効です。さらに利尿、酒の毒の排出にも働くのでむくみ、二日酔いの改善にも有効です。暑さに弱いむくみ毒におすすめ。

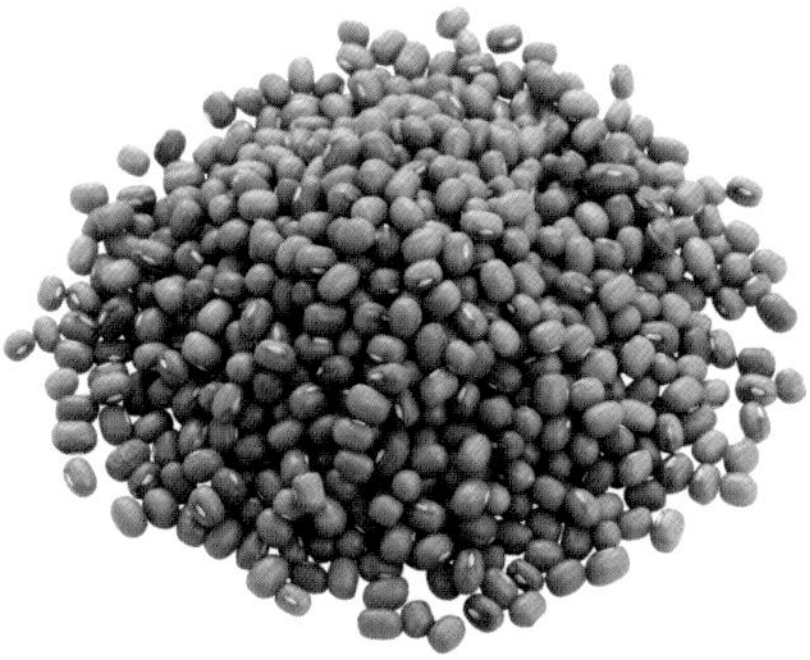

【こんな症状に】

むくみ、二日酔い
暑気あたり、ほてり、のぼせ
イライラ、怒りっぽい
発熱、口内炎、目の充血
吹き出物、腫れ物、食中毒

【食べ合わせ】

＋パイナップル

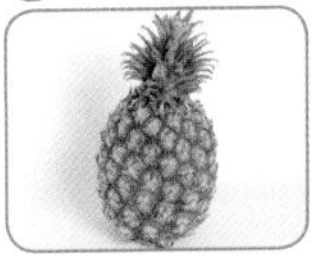

熱を冷ますので相乗効果を生む。冷えがあるときは組み合わせないこと。

＋キムチ

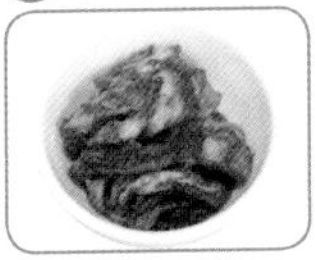

緑豆の冷やす効果をおだやかに。韓国では一緒にチヂミにして食べる。

＋すいか

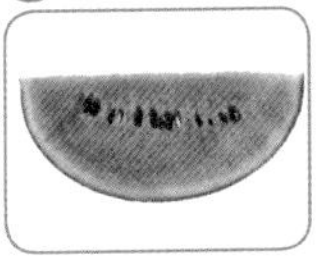

暑気あたりの改善コンビ。緑豆お汁粉にトッピングしてアジアスイーツに。

五性	涼	五味	甘
帰経	心・胃・膀胱		
旬	通年		
タイプ	むくみ毒		

【調理のコツ】

ひと晩浸水させて水と砂糖を加え、やわらかくなるまで煮ればお汁粉のできあがり。冷やして夏の常備スイーツに。タピオカ、白玉、フルーツ、暑気あたり改善によいココナッツなどを加えてもおいしいです。

この成分にも注目

●鉄／血液の赤血球の成分で、酸素の運搬や貯蔵に働く。緑豆の鉄は植物性なのでビタミンCと摂ると効率アップ。

レンズ豆

体に溜まった水を取り、むくみ、炎症、長引く胃腸の不調を改善

水

解毒

胃腸の不調が長引く原因は、溜まった水が脾に負担をかけているのかもしれません。レンズ豆はひら豆といい、水を取り去る働きで脾を整え、胃腸の不調を改善する食材です。むくみ毒で胃腸が気になるときに食べるとよいでしょう。また、炎症を改善する働きもあり、腫れ物の改善にも有効。豆のなかでは煮る時間が短く、手軽なのも魅力。

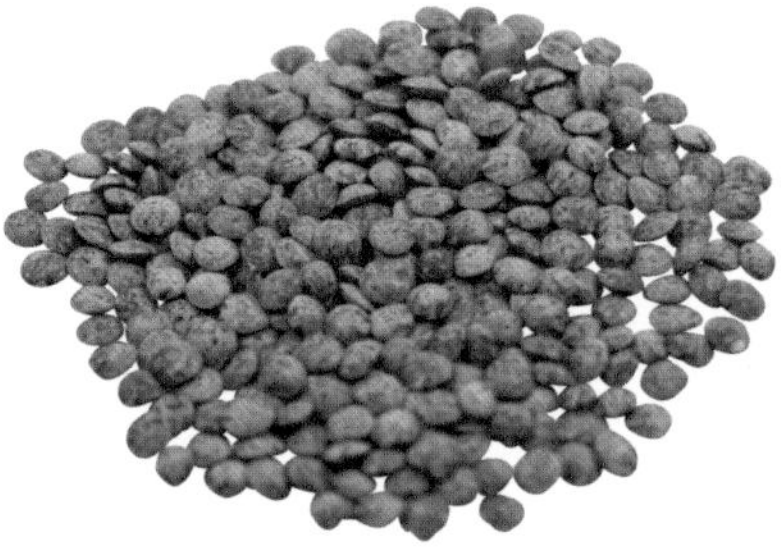

【こんな症状に】

むくみ、二日酔い
排尿異常
食欲不振、下痢、膨満感
炎症、腫れ物
肥満

【食べ合わせ】

＋マッシュルーム

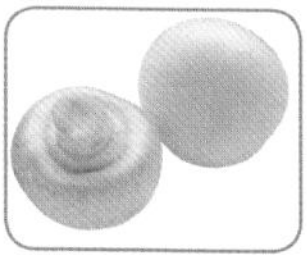

胃腸を整えるので、レンズ豆と食べると相乗効果を生む。スープがおすすめ。

＋牛肉

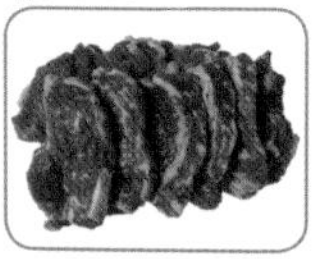

気血を補って脾胃を健やかにし、レンズ豆の働きを助ける。煮込みにすると◎。

＋きゅうり

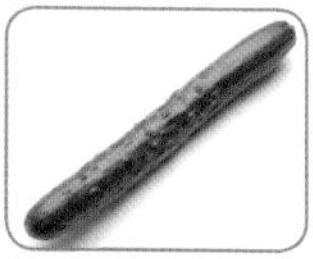

熱があるむくみによいコンビ。ゆでたレンズ豆と合わせ、サラダやマリネに。

五性	平	五味	甘
帰経	脾	旬	通年
タイプ	むくみ毒		

【調理のコツ】

種類がありますが、どれも浸水が必要ありません。茶色と緑の豆は15分ほど煮ればやわらかくなり、煮くずれしにくいです。オレンジの豆はすぐにやわらかくなり、煮くずれてスープにとろみをつけてくれます。

この成分にも注目

●鉄／血液の赤血球の成分で、酸素の運搬や貯蔵に働く。レンズ豆の鉄は植物性なのでビタミンCと摂ると効率アップ。

果物

Fruits

果物は、余分な熱を冷まし、体の乾燥を改善し、毒出しに効果を発揮。

ほかの食材と違って、生食することが多いので、食材の成分をそのまま摂れるのが利点です。

冷やす効果をおだやかにしたいときは、ジャム、コンポート、加熱料理で食べるとよいでしょう。

旬の果物が出回ったら、すぐに飛びつかず、自分の体質や不調に合っているかよく考えて選びましょう。

いちご

胃を整えて消化不良を改善。熱を冷まして喉を潤し、不眠や頭痛にも有効

潤　熱　水　胃腸

いちごの旬である春は、生活変化によるストレスを感じやすい時期ですが、肝に上がった余分な熱を取る働きにより、ストレスによる不眠、頭痛、目の充血などを改善します。また、脾に働きかけて消化不良など胃腸の不調も改善。さらに、甘と酸の性質により潤いを補い、水の巡りをよくするため、喉を潤し、空咳や喉の痛みを緩和します。

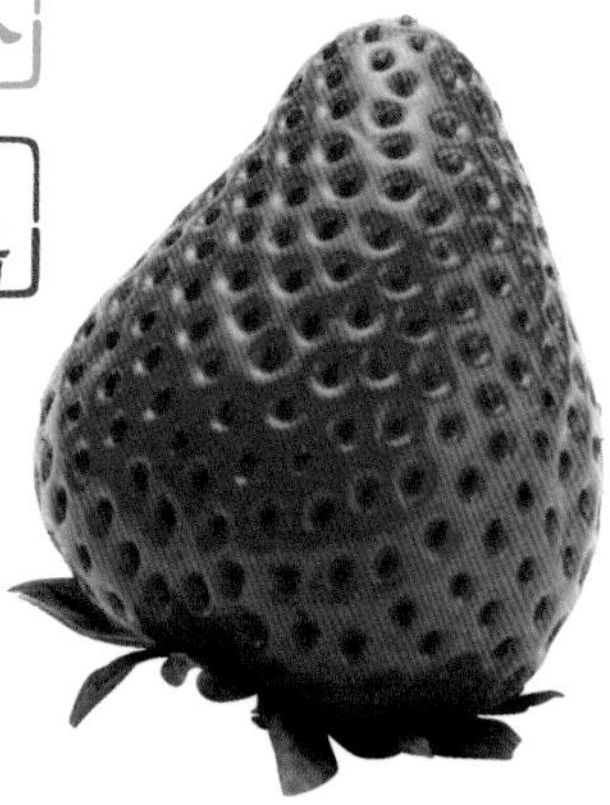

【こんな症状に】

消化不良、食欲不振、膨満感、下痢
ほてり、のぼせ、暑気あたり
イライラ、不眠、頭痛、目の充血
喉の痛み、空咳
肌荒れ、シミ

【食べ合わせ】

＋ヨーグルト

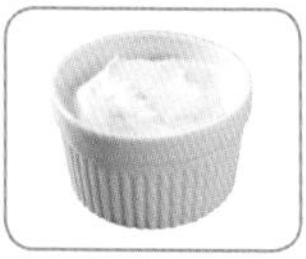

水を補って潤すので、いちごと食べると相乗効果を生む。ほてり、乾燥に◎。

＋かぶ

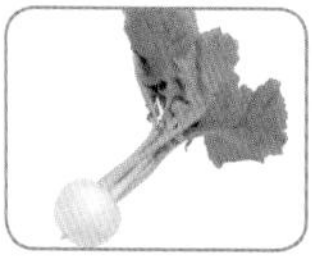

消化不良を改善するコンビ。どちらも薄切りし、カルパッチョ風のサラダに。

＋はちみつ

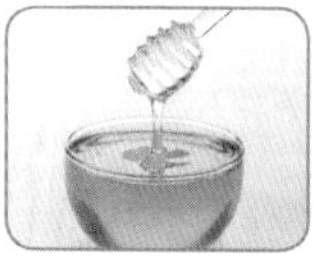

はちみつも体を潤し、乾燥を改善。いちごにかけて食べると効果がアップ。

五性	涼	五味	**酸・甘**
帰経	**肝・胃・肺**	旬	**春**
タイプ	**虚弱毒、むくみ毒、ストレス毒**		

【調理のコツ】

乱暴に洗うと味が落ちます。ボウルにたっぷり水をはり、いちごをそっと入れて手でかき回して洗い、すくい上げます。ヘタを取って洗うと水が入って味が抜けるので、ヘタつきのままが正解。水に入れる時間は最短で。

この成分にも注目

- ビタミンC／肌や粘膜の健康を保ち、ストレス改善や疲労回復、エイジングケアにも役立つ。
- アントシアニン／赤い色素成分で、眼精疲労や視力回復に有効。

肺を潤して炎症を鎮め、咳、喉の痛みと腫れを改善。便秘改善にもよい食材

いちじく

潤　熱　胃腸

体を潤す働きが強く、余分な熱を取る性質もあるため、喉の不調と咳、便秘を改善します。また、胃の働きを正常にするので、消化不良、胃腸炎などを改善し、食欲を増進させます。炎症を鎮める働きにより、吹き出物にも有効。便を潤して便通をよくするので痔の特効薬ともいわれています。

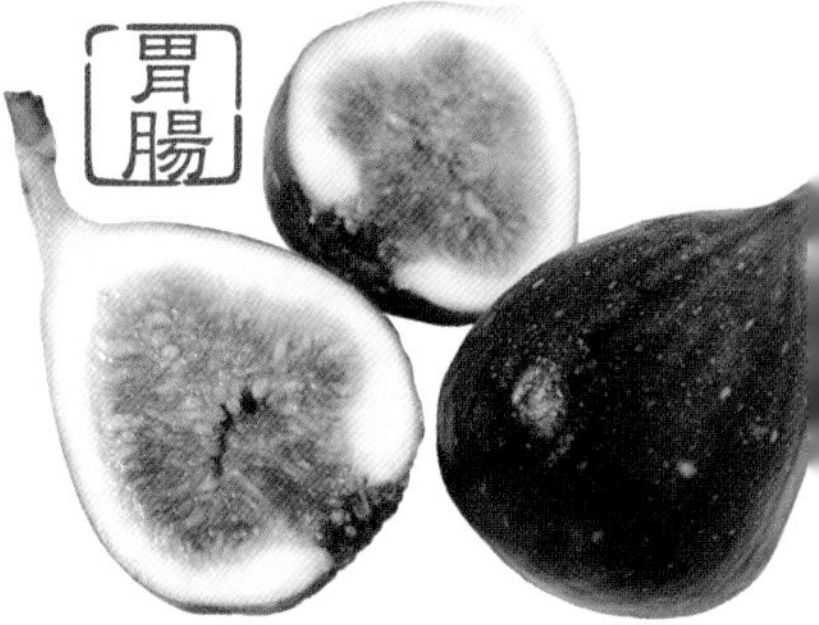

五性　平　五味　甘

帰経　脾・肺・胃・大腸

旬　秋

タイプ　虚弱毒、栄養不足毒

【こんな症状に】

消化不良、胃腸炎
便秘、下痢
喉の痛み・腫れ、空咳、声枯れ
吹き出物、痔

【食べ合わせ】

＋アーモンド

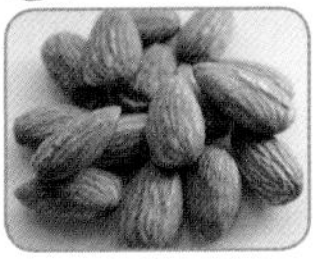

どちらも肺を潤すコンビ。アーモンドプードルの生地で、いちじくタルトに。

＋牛乳

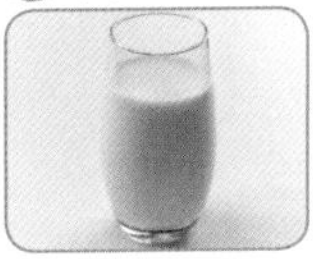

腸を潤すので一緒に食べると便秘改善に◎。頑固な便秘にも有効な組み合わせ。

＋牛肉

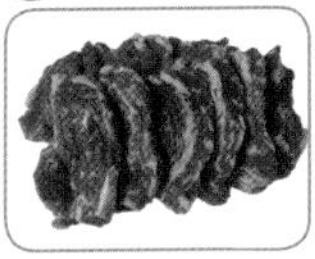

食欲増進コンビ。干しいちじくと牛肉をワインでじっくり煮込むとおいしい。

【調理のコツ】

一物全体食の考えでは、いちじくの皮はむかずに食べるのがおすすめ。ただし、肌の弱い人は荒れることもあるので注意。よく洗って丸ごと食べましょう。コンポートにするときも、皮のままで煮ると煮くずれしません。

この成分にも注目

●ペクチン／水溶性食物繊維の一種で、熟した果物に豊富な成分。水溶性食物繊維には、便をやわらかくしてスムーズに排便させる働きがある。

梅

水を生み出して渇きを潤し、悪化した水分代謝を改善する。疲労回復にも有効

潤　気　熱　水

水を生み出して体を潤し、暑い時期の渇きをいやします。潤いを補うことで口の渇き、咳、多汗、下痢の改善に働きます。また、肝に働いて気の巡りをよくし、食欲を増進して疲労回復にも有効。さらに、殺菌作用があるので食中毒予防にも。漢方では、梅は烏梅《うばい》という生薬で、口の渇き、吐き気、回虫の駆除に用いられます。

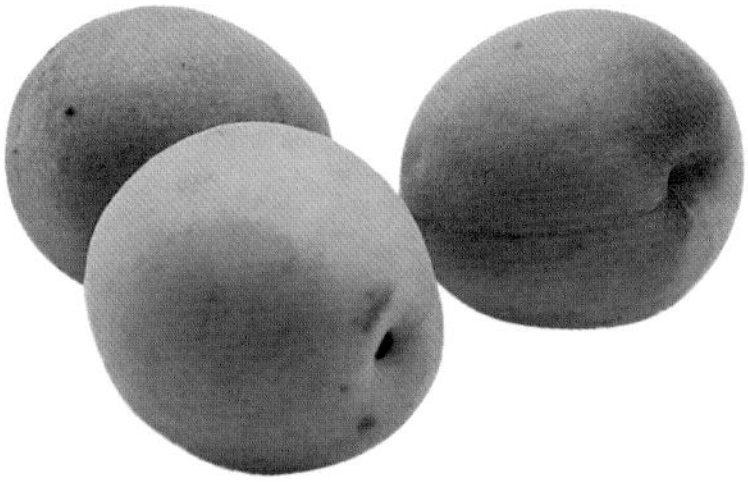

【こんな症状に】

口の渇き、咳
多汗
疲労、夏バテ
食欲不振、腹痛、下痢
食中毒

【食べ合わせ】

＋レモン

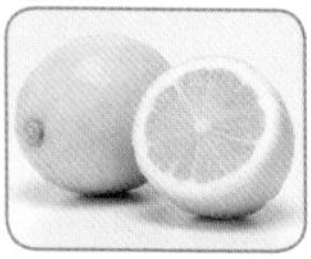

どちらも多汗を改善するので相乗効果を生む。梅酒にレモンを浮かべて。

＋氷砂糖

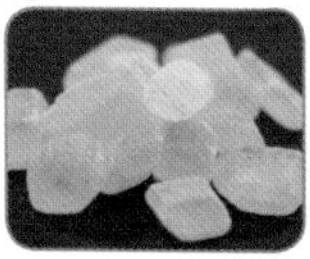

梅酒、シロップに欠かせない氷砂糖。これも水を補う性質で梅と相性よし。

＋ひじき

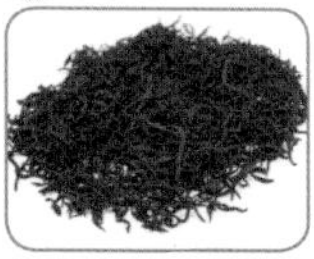

熱を取るので梅と食べると夏バテに◎。ひじき煮を梅干しで味つけして。

五性　**平**　　五味　**酸**

帰経　**肝・脾・肺・大腸**

旬　**梅雨**

タイプ　**血行不良毒、むくみ毒、潤い不足毒、虚弱毒**

【調理のコツ】

青梅には中毒を起こす成分が含まれ、生食はNG。完熟梅は生食できますが、酸が多いので胃に負担がかかる場合もあり要注意。梅シロップ、梅干し、梅酒にして利用しましょう。梅干し作りの副産物、梅酢も料理に重宝。

この成分にも注目

●クエン酸／酸味の成分。運動後に体内でできる疲労物質（乳酸）を抑制する作用があり、疲労を軽減する。これが梅を食べると疲れがやわらぐ仕組み。

かき

余分な熱を取り、体を潤して乾燥を改善。二日酔い予防にも有効

潤　熱　水

水を生み出して体を潤します。とくに肺を潤すことで喉や口の渇き、咳、痰、便秘を改善します。旬の秋は、乾燥に注意が必要な季節。漢方では、乾燥は秋の病邪で肺に負担を与え、風邪、便秘になりやすくなると考えます。かきは秋にぴったりの食材。また、酒の毒を取り除く働きもあり、悪酔いや二日酔いの予防にも役立ちます。

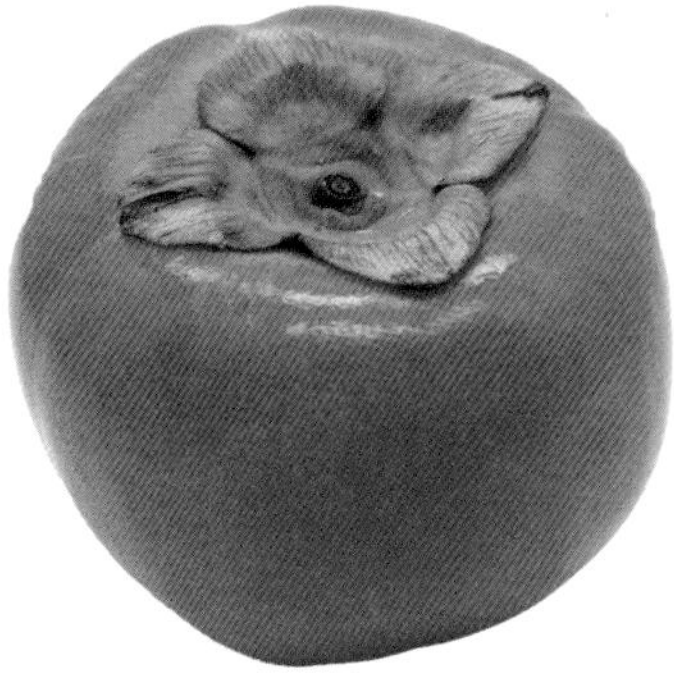

【こんな症状に】

喉・口の渇き、空咳、痰
肌・髪のパサつき
ほてり、のぼせ
便秘、しぶり腹
二日酔い

【食べ合わせ】

＋オリーブ

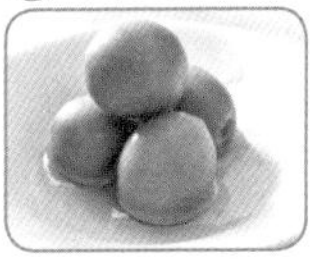

酒の毒を取り除くコンビ。甘いかき、塩味のオリーブを盛り合わせてワインに。

＋春菊

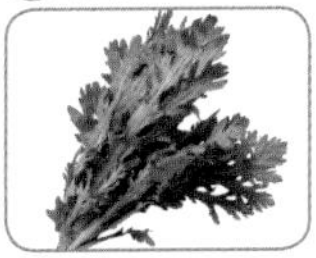

どちらも肺を潤すので相乗効果を生む。生春菊と合わせ、サラダにすると◎。

＋ヨーグルト

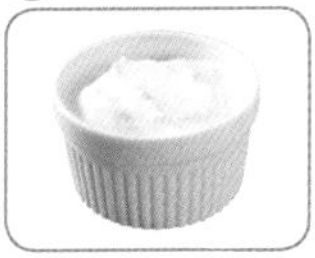

腸を潤すヨーグルトとかきは、秋の乾燥による便秘改善によい組み合わせ。

五性　**寒**　　五味　**甘**

帰経　**心・肺・大腸**　　旬　**秋**

タイプ　**血行不良毒、むくみ毒、潤い不足毒、虚弱毒**

【調理のコツ】

酒の毒を取り除く働きがあるので、酒肴にかきを取り入れましょう。生ハムで巻く、クリームチーズで白あえ風などはワイン、ウイスキーに、さっと焼いてしょうゆをふる、塩昆布であえるなどは日本酒に合うのでお試しを。

この成分にも注目

●βクリプトキサンチン／オレンジ色の色素成分。高い抗酸化作用があり、生活習慣病、骨粗しょう症の予防、抑制効果がある。

きんかん

気の巡りをよくして ストレス、不眠、胃もたれを改善。喉の痛み、咳にも有効

気

血

肝の気が滞ると、気分の落ち込み、イライラ、胃もたれ、生理不順など、さまざまな不調が起こります。きんかんは、気の滞りを巡らせて肝をのびのびさせ、ストレス毒による不調を改善します。気が巡ると血の巡りもよくなるので血行不良毒にもおすすめです。さらに、肺にも働くので、喉の痛み、咳、痰も改善します。

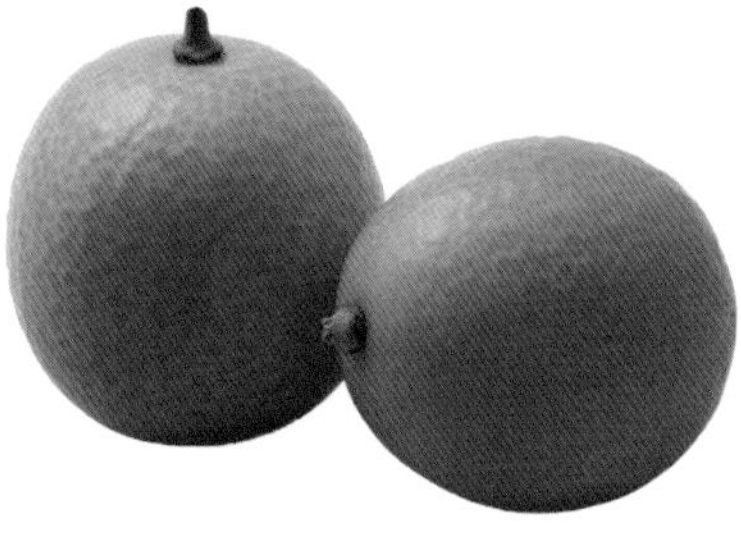

【こんな症状に】

気分の落ち込み、ため息
不眠、ストレス
消化不良、胃もたれ、膨満感
喉の痛み、咳、痰
生理不順

【食べ合わせ】

＋はちみつ

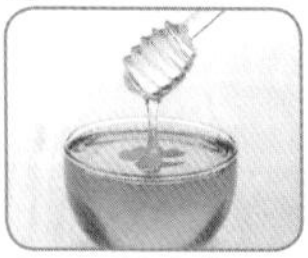

喉の不調改善によいコンビ。輪切りのきんかんと混ぜ、ひと晩漬ければ完成。

＋おかゆ

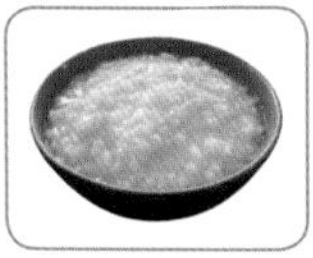

胃腸を労わる組み合わせ。炊くときに丸ごと入れてOK。鶏ささみを加えても。

＋じゃがいも

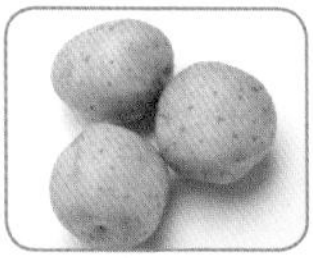

一緒に食べると胃腸の不調を改善。あっさりと油少なめのポテトサラダにして。

【調理のコツ】

きんかんは丸ごと甘煮にすることが多いですが、切り込みを入れて種を取るのが手間。そこで、半分に切るか、厚めの輪切りにすれば種取りがラクで簡単に作れます。甘煮だけでなく、マーマレード、砂糖漬けもおすすめ。

五性 **温**　五味 **酸・甘・辛**

帰経 **肝・脾・肺**　旬 **冬**

タイプ **血行不良毒、ストレス毒**

この成分にも注目

- ビタミンC／皮に豊富に含まれ、風邪予防に役立つ。
- ヘスペリジン／同じく皮に豊富で毛細血管の強化、抗アレルギーなどに働くとされる。

よい香りで気を巡らせて
胃腸の不快感を改善。
イライラ、二日酔いにも有効

グレープフルーツ

気　胃腸　解毒

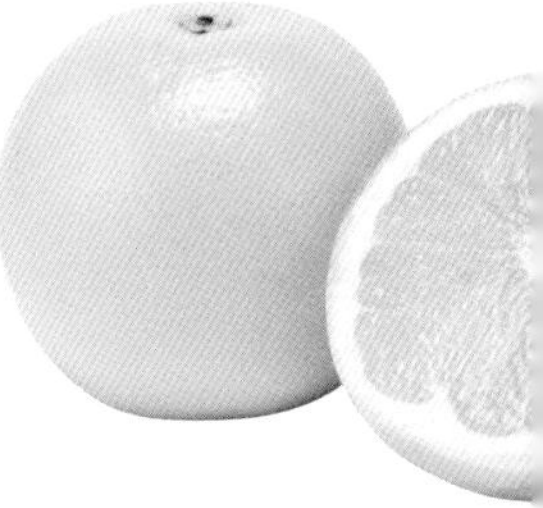

滞った気を巡らせる働きで、胃が重たい、もたれる、熱感などさまざまな胃腸の不快感を改善します。また、気の巡りを整えながら解毒するため、酒の毒を素早く取り除き、酔い覚まし、二日酔いにも有効です。さらに、血行を促進する働きもあり、血行不良毒の症状改善にもおすすめです。皮にはイライラ改善の働きもあります。

五性	寒	五味	酸・甘
帰経	肝・脾	旬	春
タイプ	血行不良毒、むくみ毒、ストレス毒		

【こんな症状に】

イライラ、怒りっぽい
胃が重い、胃もたれ、胃の熱感
悪酔い、二日酔い
血行不良

【食べ合わせ】

＋キャベツ

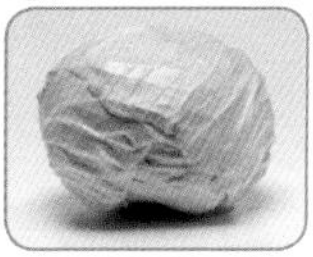

どちらも胃腸を整える働きがあり、相乗効果を生む。コールスローにするとおいしい。

＋ほたて

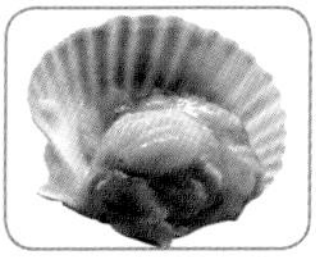

ほたても脾胃を助ける食材。カルパッチョにして、グレープフルーツの果汁をかけて。

＋にんじん

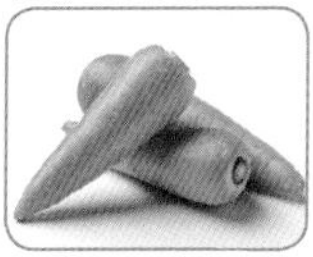

消化不良を改善するコンビ。2つのジュースをミックスして飲むとおいしい。

【調理のコツ】

丸ごと皮をむき、薄皮をむけば使いみちが広がります。りんごの皮むきの要領で黄色い外皮と白いワタをむき、真ん中に指を入れて半割に。1房ずつ薄皮をむき、デザート、ヨーグルト、サラダなどにアレンジして。

この成分にも注目

●ナリンジン／皮に多い苦み成分。抗酸化作用、血糖値上昇抑制作用があるといわれる。一部の降圧剤の効き目を増強することがあるので注意が必要。

体を引き締める働きで
下痢、出血を改善。
乾燥によるトラブルを潤して改善

ざくろ

潤 気 水

皮や実、根も生薬として用いられるざくろ。果実の酸には体が弱って起こる「漏れ」を引き締める働きがあり、慢性の下痢、不正出血などの改善に役立ちます。また、肺の機能を高め、咳、喉の炎症を鎮めます。腎にも働くので、老化症状、更年期障害の改善にも役立ちます。さらに、お酒の飲みすぎ、二日酔いの毒を取り除く働きもあります。

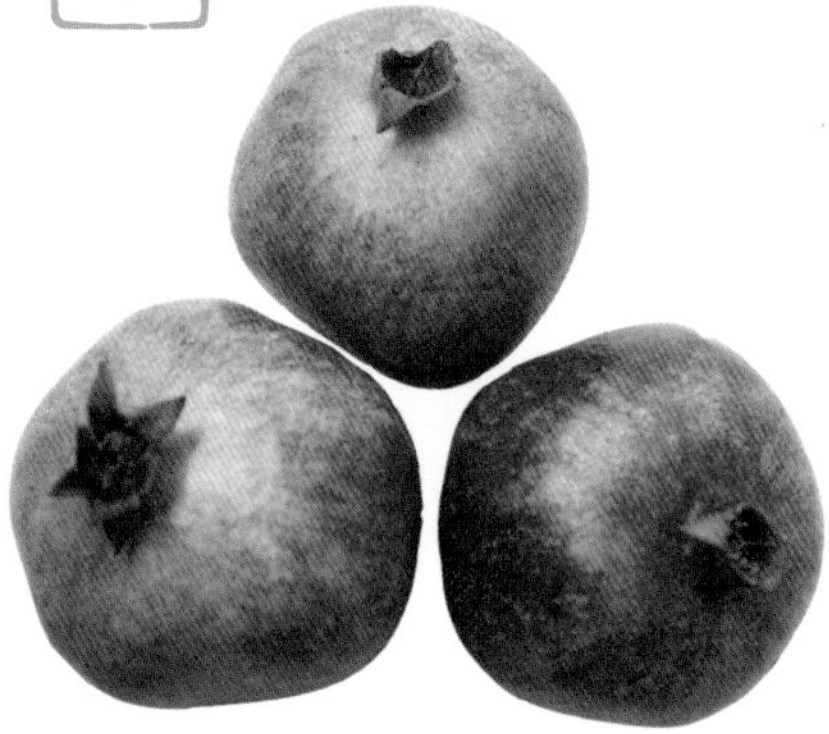

【こんな症状に】

慢性の下痢、お腹をこわしやすい
咳、喉の炎症、声枯れ
血便、不正出血
悪酔い、二日酔い
更年期の不調、老化症状

【食べ合わせ】

＋りんご

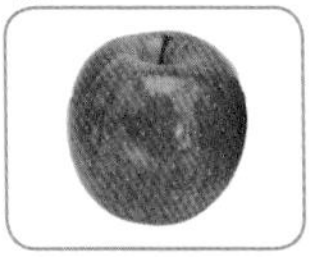

体を潤すコンビ。りんごをさっと煮て冷まし、ざくろをトッピングして。

＋ヨーグルト

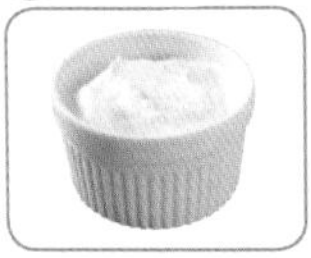

どちらも潤すため相乗効果に。ざくろジュースとヨーグルトをミックスして。

＋トマト

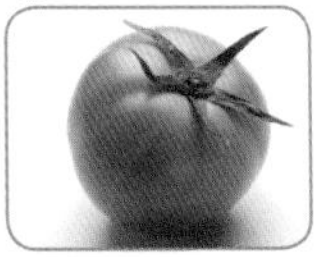

潤いを補う組み合わせ。ざくろジュースを味つけに使ってマリネに。

五性 **温**　五味 **酸・甘**

帰経 **肺・腎**　旬 **秋**

タイプ **潤い不足毒、虚弱毒**

【調理のコツ】

実を取り出すときに、包丁をうかつに入れると果汁が飛び散るので注意しましょう。とがった先端を切り、外皮に浅い切り込みを4か所入れ、指を入れて4つに割ります。水をはったボウルに入れ、実をはずします。

この成分にも注目

●ポリフェノール／赤い色素のアントシアニンなど数種のポリフェノールが含まれる。高い抗酸化・抗炎症作用が認められており、これらに生活習慣病の予防効果が期待されている。

溜まった熱と水を取り、夏バテ、暑気あたりを改善。動悸、胸の痛みなどにも有効

すいか

潤 熱 水

夏が旬のすいかは、溜まった熱と水を取る働きが強い食材。ほてり、のぼせ、むくみ、排尿異常、夏バテや暑気あたりを改善します。一方で潤す働きもあり、水を飲んでもおさまらない喉の渇きに有効。また、心の熱を冷まして精神や意識を安定させ、動悸や情緒不安定の改善にも役立ちます。さらに酒の毒を取り除くので酔い覚ましにも。

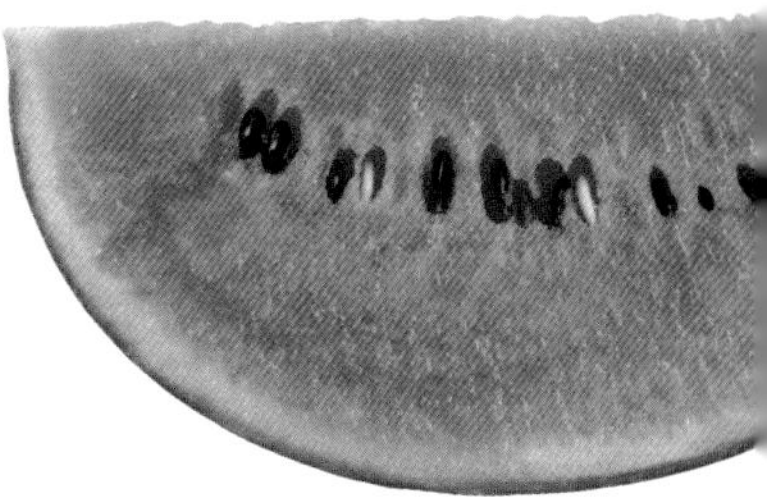

五性 寒　五味 甘

帰経 心・胃・膀胱

旬 夏

タイプ むくみ毒、潤い不足毒

【こんな症状に】

暑気あたり、夏バテ
ほてり、のぼせ、喉の渇き
動悸、胸の痛み、情緒不安定、ストレス
むくみ、排尿異常、重だるさ、水太り
二日酔い

【食べ合わせ】

＋ そうめん

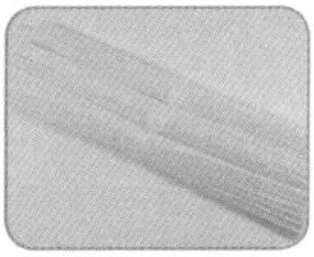

温性ですいかの冷やす効果をおだやかに。冷たいかけそうめんにすいかをトッピングして。

＋ ココナッツ

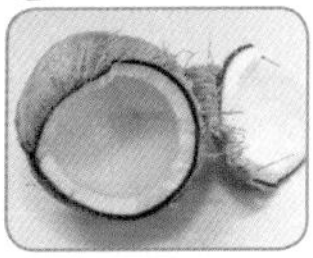

すいかと食べると夏バテに◎。カットしたすいかにココナッツロングをのせて。

＋ タピオカ

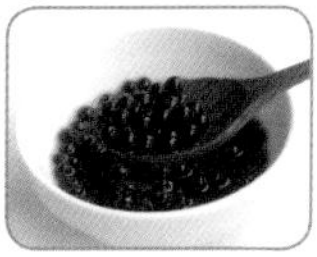

食欲がないときによいコンビ。一緒に盛り合わせ、シロップをかける。

【調理のコツ】

カットすいかを選ぶときは、種を見ましょう。黒々として張りのある種なら、熟していて甘みも十分でしょう。白っぽい種のものは未熟で甘みが少ないかもしれません。また、果肉は締まった感じのものが良です。

この成分にも注目

●シトルリン／アミノ酸の一種で、血管をしなやかにして血行促進を助ける。この作用により、心臓血管の健康維持に働くことが期待されている。

なし

肺を潤して熱を取り、全身の乾きをいやす。二日酔いにも有効

潤　熱　水

秋が旬のなしは、肺を潤して乾燥をいやし、余分な熱を取る食材。秋は肺が乾燥しやすい季節で、風邪に注意が必要です。熱っぽく、喉に渇きを感じたら早めに食べるとよいでしょう。また、潤い不足毒の症状にも有効で、肌や髪のパサつき、寝汗、空咳などを改善。さらに、酒の毒を取り除く働きもあり、酔い覚ましや二日酔いにもおすすめです。

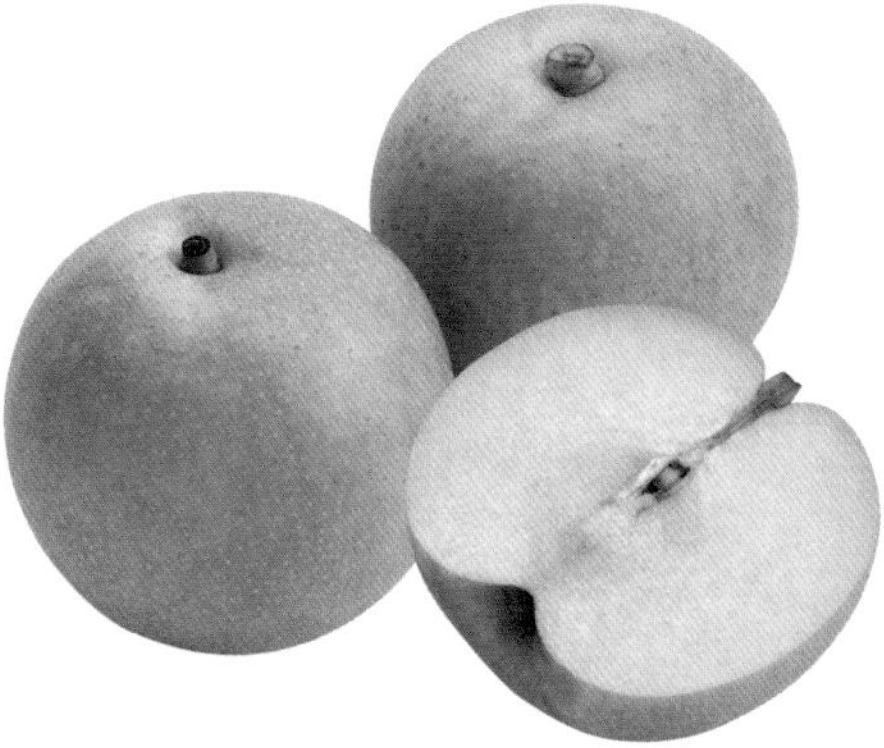

【こんな症状に】

ほてり、のぼせ
発熱
口の渇き、痰、咳、声枯れ、空咳
肌荒れ、肌・髪のパサつき、寝汗
二日酔い

【食べ合わせ】

＋ クレソン

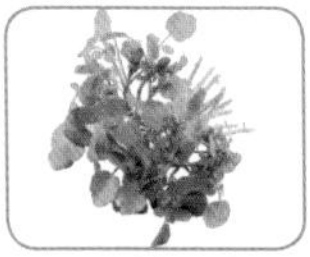

どちらも肺を潤すので相乗効果を生む。甘いなしがサラダのアクセントに◎。

＋ チーズ

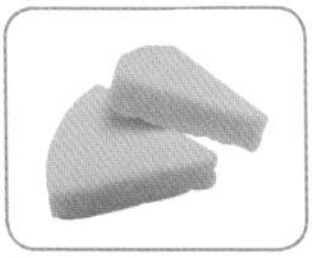

体内に水を補う。なしと一緒に食べると潤い不足毒の症状改善によいコンビ。

＋ ミント

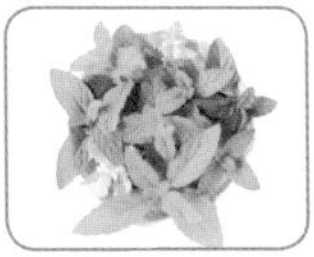

喉に腫れや痛みがあるときによい組み合わせ。潤して痛みを緩和する。

【調理のコツ】

常温で保存すると傷みやすいので冷蔵保存しましょう。ペーパーで包んでポリ袋に入れると湿気がこもらず、長もちします。また、カットして皮をむき、冷凍保存もOK。解凍するとコンポートのようになります。

五性	涼	五味	酸・甘
帰経	心・胃・肺	旬	秋
タイプ	むくみ毒、潤い不足毒		

この成分にも注目　●ソルビトール／清涼感のある甘味成分。咳止めや解熱効果があるといわれる。

こもった熱を取って潤し、
イライラ、頭痛などを改善。
消化不良、二日酔いにも役立つ

パイナップル

気　熱　水　胃腸

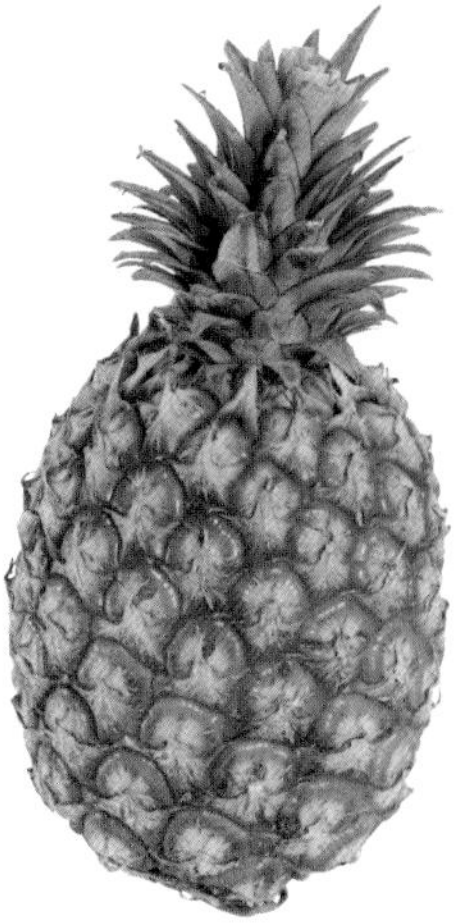

五性	平	五味	酸・甘
帰経	脾・腎・胃	旬	夏
タイプ	潤い不足毒、虚弱毒、むくみ毒		

体の熱を取って暑さを払い、熱が原因の不調を改善します。ほてり、のぼせ、イライラのほか、めまい、頭痛、便秘にも有効。暑い時期の熱中症対策にもおすすめです。また、脾に働いて胃腸を整え、消化不良、下痢、食べすぎの不快感を改善。さらに酒の毒を取り除く働きもあり、酔い覚まし、二日酔いに食べるとよいでしょう。

【こんな症状に】

ほてり、のぼせ
夏バテ、暑気あたり
疲労、イライラ、喉の渇き、頭痛、めまい
消化不良、下痢、便秘
むくみ、二日酔い

【食べ合わせ】

＋はちみつ

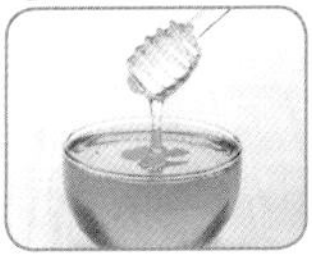

口の渇きを潤し、便通を助けるコンビ。カットしたパインをはちみつ漬けに。

＋豚肉

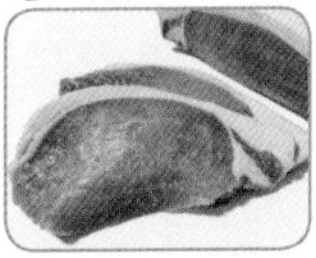

酢豚にパインの組み合わせ。食欲を増進するので虚弱毒の疲労回復におすすめ。

＋黒酢

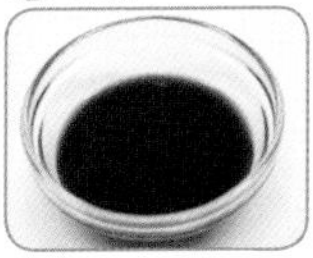

血行不良毒によいコンビ。黒酢酢豚にパインを加えるとよいアクセントに。

【調理のコツ】

パイナップルを選ぶときは、形がふっくらと下ぶくれで、おしりを押してみて弾力があるものが良。皮が緑色で未熟に見えても、中は完熟していることが多いです。甘い香りも大事なポイント。

この成分にも注目

●ビタミンC／肌や粘膜の健康を保ち、ストレス改善や疲労回復、エイジングケアにも役立つ。
●ブロメライン／タンパク質分解酵素で、食後に食べることで消化を助ける。

バナナ

熱を冷ます働きが強く、
肺と腸を潤して
乾燥が原因の便秘、喉の不調を改善

潤 熱 解毒

バナナは熱帯の果物なので、熱を取る働きが強い食材です。ほてり、のぼせ、発熱を改善しますが、冷えがあるときは食べすぎに注意しましょう。また、肺と腸を潤すので、喉の不調、便秘の改善にも役立ちます。とくに乾燥が原因の便秘、高齢者の便秘におすすめ。また、解毒の働きにより喉の腫れ、にきび、二日酔いにも有効です。

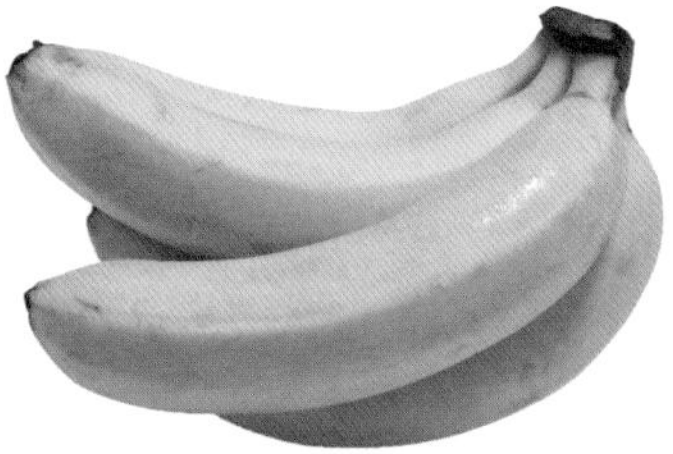

【こんな症状に】

ほてり、のぼせ
発熱
口の渇き、痰、咳、声枯れ
乾燥による便秘
喉の腫れ、にきび、二日酔い

【食べ合わせ】

＋牛乳

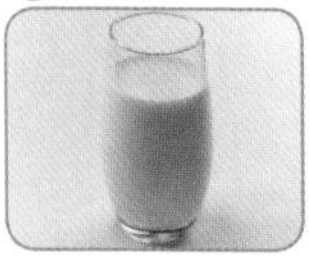

腸を潤して便秘改善に役立つコンビ。はちみつをプラスすると効果がアップ。

＋シナモン

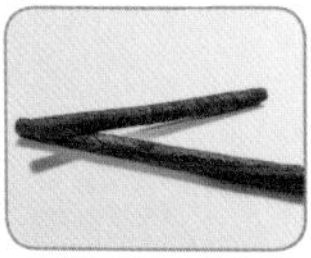

体を温める熱性なので、バナナの冷やす効果をおだやかにする。味の相性もよい。

＋コーヒー

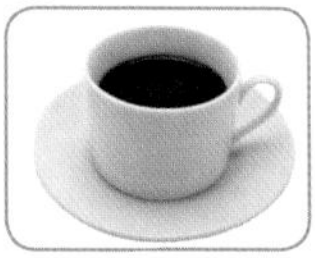

どちらも酒の毒を取り除くので、飲みすぎた翌朝のメニューにおすすめ。

五性 **寒**　五味 **甘**

帰経 **脾・肺・胃・大腸**

旬 **夏**

タイプ **虚弱毒、潤い不足毒**

【調理のコツ】

熟していないバナナを早く食べごろにしたいときは、りんごと一緒にポリ袋に入れ、常温で数日おきます。りんごが放出するエチレンガスにより、バナナの追熟が進みます。熟し加減は毎日チェックしましょう。

この成分にも注目

●カリウム／体内の塩分、水分のバランスをとるミネラル。熱中症、けいれん、むくみを予防する。汗をかくと流出するので、補給にバナナを食べるとよい。

びわ

肺に溜まった熱を冷まし、イライラ、のぼせ、口の渇きを改善。胃もたれ、疲労にも有効

気 熱 水 胃腸

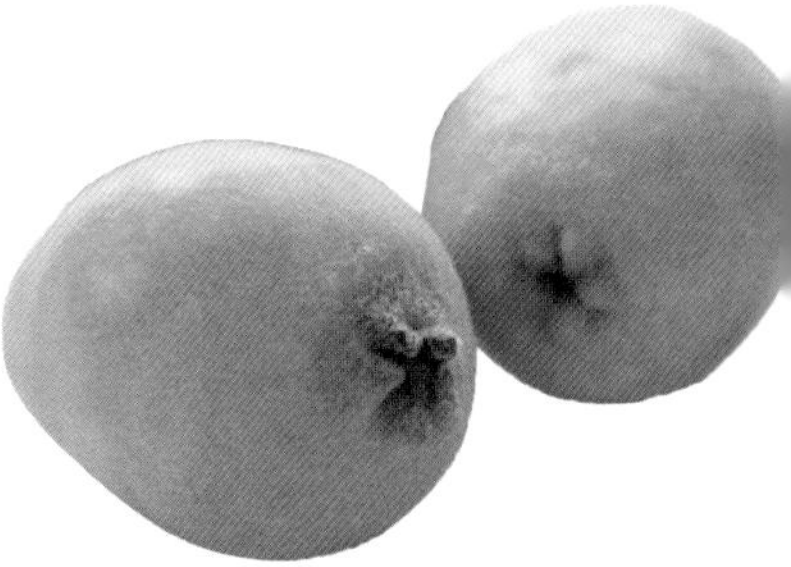

漢方では、びわの葉を枇杷葉《びわよう》という咳止めの生薬として用います。果実には肺の熱を取り、乾燥を潤す働きがあります。これにより、咳、痰、声枯れなどを鎮め、口の渇きを改善します。また、気が体の上部に上って起こるイライラ、のぼせ、しゃっくり、げっぷなどに有効です。胃腸の機能回復、疲労回復にもよい食材です。

【こんな症状に】

イライラ、のぼせ
しゃっくり、げっぷ
疲労、口の渇き
胃もたれ、下痢、便秘
咳、痰、声枯れ

【食べ合わせ】

＋寒天

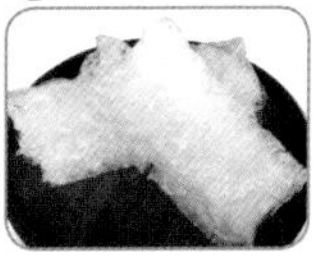

痰を取り除くコンビ。びわのコンポートを甘い寒天で固めてスイーツに。

＋レモン

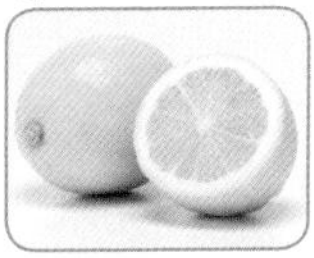

酸のレモンは、びわの下痢改善の働きを助ける。甘みを引き締める効果も。

＋黒こしょう

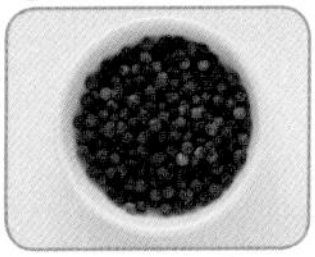

どちらも気を降ろす働きがある。甘いびわに少量ふりかけてアクセントに。

【調理のコツ】

追熟をさせず、食べごろを収穫するので長く保存するのはNG。しかも低温に弱く、冷蔵保存には適しません。鮮度のよいうちに食べきれなかった分はコンポートに。縦半割にして種を取り、シロップで煮ればでき上がり。

五性	涼	五味	酸・甘
帰経	肝・脾・肺	旬	梅雨
タイプ	むくみ毒、ストレス毒、潤い不足毒		

この成分にも注目

●ポリフェノール／クロロゲン酸など数種類のポリフェノールが含まれ、高い抗酸化作用があるといわれる。皮、種に近い渋味のある部分に豊富。

ぶどう

気血を補って疲労回復を助け、むくみ、貧血を改善。肺を潤して渇きもいやす

気 水 血

気血を補ってエネルギーと栄養を一緒にチャージするので、疲労回復、体力向上に役立ちます。この働きにより虚弱毒、栄養不足毒の症状改善に有効で、めまい、貧血、目の疲れ、筋肉痛を緩和します。また、肺と腎を補って水分代謝をよくするので、むくみ、排尿異常も改善し、同時に水を飲んでもおさまらない渇きを潤します。

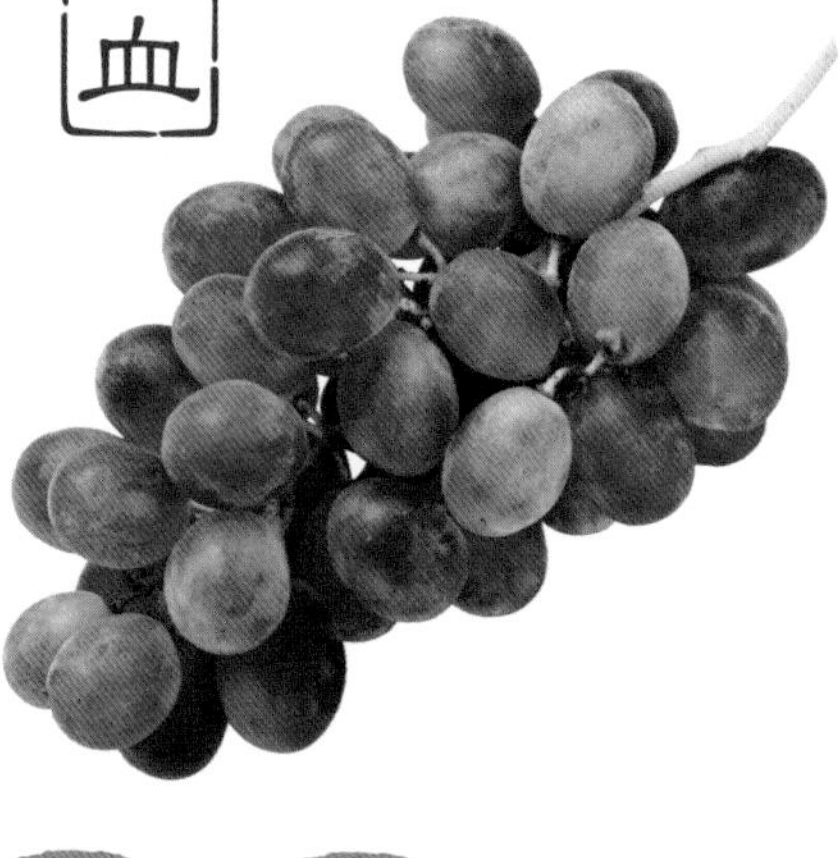

五性	平	五味	酸・甘
帰経	脾・肺・腎	旬	秋
タイプ	虚弱毒、むくみ毒、栄養不足毒		

【こんな症状に】

疲労、体力低下、筋肉痛
食欲不振、貧血、めまい
むくみ、排尿異常
口の渇き、喉の渇き
目の疲れ

【食べ合わせ】

＋タピオカ

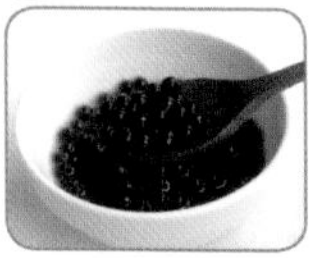

疲れて食欲がないときによいコンビ。ココナッツミルクと合わせると◎。

＋牛乳

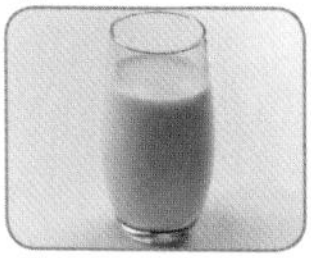

虚弱毒の疲労回復におすすめ。一緒にミキサーにかけ、スムージーにして。

＋豚肉

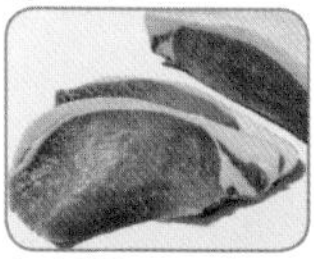

気を補うコンビ。ぶどうとワイン、バターを煮詰め、ポークソテーのソースに。

【調理のコツ】

ぶどうは冷凍保存でき、小粒タイプは房のままラップに包んでポリ袋に入れ、大粒タイプはひと粒ずつはずし、密閉袋に入れて冷凍します。凍ったままでも半解凍でも食べられ、水をかけると皮がツルンとむけます。

この成分にも注目

●ポリフェノール／色の濃いぶどうにはレスベラトロールなど数種のポリフェノールがあり、高い抗酸化作用、抗炎症作用があり、これらに生活習慣病の予防が期待されている。

ドライアイ、眼精疲労、充血など目の不調を改善。血行不良毒の症状にも有効

ブルーベリー

血

さまざまな目の不調を改善するので、パソコン、スマホで目を酷使している人は食べるとよいでしょう。また、血の巡りをよくするので、血行不良によるトラブルも改善。肩こり、腰痛、肌のくすみ、シミの改善に役立ちます。さらに、腎にも働くため、足腰、目や耳などに現れる老化症状の改善、滋養強壮にも有効です。

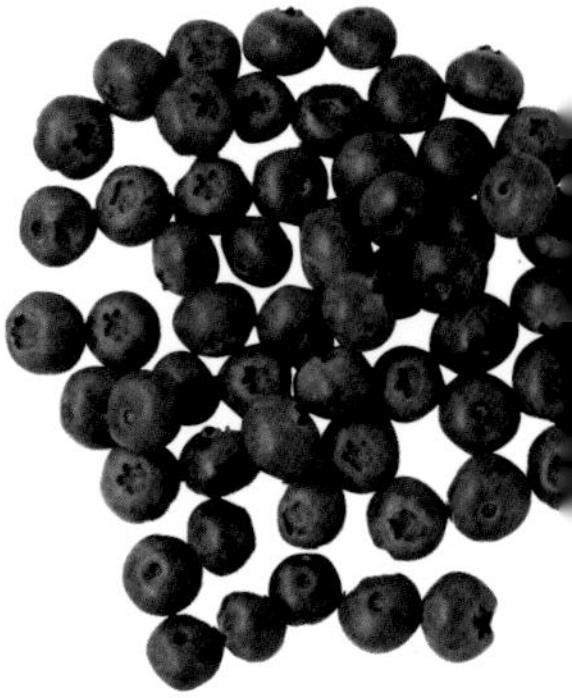

【こんな症状に】

ドライアイ、目の疲れ、目の充血、視力低下
血行不良、肩こり、腰痛
肌のくすみ、シミ
老化症状、腰やひざのだるさ
便秘

【食べ合わせ】

＋ヨーグルト

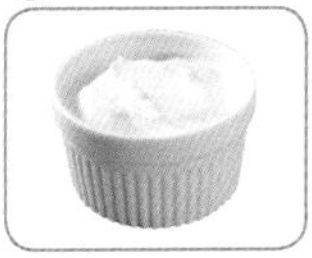

腸を潤すのでブルーベリーと食べれば便秘改善コンビ。潤い不足毒に◎。

＋はちみつ

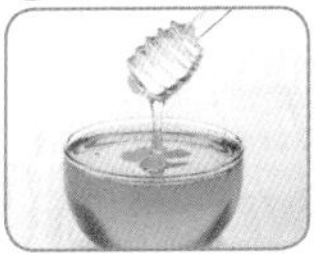

これも便秘改善に働くので、ヨーグルトコンビの甘みづけにおすすめ。

＋にんじん

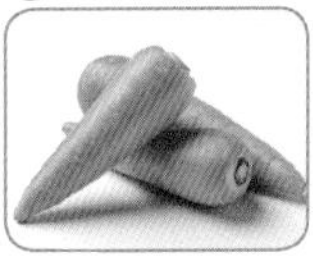

目によい組み合わせ。にんじんサラダに加えれば甘酸っぱさをプラス。

五性 平　**五味** 酸・甘

帰経 脾・肺・腎　**旬** 夏

タイプ 血行不良毒、ストレス毒、潤い不足毒

【調理のコツ】

ブルーベリー狩りでたくさん手に入ったときに、食べきれない分は冷凍保存がおすすめ。傷んだ実を除いて水けをそっとふき、密閉袋に小分けにして冷凍。凍ったままスムージーにしたり、自然解凍してもおいしいです。

この成分にも注目

●ポリフェノール／赤い色素のアントシアニンなど数種のポリフェノールがあり、高い抗酸化作用、抗炎症作用が認められており、生活習慣病の予防が期待されている。

プルーン

気血の巡りをよくして
血流と水分代謝を改善。
エイジングケアと便秘にも有効

水

血

血を補って気血の巡りをよくするので、貧血の予防や改善に有効です。これにより肌につやが出て顔色がよくなる効果も。また、腎に働くので、肌や髪、足腰、目や耳などに現れる老化症状の改善、滋養強壮にもよい食材です。乾燥したプルーンには水溶性・不溶性食物繊維が含まれ、便秘改善にも役立ちます。

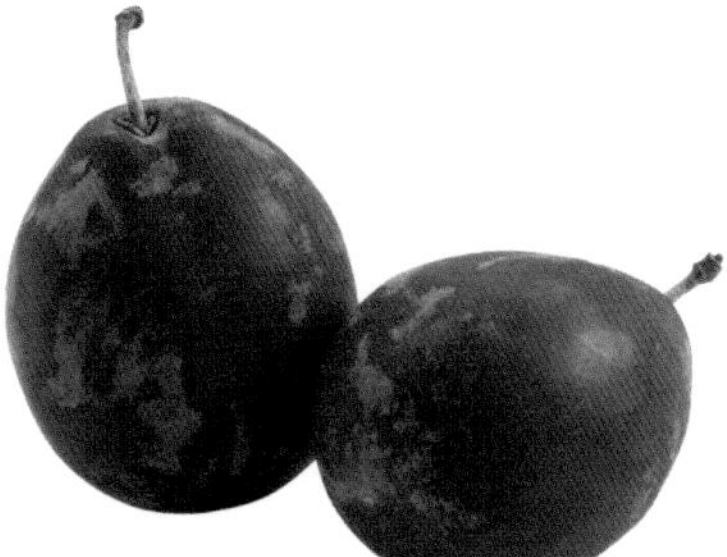

五性 平　**五味** 酸・甘

帰経 肝・脾・腎　**旬** 秋

タイプ 虚弱毒、血行不良毒、栄養不足毒

【こんな症状に】

滋養強壮
貧血、めまい
老化症状、肌荒れ
かすみ目
便秘

【食べ合わせ】

＋鶏レバー

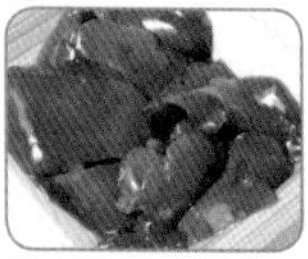

目によいコンビ。一緒にしょうゆ煮にするとプルーンの甘酸っぱさが際立つ。

＋アボカド

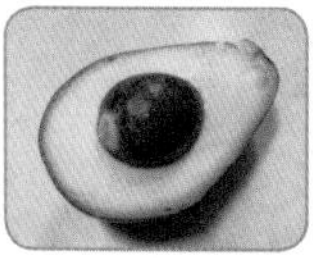

どちらも便秘改善に有効で相乗効果を生む。朝食のパンに一緒にのせて。

＋鶏肉

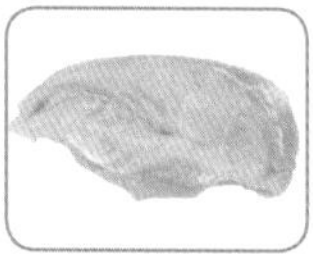

血を補う鶏肉と食べれば貧血改善に◎。ワイン、しょうゆで煮込むとおいしい。

【調理のコツ】

乾燥プルーンはペーストにすると活用の幅が広がります。種抜きプルーン200gと水90mlをフードプロセッサーにかけ、なめらかにすればOK。肉の煮込みやパスタソースにコクをつけたり、ジャム代わりにパンに添えて。

この成分にも注目

●ソルビトール／糖の一種で果物に多くみられる成分。便をやわらかくして便通をスムーズにする。腸内細菌の栄養源にもなり、腸の健康維持に役立つ。

果実、皮、筋にも効能があり、風邪、胃腸の不調を改善する。ストレス改善にも有効

みかん

潤　気　胃腸

果実は肺を潤して水を生む働きがあり、喉や口の渇きを改善し、風邪予防に働きます。皮は漢方で陳皮《ちんぴ》といい、気を巡らせて胃の不調やストレスを改善します。薄皮の白い筋は、血管を丈夫にして血行をよくし、痰を取り除きます。血行不良毒、ストレス毒の症状があるとき、風邪気味のときに食べるとよいでしょう。

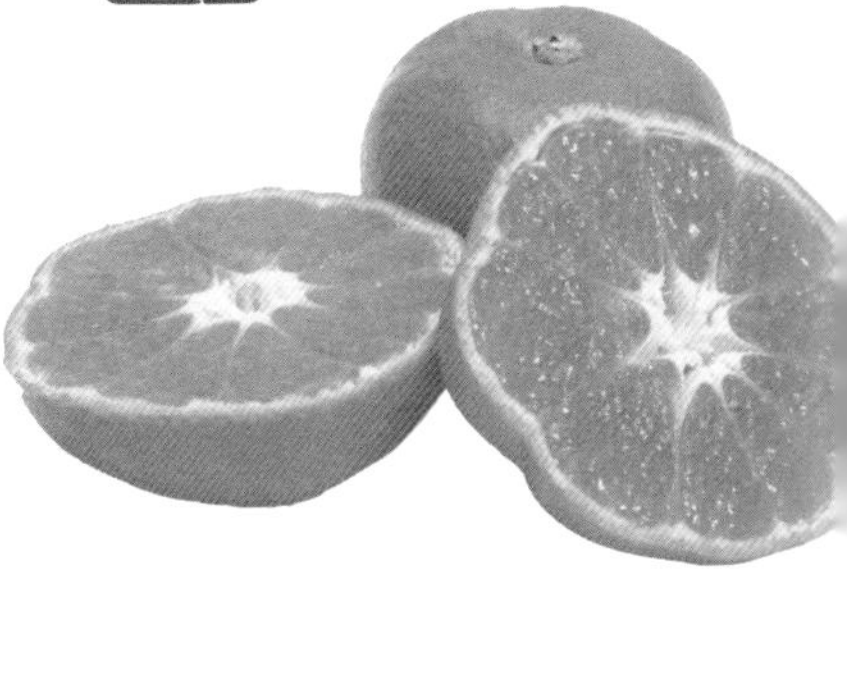

【こんな症状に】

空咳、喉の渇き
風邪
食欲不振、消化不良、膨満感
喉のつかえ、イライラ
動脈硬化

【食べ合わせ】

＋ヨーグルト

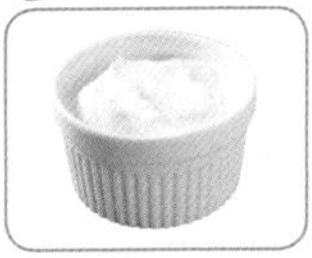

腸を潤すヨーグルト。みかんと食べれば潤い不足毒の症状改善に◎。

＋そば

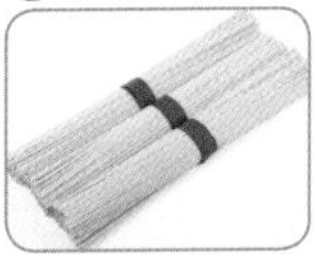

そば、陳皮はストレス改善によいコンビ。温かいかけそばにトッピングして。

＋にんじん

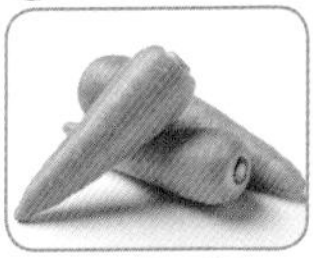

どちらも胃を整える。にんじんサラダにみかんを混ぜて甘酸っぱさをプラス。

五性	**涼**	五味	**酸・甘**
帰経	**胃・肺**	旬	**冬**
タイプ	**血行不良毒、ストレス毒**		

【調理のコツ】

無農薬のみかんが手に入ったら陳皮にトライ。皮をざるに広げて天日干しし、カラカラに乾燥したらOK。細かく切るかフードプロセッサーで粉末状にし、保存します。スープ、麺などにひと振りすれば香りを楽しめます。

この成分にも注目
●ヘスペリジン／かんきつ類の皮に豊富な成分でビタミンPともいう。毛細血管の強化、抗アレルギーなどの働きがあるといわれる。

腸の老廃物を排出し、
血行をよくして体を潤す。
温性なので冷えのある人にも

もも

潤　血　胃腸

漢方では、ももの種と葉は生薬として用います。果肉は、体内で水を補って潤いを与え、肌や髪のパサつきを改善します。とくに腸を潤して老廃物の排出を助け、便秘も改善します。また、血の巡りをよくする働きもあり、生理の不調改善に有効。さらに、気血を補って疲労回復にも。夏バテしたときに食べるとよいでしょう。

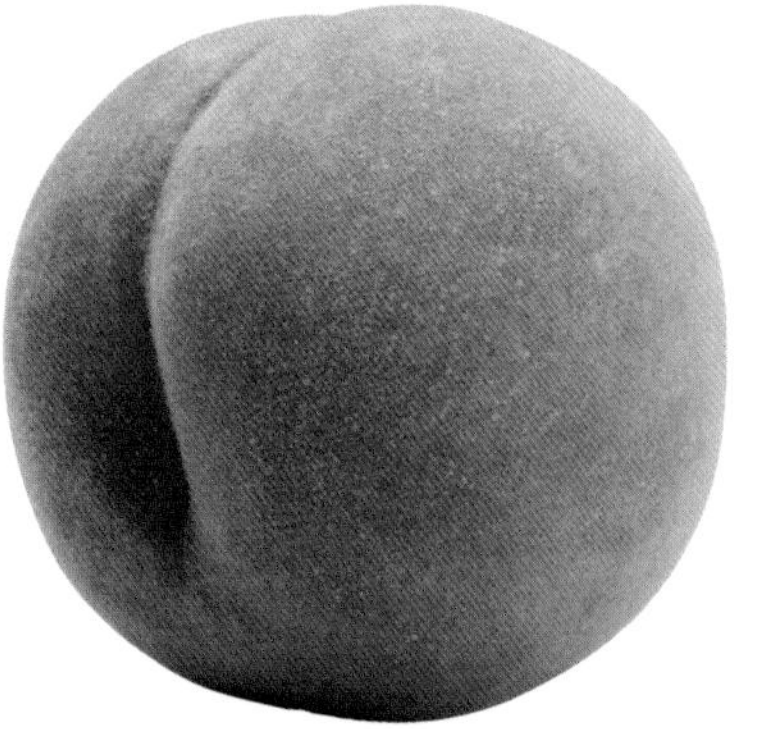

【こんな症状に】

口の渇き、咳
肌・髪のパサつき
便秘
血行不良、生理不順、生理痛
疲労、夏バテ

【食べ合わせ】

＋ クレソン

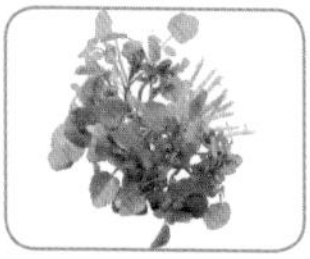

どちらも肺を潤すので相乗効果を生む。甘いももがサラダのアクセントに◎。

＋ ヨーグルト

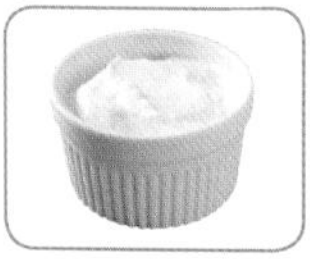

ももと同じく腸を潤すヨーグルト。潤い不足毒の症状を改善するコンビ。

＋ レモン

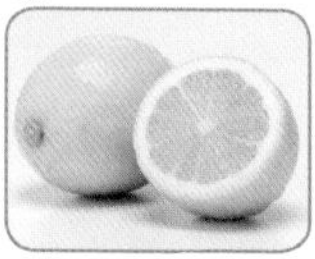

レモンも潤いを与える。もものコンポートに加えて香りと酸味をプラス。

五性	**温**	五味	**酸・甘**
帰経	**肝・大腸**	旬	**夏**
タイプ	**血行不良毒、ストレス毒、潤い不足毒、虚弱毒**		

【調理のコツ】

皮をりんごのようにむくと、あちこちが褐変して台無し。皮ごとカットが正解です。くぼみの部分から半割に切って種を取り、くし形にカット。ひと切れずつ皮を下にして置き、ナイフを皮と実の間に滑り込ませてむきます。

この成分にも注目

●ポリフェノール／ももが褐変しやすいのはクロロゲン酸、カテキンなどポリフェノールが豊富だから。これらは抗酸化作用が強く、健康維持に役立つが、酸素に触れると褐変する。

果肉は胃腸の不快感を緩和。皮はストレスの解消、痰の改善に有効

ゆず

気　胃腸　解毒

果肉は、胃の働きを整えて不快感を改善し、酒の毒を取り除きます。皮は、気の巡りをよくしてストレスを解消、痰、消化不良を改善してくれます。種は、酒などに漬けてエキスを滲出させて外用することも。胃腸の不調改善で、冷えがある場合は、温性の皮だけを使いましょう。逆にほてりがあるときは、果肉と果汁を食べると効果的。

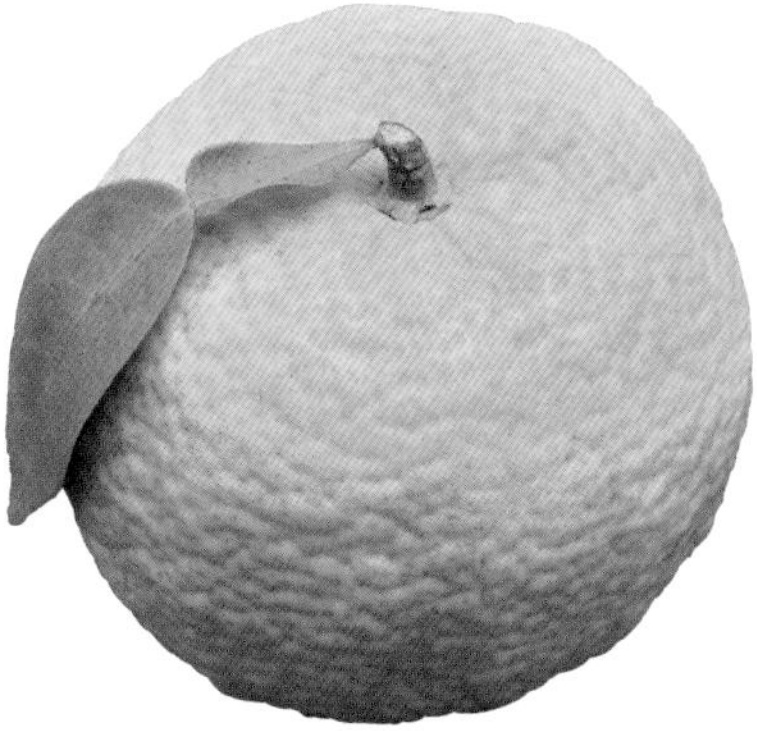

【こんな症状に】

果肉：吐き気、酒酔い、胃もたれ、食欲不振
皮：ため息、ストレス過多、痰、咳
種：肌荒れ、にきび

【食べ合わせ】

＋そば

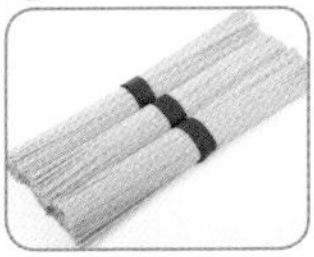

そば、ゆず皮はストレス解消によいコンビ。温かいかけそばにトッピングして。

＋たら

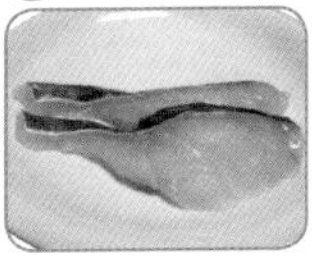

どちらも酒の毒を取り除く。たらの煮物にゆず皮を散らして酒の肴に。

＋豆腐

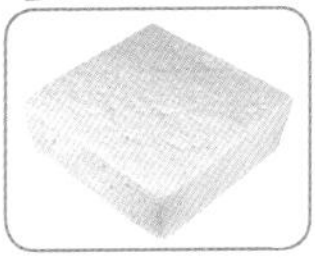

胃を整えるコンビ。豆腐を使った鍋物には、ゆず果汁を加えたポン酢を添えて。

【調理のコツ】

ゆず茶を作りましょう。果肉はざく切り、皮はみじん切りにし、容器に氷砂糖と交互に入れて漬け、砂糖が溶けたらOK。湯で割って飲みます。漬けるときに種を少し入れると、種のペクチンがとろみをつけてくれます。

五性	涼（皮は温）
五味	酸・甘（皮は苦・辛）
帰経	肝・脾
旬	冬
タイプ	ストレス毒、虚弱毒

この成分にも注目　●リモネン／かんきつ類の果物に豊富な香り成分。リラックス効果があり、不安を鎮めたり、安眠を助ける。

ライチ

血と水を補って肌、髪のパサつきを改善。気を巡らせてストレスにも有効

潤
気
水
血
胃腸

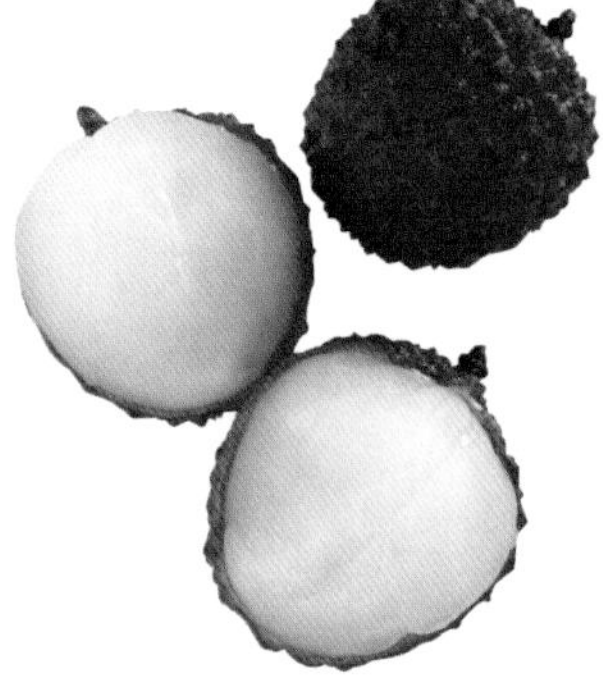

血を補って栄養を補充し、水を補って潤す働きがあります。これにより、栄養不足毒の肌や髪のパサつきを改善します。また、気を巡らせて肝に働くので、ストレスやイライラにも有効。ストレスが原因の胃痛、吐き気、げっぷの改善を助けます。さらに、脾を正常にして消化吸収の機能を高め、慢性の下痢、食欲不振も改善します。

【こんな症状に】

肌・髪のパサつき、口や喉の渇き
むくみ
貧血、生理不順
慢性の下痢、食欲不振、消化不良、胃痛
イライラ、ストレス過多

【食べ合わせ】

＋紅茶

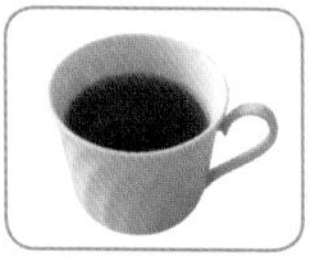

紅茶にも精神安定の働きがある。熱い紅茶に皮をむいたライチを入れて香りを楽しむ。

＋レタス

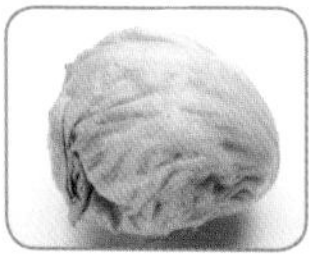

ライチが補う血の巡りをよくするレタス。一緒にサラダにして食べると◎。

＋かんきつ類

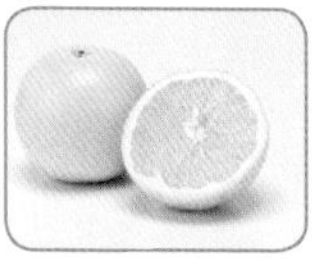

ストレス毒の改善によいコンビ。グレープフルーツなどとフルーツポンチに。

五性	温	五味	酸・甘
帰経	肝・脾	旬	冬
タイプ	ストレス毒、潤い不足毒、虚弱毒		

【調理のコツ】

日本ではごくわずかに国産の生が出回りますが、冷凍品が多いです。冷凍ライチを食べるときは半解凍でシャーベット状で楽しむか、冷蔵庫で解凍して食べます。皮に爪を立ててむき、ヘタと芯を取りましょう。

この成分にも注目

●葉酸／血液を作るときに必要ビタミンで、胎児の正常な発育を助ける。
●ビタミンC／血管、肌、軟骨を健全に保ち、風邪の予防や疲労回復に役立つ。

全身を潤して余分な熱を冷まし、
胃腸の働きを整える。
不安や情緒不安定の改善も

りんご

潤　水　胃腸

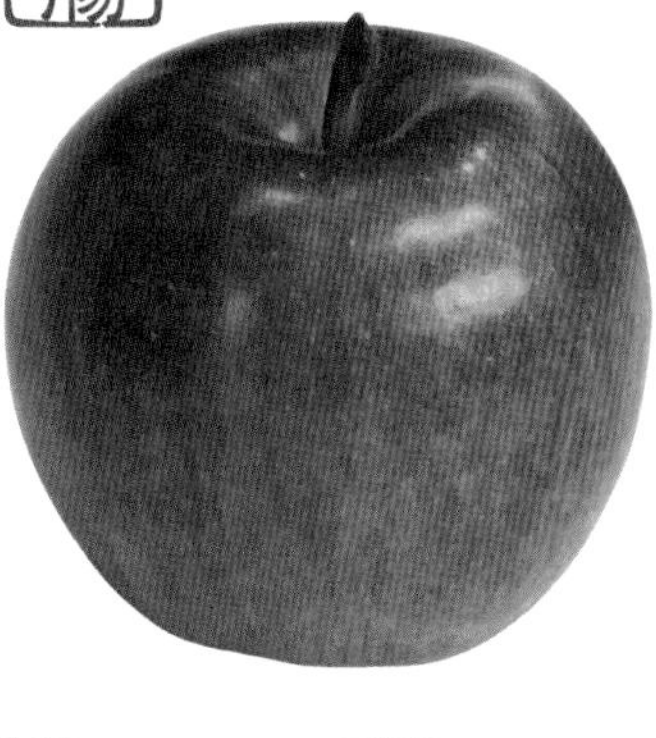

水を補って肺を潤し、口や喉の渇きをいやすので秋からの乾燥によい食材です。潤しながら余分な熱を冷ますので、二日酔いにも有効。また、脾に働いて胃腸の働きを整え、消化不良、下痢、便秘を改善します。溜まった湿気を払う働きもあり、むくみ、痰にも有効。さらに、心に働いて不安、情緒不安定などをやわらげます。

【こんな症状に】

消化不良、下痢、便秘
ほてり、のぼせ
口や喉の渇き、二日酔い
むくみ、痰
不安、情緒不安定、ストレス

【食べ合わせ】

＋シナモン

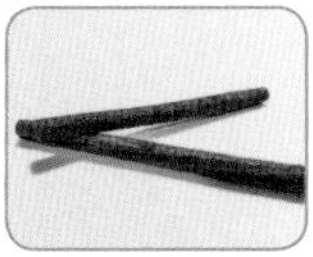

熱性なのでりんごの冷やす効果をおだやかに。焼きりんごにプラス。

＋紅茶

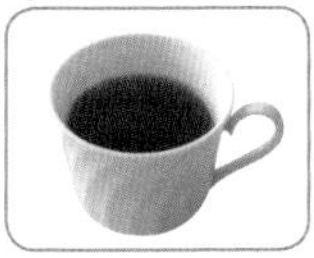

紅茶も精神安定の働きがある。熱い紅茶に薄切りのりんごを入れて香りを楽しむ。

＋じゃがいも

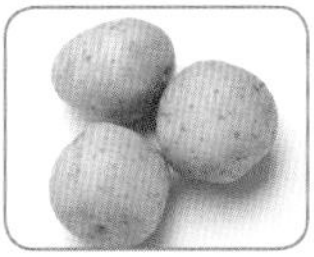

胃腸を整えるコンビ。ポテトサラダにりんごの甘酸っぱさをプラス。

【調理のコツ】

冷えが心配なときは加熱して食べましょう。丸ごとの焼きりんごは時間がかかるのでカットして。フライパンにバターを溶かし、りんごを薄めのくし形切りにして入れ、弱火でじっくり焼き、黒糖をからめればできあがり。

五性	涼	五味	酸・甘
帰経	心・脾・胃	旬	冬
タイプ	ストレス毒、栄養不足毒、潤い不足毒		

この成分にも注目

●りんごポリフェノール／りんごが褐変しやすいのはプロシアニジンなどのポリフェノールが豊富だから。抗酸化作用が強く健康維持に役立つが、酸素に触れると褐変する。

熱を冷まして水を補い、熱によるイライラ、ほてり、目、肌、髪の乾燥を改善

レモン

潤
熱
水

体の熱を冷ますので、ほてり、のぼせ、イライラを改善し、夏の暑気あたりにも有効です。また、水を補って全身を潤し、渇きをいやします。肌や髪のパサつき、ドライアイにもよいでしょう。さらに胃に働くので食欲不振を改善し、これにより疲労回復にも有効。皮には気を巡らせる働きがあり、ストレス毒の症状改善にもおすすめ。

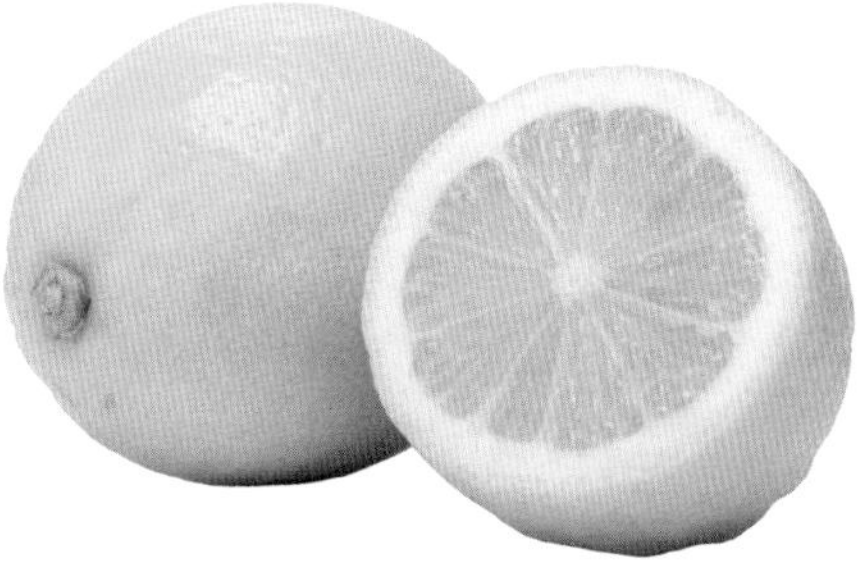

【こんな症状に】

暑気あたり、ほてり、のぼせ
イライラ
口や喉の渇き、咳
肌・髪のパサつき、ドライアイ
疲労、食欲不振

【食べ合わせ】

＋ほたて

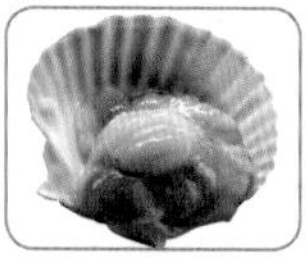

ほたては潤すのでレモンと協力しあうコンビ。ソテー、刺身にレモン汁を。

＋トマト

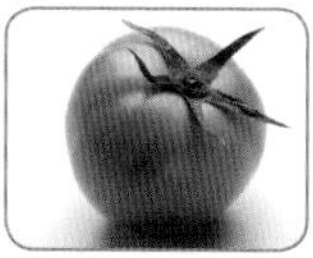

食欲が出ない暑気あたりによい組み合わせ。合わせてサラダやガスパチョに。

＋はちみつ

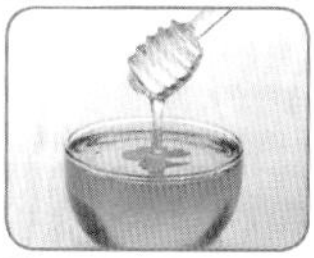

肺や喉の渇きを潤すコンビ。レモンをスライスしてはちみつに漬けておこう。

五性	**平**	五味	**酸**
帰経	**肺・胃**	旬	**冬**
タイプ	**むくみ毒、ストレス毒、潤い不足毒**		

【調理のコツ】

国産レモンが増え、皮ごと使うマーマレード、塩レモン、レモンピール、輪切りレモンを使った煮込みやグリル料理が作りやすくなりました。皮は乾燥させておくのも◎。紅茶、レモン塩など使いみちはいろいろ。

この成分にも注目

●ヘスペリジン／レモンから発見されたビタミンPとも呼ばれるポリフェノール。かんきつ類に含まれる。毛細血管を強化する作用がある。

種実

種実は、五臓に働いて体を潤して毒出しを助けます。
小さな食材ですが、脂質やビタミン、ミネラルが豊富で
少量食べるだけで滋養が得られます。
肌、髪を潤して不調を改善します。
成分が濃く、脂分も多いので食べすぎには注意しましょう。
調理せずに食べられることが強み。
不調に合ったナッツを常備し、適量を食べましょう。

Nuts

肺を潤して咳を改善。胸苦しさと不安の解消にも

アーモンド

潤 血

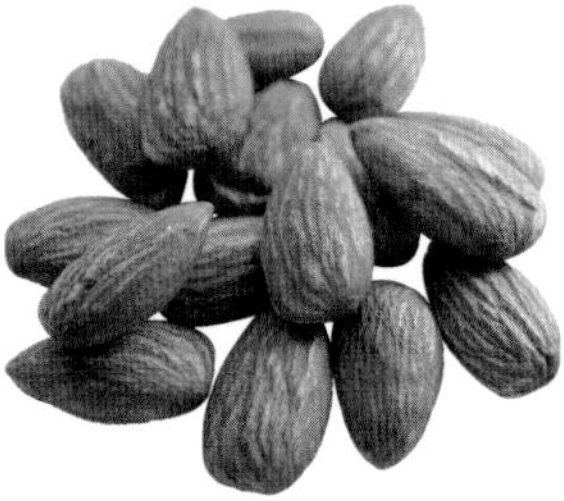

五性	平
五味	甘・苦
帰経	肝・心・肺・大腸
旬	通年
タイプ	血行不良毒、ストレス毒、潤い不足毒

血行をよくして老化症状の改善に役立ちます。肺と大腸を潤して空咳、粘って出にくい痰、便秘を解消します。また、心に働いて不安を取り除き、胸苦しさを緩和します。ストレスが多いと感じたら食べるとよいでしょう。

【こんな症状に】

空咳、痰　老化症状
胸苦しさ、不安　便秘
ストレス過多

腎と肺の機能を高め、さまざまな老化症状を改善

くるみ

潤 気 血

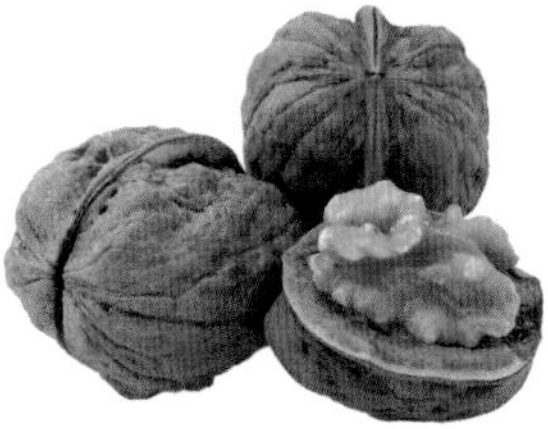

五性	温
五味	甘
帰経	肺・腎・大腸
旬	通年
タイプ	虚弱毒、栄養不足毒

腎に働いて足腰の衰え、腰痛、健忘、耳鳴り、白髪などの老化症状を改善します。また、肺にも働くので慢性の咳、痰を鎮めます。肺と関わりが深い肌と腸を潤すので、肌荒れや便秘の改善に役立ちます。

【こんな症状に】

慢性の咳、痰　便秘
老化症状　肌荒れ

肝と腎の機能を高め、老化症状、更年期の不調を改善

黒ごま

潤 気 血

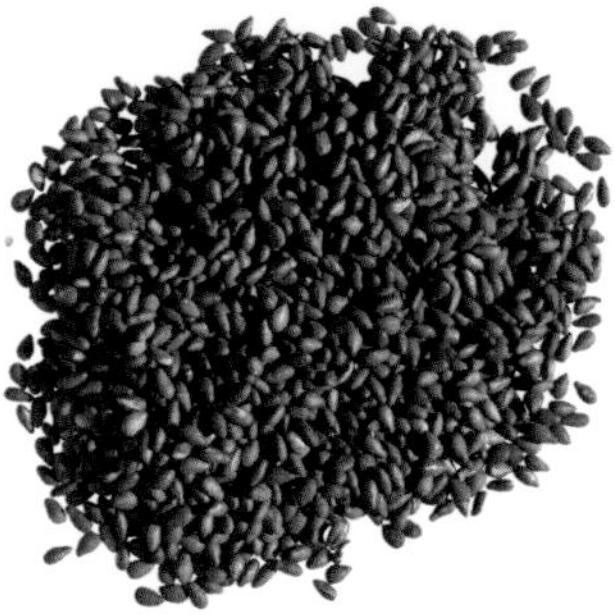

五性	平
五味	甘
帰経	肝・腎
旬	通年
タイプ	栄養不足毒

肝と腎に働くため、老化症状の改善に役立ちます。足腰の衰え、白髪、耳鳴り、肌の乾燥などによいでしょう。更年期の不調にもおすすめです。また、血を補うので滋養強壮に働き、栄養不足毒の不調にも有効です。

【こんな症状に】

老化症状　**めまい**
更年期の不調　**不眠**
便秘

体内を広く潤して乾燥を改善。血を補って滋養強壮にも

白ごま

潤 気 血

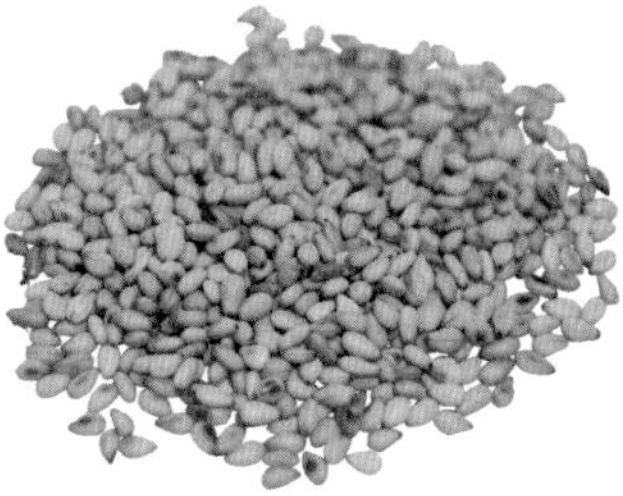

五性	平
五味	甘
帰経	脾・肺・大腸
旬	通年
タイプ	栄養不足毒

脾に働きかけて気血を補うので、疲労回復に役立ちます。また、肺を潤す働きにより、肌の乾燥、便秘にも有効。体が乾燥する秋に食べると、乾燥による風邪や便秘、更年期の潤い不足毒などの不調の予防に役立つでしょう。

【こんな症状に】

老化症状　**めまい**
更年期の不調　**不眠**
便秘

松の実

肺を潤して肌の乾燥を改善。乾燥による便秘にも有効

潤　血

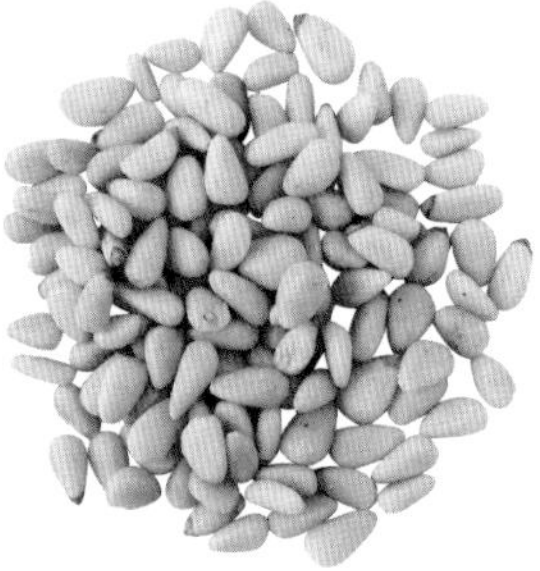

五性	温
五味	甘
帰経	肝・肺・大腸
旬	通年
タイプ	虚弱毒、栄養不足毒、潤い不足毒

漢方では海松子《かいしょうし》と呼び、滋養強壮の生薬として用います。体内を広く潤す働きがあり、肌、髪、爪の乾燥を改善します。潤い不足による便秘、関節痛にも有効。また、血を補うので栄養不足毒の不調改善にも役立ちます。

【こんな症状に】

- 肌・爪の乾燥
- 抜け毛、髪のパサつき
- 空咳
- 便秘、関節痛
- 老化症状

落花生

胃の機能を高め、体を潤して乾燥を改善

潤　血　胃腸

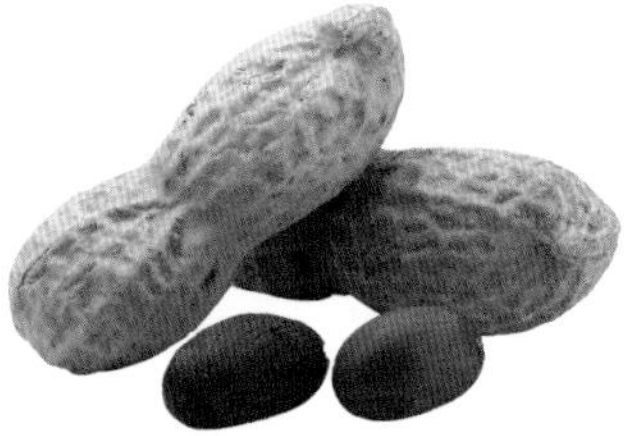

五性	平
五味	甘
帰経	脾・肺
旬	通年
タイプ	栄養不足毒

脾に働いて胃の機能を高め、食欲不振、消化不良を改善します。また、肺を潤して乾燥を改善します。肌の乾燥、乾燥による便秘、慢性の空咳があるときに食べるとよいでしょう。赤い薄皮は血を補い巡らせます。

【こんな症状に】

- 肌の乾燥
- 慢性の空咳
- 便秘
- 食欲不振
- 消化不良

穀類

Cereals

穀類は、気を補って毒出しするためのパワーをチャージ。
どれも脾に働くので、食べた物を気血に変えて全身に運び、
同時に老廃物の排出を促します。
それぞれの穀物は性質、働きに違いがあるので、
自分の体質、不調に合っているか、じっくり確かめましょう。
一種類の穀物だけに偏って食べ続けるのは禁物です。
五穀ごはん、麦ごはんのようにミックスするのがおすすめ。

あわ

熱がこもった胃の不調を改善し、水の巡りを正常にしてむくみ、口の渇き、排尿異常を緩和

気　熱　水　胃腸

おだやかに熱を取り去り、水分代謝を整える働きがあります。ほてり、のぼせ、口の渇き、むくみ、排尿異常の改善に役立つ食材です。また、脾に働いて胃の機能を高め、お腹にこもった熱を冷まし、消化不良や胸やけなどの不調を改善します。梅雨の時期に起こりやすい溜まった熱と水による不調を感じたら食べるとよいでしょう。

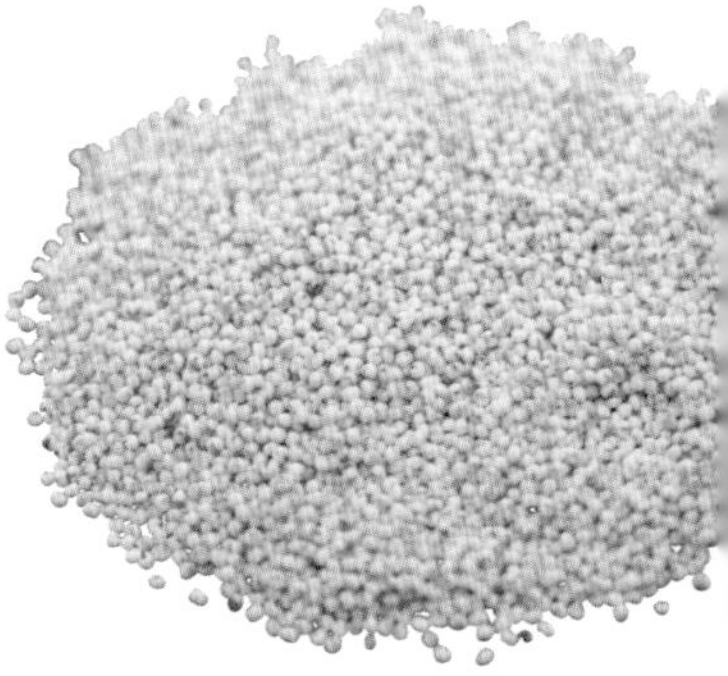

【こんな症状に】

ほてり、のぼせ
消化不良、吐き気、胸やけ
口の渇き
むくみ、排尿異常

【食べ合わせ】

＋米

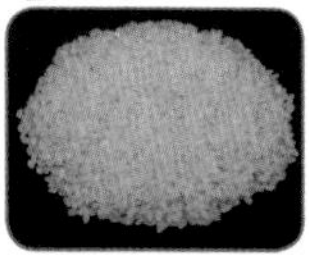

米にあわを炊き込むと気を補う働きが増し、虚弱体質の消化不良を改善する。

＋さつまいも

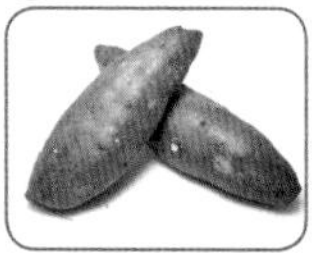

さつまいもは気を補うのであわの働きを高める。一緒におかゆにして。

＋牛肉

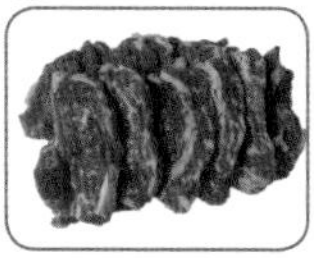

牛肉も気を補い、あわの働きを高める。炊いたあわを牛肉と炒め合わせて。

五性	涼	五味	甘・鹹
帰経	脾・腎・胃	旬	通年
タイプ	虚弱毒		

【調理のコツ】

米と同じように、もち種、うるち種があり、もちあわはもっちりと炊きあがり、ほのかに甘みもあります。あわもち、あわぜんざいなどの和菓子で食べるほか、米に炊き込んだり、スープに直接加えて煮るのもおすすめ。

この成分にも注目

- ミネラル／鉄が豊富で、骨や歯の形成に必要なマグネシウムも多く含まれる。
- ビタミンB1／糖質の代謝に必要なビタミン。肌や粘膜の健康維持にも働く。

老廃物を排出して
胃の機能を健やかにし、
疲労、無気力を改善する

オートミール

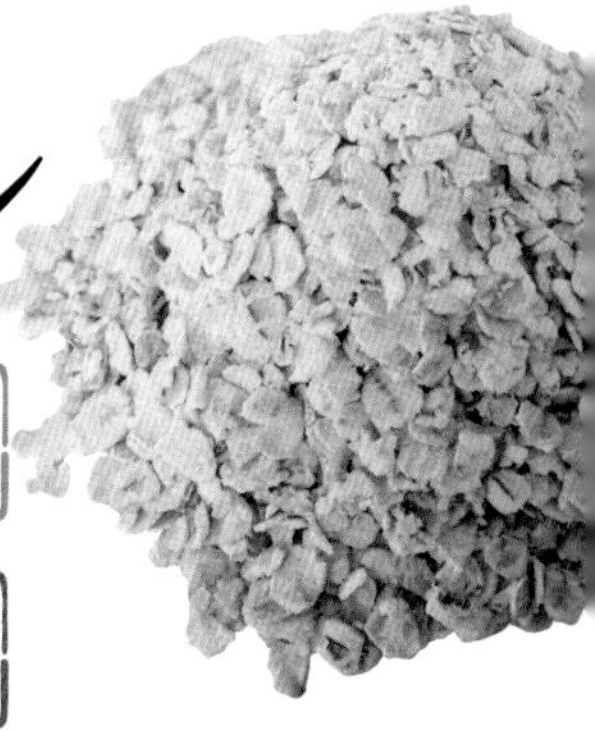

気

胃腸

脾に働いて機能を高め、弱った胃を正常に整えて消化不良、胃もたれを改善します。また、体の上部に上った気を巡らせるので、げっぷ、吐き気にも有効。これらの働きで老廃物の排出を助け、便秘、膨満感の改善にも役立ちます。胃腸を健やかにすることで、疲労や無気力、虚弱毒の不調の改善につながります。

【こんな症状に】

消化不良、胃もたれ
便秘、膨満感
疲労、無気力
げっぷ、吐き気

【食べ合わせ】

＋牛乳

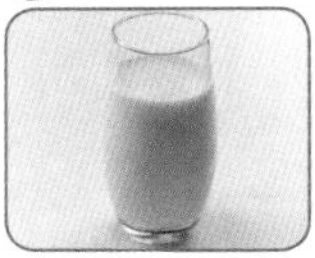

腸を潤すのでオートミールと便秘改善に協力し合う。朝食におすすめ。

＋ココナッツ

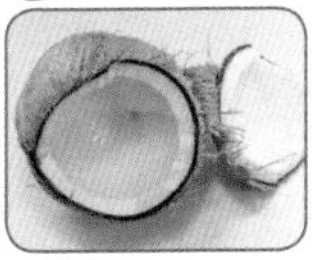

脾を整える働きがアップ。ココナッツロングをトッピングするとおいしい。

＋はちみつ

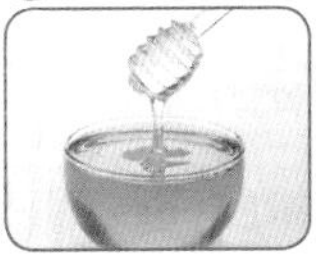

腸を潤して便通をよくする。牛乳と一緒にかけて食べれば、便秘改善トリオ。

【調理のコツ】

種類は4つあり、脱穀したオーツ（燕麦）をカットしたスティールカット、平たく伸ばしたロールド、ロールドを細かくしたクイック、ロールドをすぐ食べられるよう加工したインスタントです。違いは煮る必要の有無。

五性　**涼**　　五味　**甘**

帰経　**脾・胃・大腸**

旬　**通年**

タイプ　**虚弱毒、ストレス毒**

この成分にも注目

●食物繊維／精白米の約20倍含み、とても豊富。血糖値の急上昇を抑制し、水溶性食物繊維は腸内で発酵して腸の健康維持に有効。

大麦

熱を冷まして水を巡らせ、むくみ、重だるさを改善。消化不良や便秘、下痢にも有効

熱　水　胃腸

涼性で熱を冷ますので、ほてり、のぼせを改善。麦茶にも冷ます働きがあり、夏によい飲料です。また、水分代謝を整えて停滞している水を排出し、むくみ、排尿異常、慢性下痢の改善に役立ちます。さらに脾と胃に働くので、消化不良、慢性胃炎など胃腸の不調にもよい食材です。冷えが心配な場合は食べすぎないようにしましょう。

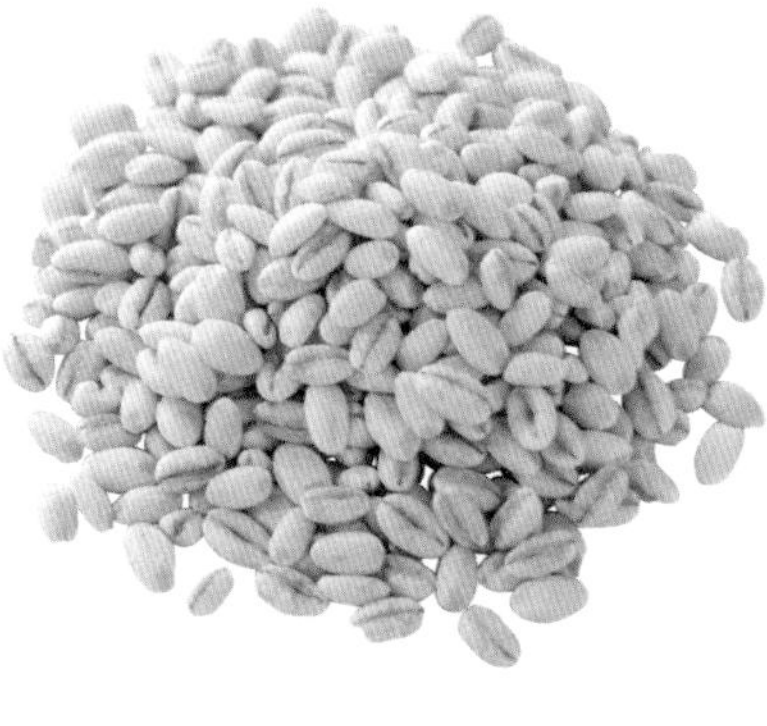

【こんな症状に】

むくみ、重だるさ、排尿異常
便秘、膨満感
消化不良、胃もたれ、慢性胃炎、慢性下痢
ほてり、のぼせ

【食べ合わせ】

＋ゆず皮

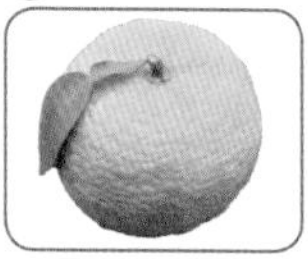

気を巡らせるゆず皮は、大麦の働きを助ける。大麦のおかゆにトッピングして。

＋卵黄

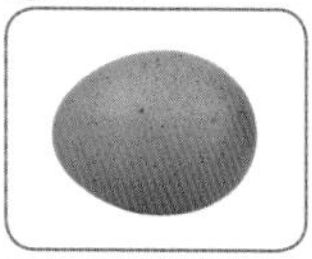

脾を整えるので相乗効果を生む。卵黄だけ大麦ごはんにのせて濃厚卵かけごはんに。

＋しょうが

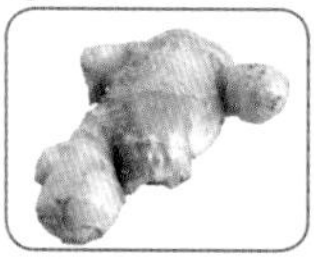

温性なので大麦の冷やす効果がおだやかに。せん切りにして炊き込みごはんに。

【調理のコツ】

ローラーで平たくした押し麦、もち種で米粒上のもち麦が一般的です。食感が違うので好みで選び、米に混ぜて炊き込みましょう。また、スープや煮込みに入れて煮るのもおすすめ。食べ応えのある一品になります。

五性	涼	五味	甘・鹹
帰経	脾・胃	旬	通年
タイプ	虚弱毒、むくみ毒、潤い不足毒		

この成分にも注目

●食物繊維／水溶性、不溶性ともに豊富。血糖値の急上昇を抑制し、水溶性食物繊維は腸内で発酵して腸の健康維持に有効。

心の熱を冷まして
心の働き、精神を整える。
水分代謝の正常化にも役立つ

小麦粉

熱 水 血

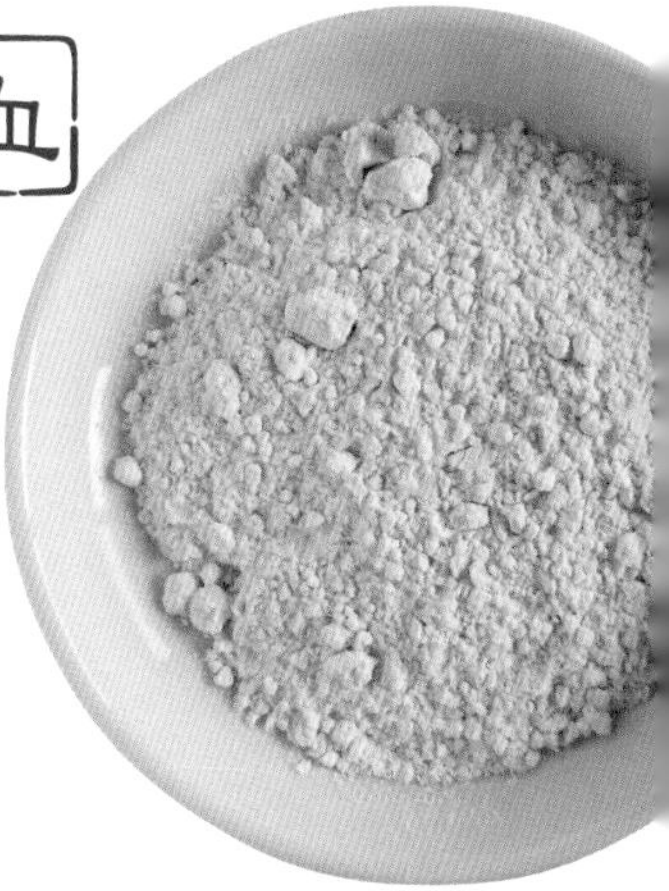

心の熱を冷まして精神を安定させるので、イライラやほてりを伴う不眠などの改善に有効です。また、腎の働きを高めることで排尿困難を改善し、水分代謝の正常化にも役立ちます。この働きにより、慢性の下痢にもよいでしょう。さらに血を補うので、顔色が青白く、動悸やめまいがするような虚弱毒の不調改善にもつながります。

【こんな症状に】

排尿異常、頻尿、慢性下痢、多汗
イライラ、動悸、不安、多夢
情緒不安定、気分の落ち込み
めまい、動悸

【食べ合わせ】

＋じゃがいも

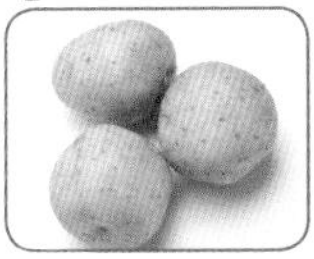

気を補って小麦の働きを助ける。じゃがいものニョッキにすると消化もよい。

＋カレー粉

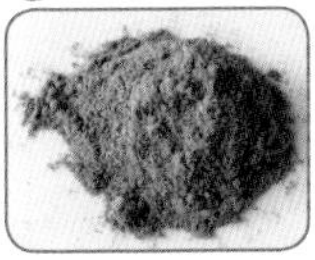

温熱性なので小麦粉の涼性がおだやかに。カレーにナン、チャパティを添えて。

＋シナモン

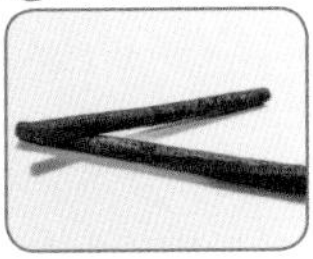

冷えがあるときは、クッキー、パンケーキなどに熱性のシナモンで香りづけを。

【調理のコツ】

食物繊維が豊富な全粒粉。意外にもきめが細かくて使いやすく、食べやすい小麦粉です。パン、チャパティ、クッキーなどに使ってみましょう。白い小麦粉より風味があり、シンプルなパンでもおいしくなるのが魅力です。

五性	涼	五味	甘
帰経	心・脾・腎	旬	通年
タイプ	虚弱毒、ストレス毒		

この成分にも注目

●グルテン／小麦のタンパク質の一種で、人によってはアレルギーやある種の病気の原因になることがあるので注意が必要。

米

気 胃腸

元氣の源。疲労を改善して元気を補い、胃腸の働きを整える

米（うるち米）は、体質や年齢などを問わず、体力と元気を補ってくれる食材です。脾に働いて胃腸の機能を整え、食欲不振、消化不良を改善します。これにより体力、気力がつき、病気に対する抵抗力も増します。また、イライラを鎮める働きもあり、イライラが原因の口の渇きにも有効。心身ともにおだやかにする食材といえるでしょう。

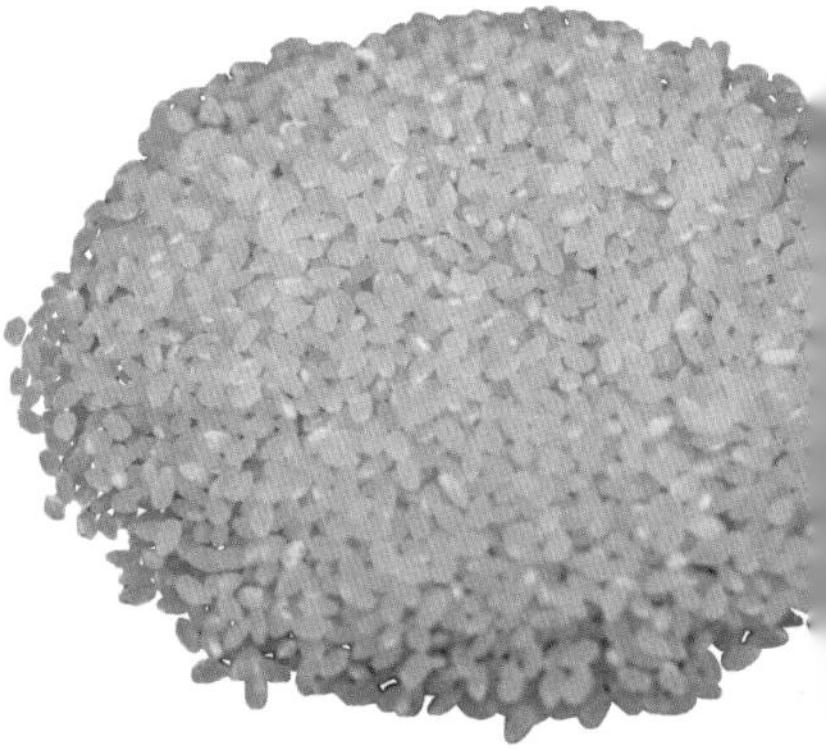

【こんな症状に】

食欲不振、消化不良
体力低下、気力が出ない
イライラ、口の渇き
風邪をひきやすい

【食べ合わせ】

+ とうもろこし

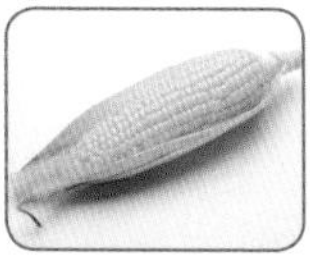

胃をよくするコンビ。混ぜごはんにすれば夏のエネルギー補給になる。

+ 納豆

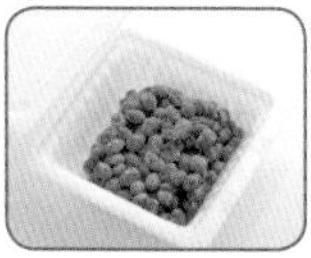

胃を整えるコンビ。白米に足りないビタミンB1が豊富なのも◎。

+ みそ

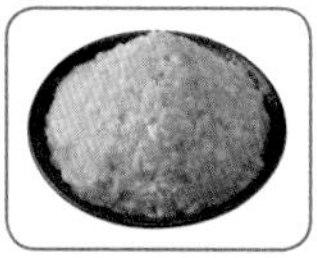

胃によい組み合わせ。血行不良毒で胃に不調があるときにおすすめ。

五性	平	五味	甘
帰経	脾・胃	旬	通年
タイプ	虚弱毒、栄養不足毒		

【調理のコツ】

玄米は白米より栄養価が高く、ビタミン、食物繊維が豊富です。薬膳でも肝と腎を補う働きがありますが、消化が悪いので胃に不調がある場合は避けましょう。健康な人も食べすぎには注意が必要です。

この成分にも注目

●ビタミンB1／玄米には豊富だが、精米することで減る。糖質をエネルギーに変えるのに不可欠なビタミン。ごはんで摂りたいなら七分づき米、胚芽精米を選ぶとよい。

そば

気　熱　胃腸

熱を冷まして気を巡らせ、胃腸の働きを整える。イライラ、緊張の改善にも

余分な熱を取り、上った気を下げる働きがあり、ほてり、のぼせ、熱による頭痛、イライラを改善します。脾に働いて胃の働きを整え、食欲不振、消化不良などの不調にも有効です。また、緊張が原因の吐き気、腹部に膨満感を感じるときにもよい食材。暑気あたりや夏バテ、ストレス過多で食欲が落ちたときに食べるとよいでしょう。

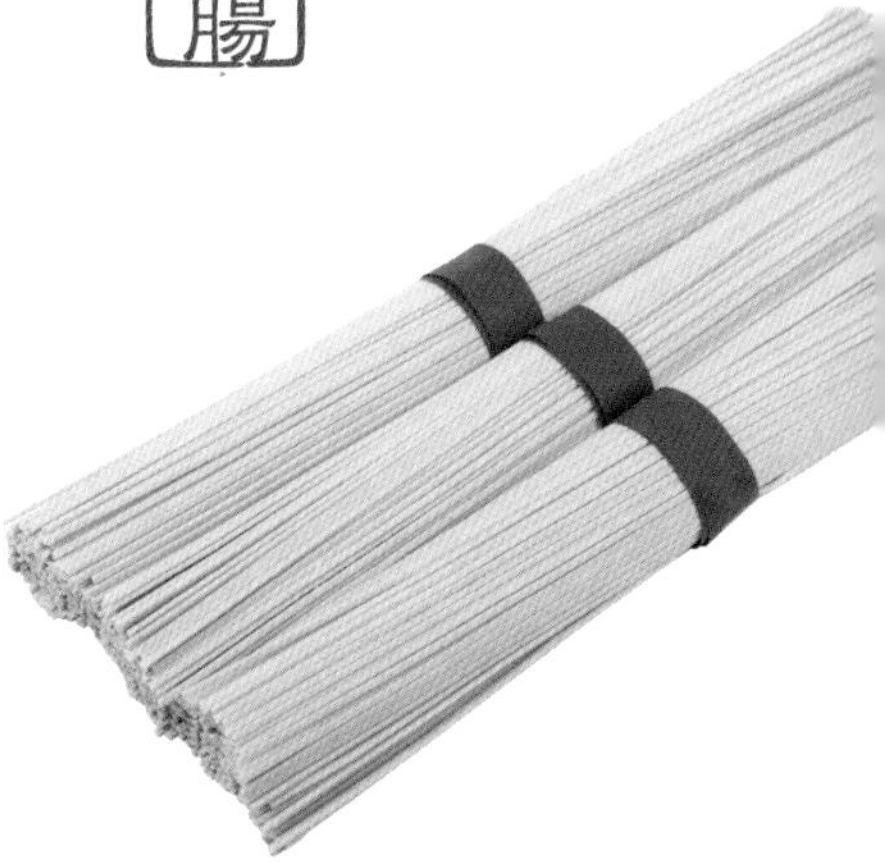

五性	涼
五味	甘
帰経	脾・胃・大腸
旬	通年
タイプ	虚弱毒、ストレス毒

【こんな症状に】

食欲不振、消化不良、軟便
緊張、吐き気、膨満感
ほてり、のぼせ
頭痛、イライラ
夏バテ

【食べ合わせ】

＋ねぎ

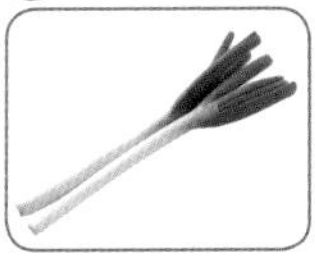

温性のねぎはそばの冷やす効果をおだやかに。薬味として添えると◎。

＋大根

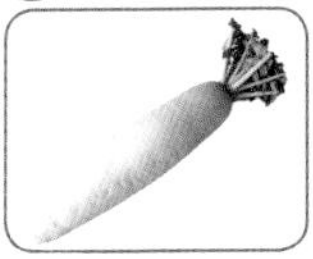

消化吸収をよくするコンビ。どちらも冷やす効果があるので粉唐辛子を添えるとよい。

＋三つ葉

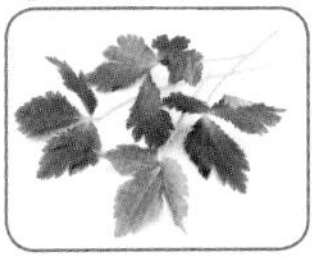

気を巡らせるので相乗効果を生む。温かいそばにたっぷりのせて。

【調理のコツ】

そば米を使ってみましょう。ゆでたそばの実の殻を取って乾燥したもので、米に炊き込んだり、雑炊、スープにします。火が通りやすく、調理は簡単。常備しておけば、忙しいときにシリアルのように手軽に食べられます。

この成分にも注目

●ルチン／ポリフェノールの一種で強い抗酸化作用がある。毛細血管の健康維持に働き、高血圧、動脈硬化などの予防に。ただし、アレルギーをもつ人も多いので注意。

はと麦

胃腸の機能を高めて水分代謝をよくし、老廃物を排出する

熱　水　胃腸　解毒

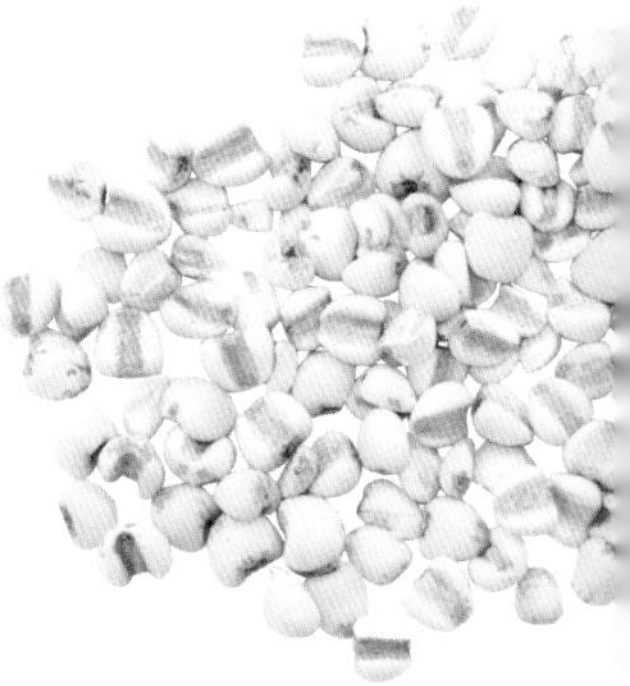

脾に働いて胃腸の機能を高めることで水分代謝をよくします。むくみ、頻尿、下痢などの改善に役立つ食材です。また、水溜まりによる筋肉と関節のこわばりを緩和する働きもあり、リウマチ、神経痛などにも有効。さらに、こもった熱を取って老廃物を排出する働きで、吹き出物、にきび、いぼ、シミの改善も助けます。

【こんな症状に】

むくみ、頻尿
食欲不振、下痢
ほてり、のぼせ
吹き出物、にきび、いぼ、シミ
筋肉と関節のこわばり

【食べ合わせ】

＋しょうが

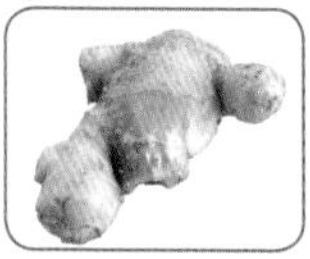

温性のしょうがははと麦の冷やす効果をおだやかにする。はと麦スープに◎。

＋キャベツ

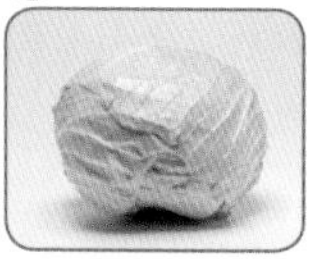

胃の不調によいコンビ。一緒にスープで煮てチーズを加え、リゾットに。

＋とうもろこし

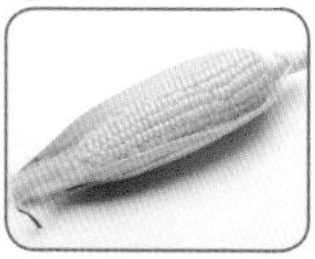

でき物改善コンビ。一緒に食べるほか、コーン茶とはと麦茶をミックスしても。

五性	涼	五味	甘
帰経	脾・肺	旬	通年
タイプ	虚弱毒、むくみ毒		

【調理のコツ】

ゆではと麦を作りましょう。洗ってひと晩浸水させ、新しい水（はと麦の4倍ほど）と鍋に入れ、沸騰したら弱火にし、やわらかくなるまで30分ほど煮ます。スープ、サラダ、あえ物などにプラスして食べましょう。
※妊娠中は食べるのを控えましょう。

この成分にも注目
●生薬のはと麦／生薬、民間薬では、薏苡仁（ヨクイニン）と呼ばれ、古くからいぼとりに用いられてきた。また、ほかの生薬を合わせて関節痛や筋肉痛にも処方される。

肉・魚介
卵・牛乳

肉や魚介、卵、牛乳は、気血を補って五臓を養い、
体の土台を作ることで、毒出しをサポートする食材です。

これらは、毒出し食材としての働きは多くありませんが、
体質や不調の改善を支える役割は大きいです。

五性に違いがあるので、それぞれの特徴を知りましょう。

体が弱っているときは、
脂質が少なくて消化のよいものを選ぶとよいでしょう。

Meat, Fish,
Egg, Milk

肉類

気血を補い、五臓の働きを助け、体力をつけることで毒出しをサポートする

肉類は、気血を補って五臓に働き、体力低下、胃腸の不調を改善する食材です。野菜、豆、海藻、果物などが、毒出しの働きを発揮するための基礎作りをすると考えましょう。ただし、不調があるときにたくさん食べると胃腸に負担がかかります。量を加減し、消化のよい調理法で食べるとよいでしょう。

牛肉

気血を補って胃を丈夫にし、食欲不振、下痢、疲労、無気力、足腰の衰えを改善。

五性	温
五味	甘
帰経	脾・胃
旬	通年
タイプ	虚弱毒、栄養不足毒

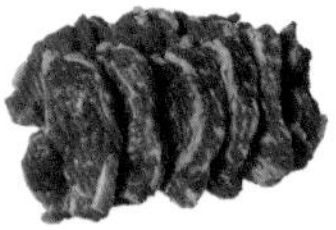

鶏肉

気を補って胃を温め、胃の不調を改善。胃への負担が軽いため、虚弱毒の滋養強壮によい。

五性	温
五味	甘
帰経	脾・胃
旬	秋
タイプ	虚弱毒、栄養不足毒

豚肉

腎の機能を高めて気血を補い、脾に働いて胃腸を改善。全身を潤す働きがある。

五性	平
五味	甘・鹹
帰経	脾・胃・腎
旬	通年
タイプ	虚弱毒、栄養不足毒

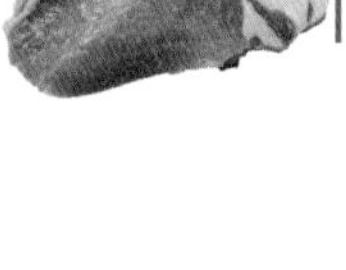

そのほか

羊肉は熱性でお腹を温め、冷えによる胃痛、食欲不振を改善。

鴨肉は涼性で体に潤いを与える。

馬肉は寒性で熱を取り、イライラ、のぼせを改善。

牛・豚・鶏のレバーは血を補い、肝に働いて目の不調を改善。

鶏の砂肝は消化不良、胃もたれに有効。

豚足は肌に潤いを与え、シミ、乾燥を改善。

気血を補う働きに加え、体を潤す働きをもつ食材が多いのが特徴。

魚介類

肉と同じように体力をつける食材ですが、魚の脂質は血の巡りを滞らせないものが多く、血行不良毒タイプにも適しています。また、肉と違ってそれぞれに旬があり、貝類などは体を冷やす性質があります。季節ごとに、体質と不調に合わせて選ぶとよいでしょう。

青魚

あじ、さば、いわし、さんま、まぐろなどは、血を補って胃を温め、血の巡りをよくする。

五性	温
五味	甘・鹹
帰経	胃・腎
旬	通年
タイプ	虚弱毒、血行不良毒、栄養不足毒

〈※あじの食性〉

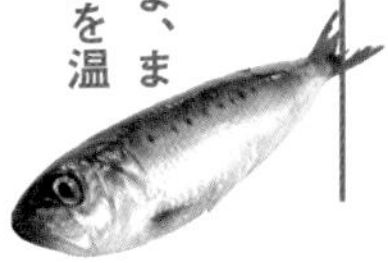

白身魚

鯛、鮭、たら、ひらめなどは血を補って胃を温め、気の巡りや水分代謝をよくする。

五性	温
五味	甘
帰経	脾・胃
旬	通年
タイプ	虚弱毒、ストレス毒、栄養不足毒

〈※鮭の食性〉

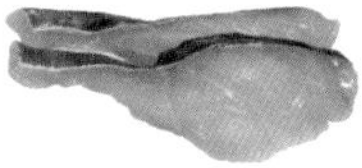

貝類

あさり、しじみ、はまぐり、ほたては余分な熱を冷まして腎に働き、水分代謝をよくする。

五性	寒
五味	甘・鹹
帰経	肝・脾・腎
旬	春
タイプ	栄養不足毒、むくみ毒、潤い不足毒

〈※あさりの食性〉

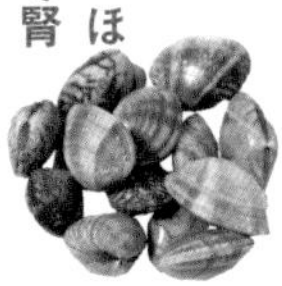

そのほか

いかは血と潤いを補い、生理不順や更年期の不調を改善。

たこは気血を補って筋肉、骨を丈夫に。

えびは体を温めて滋養強壮に働く。

かには余分な熱と水を取り、血の滞りを解消する。

あなご、うなぎは気血を補い、目の不調を改善。

かきは貝だが平性で、血と水を補って精神を安定させる。

卵

潤 血 熱 解毒

血を補って体力をつけ、熱を冷まして体を潤す

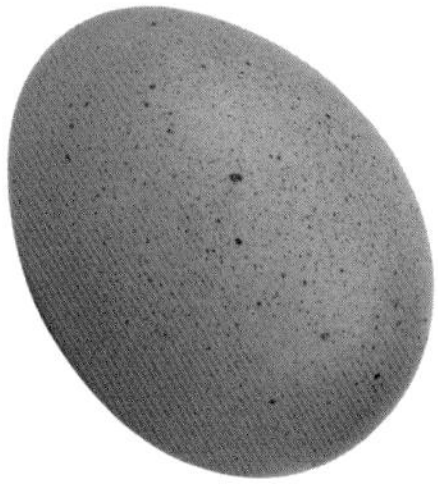

五性	平
五味	甘
帰経	脾・肺・胃
旬	通年
タイプ	栄養不足毒、潤い不足毒

卵黄は血を補って、体を潤す働きがあります。栄養と水分を補って疲労を改善し、体力をつけます。卵白は余分な熱を冷まして解毒し、目の充血、喉の痛み、咳を改善。全卵は不眠、多夢、不安を緩和します。

【こんな症状に】

疲労、体力低下、虚弱体質
精神不安、不眠、多夢
目の充血、ほてり、のぼせ
咳、喉の痛み

牛乳

潤 気 血

血を補い、腸を潤して便通や肌、髪の乾燥を改善

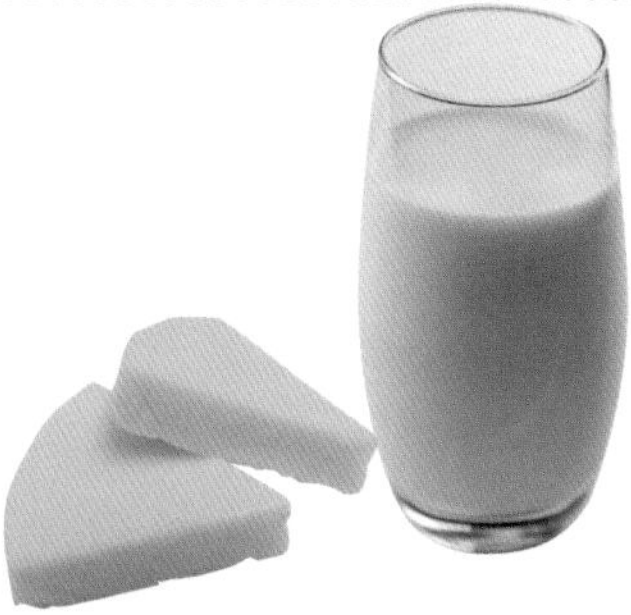

五性	平
五味	甘
帰経	心・脾・肺・胃
旬	通年
タイプ	虚弱毒、栄養不足毒

血を補って五臓を養い、全身に栄養を送る働きがあります。肺と腸を潤すため、便秘、肌や髪の乾燥を改善します。また、血の不足による不安や不眠の改善にも役立ちます。なお、チーズ、ヨーグルトも同じ働きです。

【こんな症状に】

疲労、体力低下、虚弱体質
ストレス過多、不眠
喉の渇き、便秘
肌の乾燥

調味料・油
お茶・酒

料理を作るときに欠かせない調味料、油には
五味五性があり、働く五臓も違います。

食事に添えるお茶、酒にも
それぞれの性質、働きがあります。

これらを知り、
毒出しのための食生活に役立てましょう。

Seasoning,
Oil,Tea,
Alcoholic
beverage

調味料

それぞれの性質を知り、食材にプラスすることで毒出しに役立てましょう。作用を欲張って、濃く味つけしないよう気をつけて。

塩

余分な熱を取り、解毒に働く。

五性	寒
五味	鹹
帰経	胃・小腸・大腸
旬	通年
タイプ	ストレス毒

しょうゆ

熱を冷まし、ストレスを鎮める。

五性	寒
五味	鹹
帰経	脾・腎
旬	通年
タイプ	ストレス毒

みそ

余分な水を取り、イライラを改善。

五性	寒
五味	鹹
帰経	脾・腎・胃
旬	通年
タイプ	むくみ毒

酢（黒酢）

血を巡らせ、老廃物を排出する。

五性	温
五味	酸・苦
帰経	肝・胃
旬	通年
タイプ	血行不良毒

はちみつ

体を潤し、疲労や便秘を改善。

五性	平
五味	甘
帰経	脾・肺・大腸
旬	通年
タイプ	虚弱毒

砂糖（黒糖）

血を補って巡らせ、体を温める。

- 五性　温
- 五味　甘
- 帰経　肝・脾・胃
- 旬　通年
- タイプ　栄養不足毒

みりん

血を巡らせて体を温める。

- 五性　温
- 五味　甘
- 帰経　脾
- 旬　通年
- タイプ　虚弱毒

からし

胃を温め、咳を改善する。

- 五性　温
- 五味　辛
- 帰経　脾・肺・腎
- 旬　通年
- タイプ　虚弱毒

こしょう

お腹を温め、胃の不調を改善。

- 五性　熱
- 五味　辛
- 帰経　胃・大腸
- 旬　通年
- タイプ　虚弱毒

唐辛子

体を温め、胃の不調を改善。

- 五性　大熱
- 五味　辛
- 帰経　心・脾・胃
- 旬　通年
- タイプ　虚弱毒

豆板醤（唐辛子入り）

胃を温めて食欲不振を改善。

- 五性　温
- 五味　鹹・辛
- 帰経　心・脾・胃
- 旬　通年
- タイプ　虚弱毒

花椒《ホワジャオ》

冷えを取り、胃痛、腹痛を改善。

- 五性　熱
- 五味　辛
- 帰経　脾・肺・腎
- 旬　通年
- タイプ　虚弱毒

シナモン

冷えを取り、胃痛、腹痛を改善。

- 五性　熱
- 五味　辛・甘
- 帰経　肝・心・脾・腎
- 旬　通年
- タイプ　虚弱毒

ターメリック

血行をよくし、関節痛を改善。

- 五性　寒
- 五味　苦・辛
- 帰経　肝・心
- 旬　通年
- タイプ　血行不良毒

豆豉《トウチ》

熱とストレスを取り、風邪を予防。

- 五性　寒
- 五味　苦・鹹
- 帰経　肺・胃
- 旬　通年
- タイプ　ストレス毒

ナツメグ

胃腸を温めて機能を高める。

- 五性　温
- 五味　辛
- 帰経　脾・胃・大腸
- 旬　通年
- タイプ　虚弱毒

サフラン

気血を巡らせて、血行を促進。

- 五性　平
- 五味　甘
- 帰経　心・肝
- 旬　通年
- タイプ　血行不良毒、ストレス毒

油

油にも五味五性があり、働く五臓も違います。それぞれの性質を知り、食材とおいしく組み合わせることで毒出しに役立てましょう。

ごま油

大腸を潤し、乾燥、便秘を改善。

五性	涼
五味	甘
帰経	肺・大腸
旬	通年
タイプ	虚弱毒

オリーブ油

肺の熱を冷まして潤し、喉を改善。

五性	涼
五味	酸・甘
帰経	肺・胃・大腸
旬	通年
タイプ	潤い不足毒

菜種油

血行を促進し、余分な熱を取る。

五性	温
五味	苦
帰経	肝・脾・肺
旬	通年
タイプ	血行不良毒、潤い不足毒

バター

五臓を補い、滋養強壮に働く。

五性	寒
五味	甘
帰経	肝・脾・肺・腎
旬	通年
タイプ	虚弱毒、栄養不足毒

ラード

体を潤して乾燥を改善。

五性	涼
五味	甘
帰経	脾・肺・大腸
旬	通年
タイプ	虚弱毒、潤い不足毒

お茶

ふだん飲むお茶の性質を知り、体調や不調を考慮しましょう。効果を期待して飲みすぎるのは、どのお茶も禁物です。

コーヒー

精神を安定させ、むくみを改善。

- 五性　平
- 五味　苦
- 帰経　心・肺
- 旬　通年
- タイプ　ストレス毒

紅茶

体を温め、渇きと眠気を改善。

- 五性　温
- 五味　甘・苦
- 帰経　心・肺
- 旬　通年
- タイプ　むくみ毒

ウーロン茶

余分な水を取り、消化不良を改善。

- 五性　涼
- 五味　甘・苦
- 帰経　脾・肺
- 旬　通年
- タイプ　むくみ毒

緑茶

熱を取り、潤して渇きをいやす。

- 五性　涼
- 五味　甘・苦
- 帰経　肝・心・肺・脾
- 旬　通年
- タイプ　むくみ毒

ジャスミン

気を巡らせ、不眠や多夢を改善。

- 五性　温
- 五味　甘・辛
- 帰経　肝・心・脾
- 旬　通年
- タイプ　ストレス毒

酒

ビールは寒性ですが、ほかは温熱性。自分の体質、毒のタイプに合わせて選び、飲みすぎには注意しましょう。

ワイン

気を巡らせ、不眠、不安を改善。

五性 温

五味 酸・甘・辛

帰経 肝・心・脾

旬 通年

タイプ ストレス毒

日本酒

気血を巡らせ、冷え、痛みを改善。

五性 温

五味 苦・甘・辛

帰経 肝・心・肺・胃

旬 通年

タイプ ストレス毒

焼酎

血を巡らせ、冷えと痰を取り去る。

五性 熱

五味 甘・辛

帰経 心・胆・胃

旬 通年

タイプ ストレス毒

ビール

水を巡らせ、胃の熱を冷ます。

五性 寒

五味 苦・辛

帰経 肝・脾

旬 通年

タイプ ストレス毒

ウイスキー

温めてストレスを改善。

五性 熱

五味 苦・辛

帰経 肝・心

旬 通年

タイプ ストレス毒

不調別さくいん

胃腸の不調

◆食欲不振・胃弱など

【野菜】アスパラガス 18／枝豆 19／かぶ 21／キャベツ 22／香菜 25／さやいんげん 28／さやえんどう 29／しそ 30／春菊 31／じゅんさい 32／しょうが 33／しろうり 34／そら豆 38／大根 39／玉ねぎ 41／冬瓜 43／豆苗 44／とうもろこし 45／トマト 46／なす 47／にら 50／にんじん 51／パセリ 55／ピーマン 56／ふき 57／ブロッコリー 58／三つ葉 61

【きのこ】えのきだけ 70／きくらげ（白）73／しいたけ 74／しめじ 75／なめこ 76／ひらたけ 77／まいたけ 78／マッシュルーム 79

【海藻】あおさ 82

【いも】さつまいも 91／さといも 92／じゃがいも 93／やまいも 94

【豆】いんげん豆 97／黒豆 98／ささげ 99／大豆 100／豆乳 101／豆腐 102／納豆 103／ひよこ豆 104／レンズ豆 106

【果物】いちご 108／梅 110／ぶどう 120／みかん 123／ゆず（果肉）125／ライチ 126／レモン 128

【種実】落花生 132

【穀類】米 138／そば 139／はと麦 140

【肉・魚介・卵・牛乳】あじ 143／いわし 143／牛肉 142／さば 143／さんま 143／鯛 143／たら 143／鶏肉 142／羊肉 142／ひらめ 143／豚肉 142／まぐろ 143

【調味料・油・お茶・酒】こしょう 147／唐辛子 147／豆板醤 147／ナツメグ 148

◆消化不良・胃もたれ・食べすぎ・吐き気・膨満感など

【野菜】枝豆 19／オクラ 20／かぶ 21／キャベツ 22／香菜 25／小松菜 27／さやいんげん 28／さやえんどう 29／しそ 30／春菊 31／じゅんさい 32／しょうが 33／しろうり 34／ズッキーニ 35／そら豆 38／大根 39／たけのこ 40／玉ねぎ 41／チンゲン菜 42／豆苗 44／とうもろこし 45／トマト 46／なす 47／にんじん 51／にんにく 52／パセリ 55／ピーマン 56／ふき 57／三つ葉 61／もやし（大豆）63／もやし（緑豆）64／モロヘイヤ 65

【きのこ】えのきだけ 70／しいたけ 74／しめじ 75／なめこ 76／ひらたけ 77／まいたけ 78／マッシュルーム 79

【海藻】あおさ 82

【いも】さつまいも 91／さといも 92／じゃがいも 93／やまいも 94

【豆】いんげん豆 97／黒豆 98／ささげ 99／大豆 100／豆乳 101／豆腐 102／納豆 103／ひよこ豆 104／レンズ豆 106

【果物】いちご 108／いちじく 109／きんかん 112／グレープフルーツ 113／パイナップル 117／びわ 119／みかん 123／ゆず（果肉）125／ゆず（皮）125／ライチ 126／りんご 127

【種実】落花生 132

【穀類】あわ 134／オートミール 135／大麦 136／米 138／そば 139

【肉・魚介・卵・牛乳】牛肉 142／鶏砂肝 142／鶏肉 142／豚肉 142

【調味料・油・お茶・酒】ウーロン茶 150

◆胃潰瘍など

【野菜】キャベツ 22／じゅんさい 32／れんこん 68

【いも】じゃがいも 93

◆便秘・痔

【野菜】枝豆 19／オクラ 20／かぶ 21／クレソン 24／ごぼう 26／小松菜 27／さやいんげん 28／そら豆 38／大根 39／たけのこ 40／菜の花 48／にら 50／白菜 54／ふき 57／ほうれん草 59／水菜 60／モロヘイヤ 65／よもぎ 66／レタス 67

【きのこ】えのきだけ 70／エリンギ 71／きくらげ（黒）72／しめじ 75／なめこ 76／まいたけ 78

【海藻】寒天 83／昆布 84／もずく 87／わかめ 88

【いも】こんにゃく 90／さつまいも 91／さといも 92／じゃがいも 93

【豆】小豆 96／大豆 100／豆腐 101／納豆 103／ひよこ豆 104

【果物】いちじく109／かき111／パイナップル117／バナナ118／びわ119／ブルーベリー121／プルーン122／もも124／りんご127
【種実】アーモンド130／くるみ130／黒ごま131／白ごま131／松の実132／落花生132
【穀類】オートミール135／大麦136
【肉・魚介・卵・牛乳】牛乳144／チーズ144／ヨーグルト144
【調味料・油・お茶・酒】ごま油149／はちみつ146

◆下痢、軟便、嘔吐など

【野菜】きゅうり23／さやいんげん28／さやえんどう29／しそ30／春菊31／しょうが33／しろうり34／にがうり49／にら50／にんにく52／ねぎ53
【いも】さつまいも91／さといも92／やまいも94
【豆】小豆96／いんげん豆97／ひよこ豆104／レンズ豆106
【果物】いちご108／いちじく109／梅110／ざくろ114／パイナップル117／びわ119／ライチ126／りんご127
【穀類】大麦136／小麦粉137／そば139／はと麦140
【肉・魚介・卵・牛乳】牛肉142

老化症状

【野菜】キャベツ22／ブロッコリー58／れんこん68
【きのこ】エリンギ71／しいたけ74／しめじ75／なめこ76／マッシュルーム79
【海藻】寒天83／昆布84／海苔85／ひじき86
【いも】さつまいも91／やまいも94
【豆】黒豆98／ささげ99
【果物】ざくろ114／ブルーベリー121／プルーン122
【種実】アーモンド130／くるみ130／黒ごま131／白ごま131／松の実132
【肉・魚介・卵・牛乳】いか143／牛肉142／鶏肉142

疲労・倦怠感・無気力・体力低下など

【野菜】アスパラガス18／枝豆19／キャベツ22／小松菜27／さやいんげん28／さやえんどう29／そら豆38／玉ねぎ41／チンゲン菜42／とうもろこし45／にがうり49／にんにく52／パセリ55／ブロッコリー58／もやし（大豆）63／れんこん68
【きのこ】えのきだけ70／きくらげ（黒）72／きくらげ（白）73／しいたけ74／しめじ75／なめこ76／ひらたけ77／まいたけ78／マッシュルーム79
【海藻】ひじき86
【いも】さつまいも91／さといも92／じゃがいも93
【豆】黒豆98／大豆100／豆乳101／納豆103
【果物】梅110／パイナップル117／びわ119／ぶどう120／もも124／レモン128
【穀類】オートミール135／米138
【肉・魚介・卵・牛乳】あじ143／あなご143／いわし143／うなぎ143／牛肉142／牛乳144／鮭143／さば143／さんま143／鯛143／たこ143／卵（卵黄）143／たら143／チーズ144／鶏肉142／ひらめ143／豚肉142／まぐろ143／ヨーグルト144
【調味料・油・お茶・酒】紅茶150／バター149／はちみつ146

貧血

【野菜】にんじん51／パセリ55／ほうれん草59／れんこん68
【きのこ】きくらげ（黒）72／まつたけ80
【果物】ぶどう120／プルーン122／ライチ126
【肉・魚介・卵・牛乳】あなご143／いか143／うなぎ143／かき143／牛肉142／牛レバー142／鮭143／さば143／さんま143／たこ143／卵（卵黄）144／たら143／鶏レバー142／豚レバー142／まぐろ143

女性の不調

◆生理痛・生理不順など

【野菜】チンゲン菜42／にんじん51／みょうが62／よもぎ66
【果物】きんかん112／もも124／ライチ126
【肉・魚介・卵・牛乳】いか143

◆おりもの

【野菜】せり36
【豆】ささげ99

◆更年期の不調

【野菜】ほうれん草59
【きのこ】エリンギ71
【果物】ざくろ114
【種実】黒ごま131／白ごま131
【肉・魚介・卵・牛乳】いか143

風邪・発熱など

◆風邪

【野菜】しょうが33／大根39／にがうり49／にんにく52／ねぎ53／白菜54／みょうが62／レタス67
【果物】みかん123
【穀類】米138
【調味料・油・お茶・酒】豆豉148／ラード149

◆発熱、悪寒

【野菜】しそ30／にがうり49／ねぎ53／白菜54
【豆】緑豆105
【果物】なし116／バナナ118

肺や喉の不調

◆咳、空咳、痰など

【野菜】アスパラガス18／小松菜27／春菊31／しょうが33／ズッキーニ35／大根39／たけのこ40／玉ねぎ41／白菜54／ふき57／水菜60／れんこん68
【きのこ】えのきだけ70／きくらげ（黒）72／きくらげ（白）73／まつたけ80
【海藻】寒天83／海苔85／わかめ88
【いも】こんにゃく90／やまいも94
【豆】豆乳101／豆腐102
【果物】いちご108／いちじく109／梅110／かき111／きんかん112／ざくろ114／なし116／バナナ118／びわ119／みかん123／もも124／ゆず（皮）125／りんご127／レモン128
【種実】アーモンド130／くるみ130／松の実132／落花生132
【肉・魚介・卵・牛乳】卵（卵白）144
【調味料・油・お茶・酒】オリーブ油149／からし147／焼酎151

◆喉の腫れ・痛み

【野菜】きゅうり23／ごぼう26／小松菜27／しょうが33
【果物】いちご108／いちじく109／きんかん112／ざくろ114／バナナ118
【肉・魚介・卵・牛乳】卵（卵白）144

乾燥による不調

◆乾燥

【野菜】アスパラガス18／じゅんさい32／ズッキーニ35／トマト46／にんじん51／ほうれん草59／水菜60／モロヘイヤ65／れんこん68
【きのこ】きくらげ（白）73
【海藻】あおさ82／海苔85／ひじき86
【いも】やまいも94
【豆】豆乳101／豆腐102
【果物】バナナ118
【種実】松の実132／落花生132
【肉・魚介・卵・牛乳】いか143／かき143／鴨肉142／牛乳144／はまぐり143／豚肉142
【調味料・油・お茶・酒】オリーブ油149／紅茶150／ごま油149／はちみつ146／ラード149／緑茶150

◆口・喉の渇きなど

【野菜】アスパラガス18／ごぼう26／しろうり34／ズッキーニ35／大根39／冬瓜43／豆苗44／なす47／白菜54／ほうれん草59／水菜60／もやし（緑豆）64／れんこん68
【きのこ】きくらげ（黒）72／きくらげ（白）73
【海藻】あおさ82／寒天83／海苔85
【いも】やまいも94
【豆】豆乳101／豆腐102
【果物】梅110／かき111／すいか115／なし116／パイナップル117／バナナ118／びわ119／ぶどう120／みかん123／もも124／ライチ126／りんご127／レモン128
【穀類】あわ134／米138
【肉・魚介・卵・牛乳】牛乳144／チーズ144／ヨーグルト144

◆肌荒れ、肌や髪のパサつきなど

【野菜】オクラ20／じゅんさい32／ズッキーニ35／トマト46／にんじん51／れんこん68
【きのこ】えのきだけ70／きくらげ（白）73
【海藻】ひじき86
【いも】やまいも94
【豆】豆腐102

【果物】いちご 108／かき 111／なし 116／プルーン 122／もも 124／ゆず（種）125／ライチ 126／レモン 128
【種実】くるみ 130／松の実 132／落花生 132
【肉・魚介・卵・牛乳】牛乳 144／チーズ 144／豚足 142／ヨーグルト 144

◆声枯れ、かすれ声

【野菜】たけのこ 40
【果物】いちじく 109／ざくろ 114／なし 116／バナナ 118／びわ 119

水分代謝の不調

◆むくみ、排尿異常、重だるさ

【野菜】アスパラガス 18／枝豆 19／きゅうり 23／香菜 25／ごぼう 26／さやいんげん 28／さやえんどう 29／じゅんさい 32／しろうり 34／ズッキーニ 35／せり 36／セロリ 37／そら豆 38／大根 39／たけのこ 40／冬瓜 43／豆苗 44／とうもろこし 45／なす 47／白菜 54／水菜 60／もやし（大豆）63／もやし（緑豆）64／レタス 67
【きのこ】しめじ 75／マッシュルーム 79／まつたけ 80
【海藻】あおさ 82／寒天 83／昆布 84／海苔 85／ひじき 86／もずく 87／わかめ 88
【いも】こんにゃく 90／さつまいも 91／さといも 92／じゃがいも 93
【豆】小豆 96／いんげん豆 97／黒豆 98／大豆 100／豆乳 102／ひよこ豆 104／緑豆 105／レンズ豆 106
【果物】すいか 115／パイナップル 117／ぶどう 120／ライチ 126／りんご 127
【穀類】あわ 134／大麦 136／小麦粉 137／はと麦 140
【肉・魚介・卵・牛乳】あさり 143／かに 143／鴨肉 142／しじみ 143／鯛 143／はまぐり 143
【調味料・油・お茶・酒】ウーロン茶 150／コーヒー 150／みそ 146

◆多汗

【野菜】さやいんげん 28／じゅんさい 32／しろうり 34／冬瓜 43
【きのこ】なめこ 76
【果物】梅 110
【穀類】小麦粉 137

◆めまい

【野菜】セロリ 37／豆苗 44／にんじん 51／ほうれん草 59
【きのこ】しめじ 75
【豆】いんげん豆 97
【果物】パイナップル 117／ぶどう 120／プルーン 122
【種実】黒ごま 131／白ごま 131

◆水太り、肥満

【野菜】もやし（緑豆）64
【きのこ】きくらげ（黒）72／まいたけ 78／まつたけ 80
【海藻】もずく 87
【いも】こんにゃく 90
【豆】ひよこ豆 104／レンズ豆 106
【果物】すいか 115

余分な熱による不調

◆ほてり、のぼせなど

【野菜】アスパラガス 18／オクラ 20／かぶ 21／きゅうり 23／クレソン 24／ごぼう 26／小松菜 27／しそ 30／じゅんさい 32／しろうり 34／ズッキーニ 35／せり 36／セロリ 37／たけのこ 40／チンゲン菜 42／冬瓜 43／豆苗 44／トマト 46／なす 47／にがうり 49／白菜 54／水菜 60／もやし（緑豆）64／モロヘイヤ 65／レタス 67／れんこん 68
【きのこ】エリンギ 71
【海藻】あおさ 82／寒天 83／昆布 84／海苔 85／ひじき 86／もずく 87／わかめ 88
【いも】こんにゃく 90
【豆】小豆 96／豆腐 101／緑豆 105
【果物】いちご 108／かき 111／すいか 115／なし 116／パイナップル 117／バナナ 118／びわ 119／りんご 127／レモン 128
【穀類】あわ 134／大麦 136／そば 139／はと麦 140
【肉・魚介・卵・牛乳】あさり 143／かに 143／しじみ 143／卵（卵白）144／馬肉 142／はまぐり 143／ほたて 143
【調味料・油・お茶・酒】塩 146／しょうゆ 146／豆豉 148／菜種油 149／ビール 151／緑茶 150

◆夏バテ、暑気あたりなど

【野菜】枝豆 19／きゅうり 23／さやいんげん 28／ズッキーニ 35／冬瓜 43／とうもろこし 45／トマト 46／なす 47／にがうり 49／もやし（緑豆）64
【豆】いんげん豆 97／緑豆 105
【果物】いちご 108／梅 110／すいか 115／パイナップル 117／レモン 128
【穀類】そば 139

◆不正出血、鼻血など

【野菜】せり 36／豆苗 44／トマト 46／よもぎ 66／れんこん 68
【きのこ】きくらげ（黒）72
【果物】ざくろ 114

目の不調

◆目の充血

【野菜】小松菜 27／春菊 31／セロリ 37／にがうり 49／白菜 54／ほうれん草 59
【海藻】昆布 84／海苔 85／ひじき 86／もずく 87／わかめ 88
【豆】豆腐 101／緑豆 105
【果物】いちご 108／ブルーベリー 121
【肉・魚介・卵・牛乳】卵（卵白）144

◆かすみ目、疲れ目・ドライアイなど

【野菜】春菊 31／セロリ 37／にんじん 51
【果物】ぶどう 120／ブルーベリー 121／プルーン 122／レモン 128
【肉・魚介・卵・牛乳】あなご 143／うなぎ 143／牛レバー 142／鶏レバー 142／豚レバー 142

冷えによる不調

◆冷え、血行不良など

【野菜】クレソン 24／しそ 30／しょうが 33／玉ねぎ 41／なす 47／菜の花 48／にら 50／にんにく 52／ねぎ 53／パセリ 55／ピーマン 56／ふき 57／ほうれん草 59／水菜 60／みょうが 62／もやし（大豆）63／よもぎ 66／レタス 67
【きのこ】ひらたけ 77／まいたけ 78
【いも】じゃがいも 93
【豆】納豆 103／ひよこ豆 104
【果物】グレープフルーツ 113／ブルーベリー 121／もも 124
【肉・魚介・卵・牛乳】あじ 143／いわし 143／えび 143／かに 143／鮭 143／さば 143／さんま 143／羊肉 142／まぐろ 143
【調味料・油・お茶・酒】ウイスキー 151／からし 147／紅茶 150／こしょう 147／砂糖（黒糖）147／サフラン 148／シナモン 148／焼酎 151／酢（黒酢）146／ターメリック 148／唐辛子 147／豆板醤（唐辛子入り）147／菜種油 149／ナツメグ 148／日本酒 151／花椒 148／みりん 147

◆肩こり

【野菜】玉ねぎ 41／パセリ 55／ピーマン 56／三つ葉 61／よもぎ 66
【豆】納豆 103
【果物】ブルーベリー 121

◆しこり

【海藻】あおさ 82／寒天 83／昆布 84／海苔 85／ひじき 86／わかめ 88
【いも】さといも 92

痛み・こわばりなど

◆腰痛

【野菜】にら 50／にんにく 52／ピーマン 56／みょうが 62／よもぎ 66
【果物】ブルーベリー 121

◆頭痛

【野菜】香菜 25／セロリ 37／玉ねぎ 41／豆苗 44／ねぎ 53／ピーマン 56
【果物】いちご 108／パイナップル 117
【穀類】そば 139

◆関節痛

【野菜】にんにく 52／ねぎ 53
【種実】松の実 132
【調味料・油・お茶・酒】ターメリック 148

◆体のこわばり

【きのこ】ひらたけ 77／まいたけ 78／まつたけ 80
【穀類】はと麦 140

◆胸の痛み

【野菜】かぶ 21／しょうが 33／にら 50

◆打撲

【野菜】にら 50

◆胃痛、腹痛
【野菜】かぶ 21／キャベツ 22／しょうが 33／にら 50／にんにく 52／ねぎ 53／みょうが 62／よもぎ 66
【いも】じゃがいも 93
【果物】梅 110／ライチ 126
【肉・魚介・卵・牛乳】羊肉 142
【調味料・油・お茶・酒】シナモン 148／花椒 148

ストレス・心の不調

◆ストレス、イライラ、不安など
【野菜】オクラ 20／クレソン 24／香菜 25／小松菜 27／しそ 30／春菊 31／しろうり 34／ズッキーニ 35／せり 36／セロリ 37／大根 39／たけのこ 40／チンゲン菜 42／豆苗 44／トマト 46／なす 47／菜の花 48／にがうり 49／にんにく 52／白菜 54／ピーマン 56／ふき 57／ブロッコリー 58／ほうれん草 59／三つ葉 61／モロヘイヤ 65／レタス 67／れんこん 68
【きのこ】ひらたけ 77／マッシュルーム 79
【海藻】昆布 84／海苔 85／ひじき 86／もずく 87／わかめ 88
【豆】小豆 96／緑豆 105
【果物】いちご 108／きんかん 112／グレープフルーツ 113／すいか 115／パイナップル 117／びわ 119／みかん 123／ゆず（皮）125／ライチ 126／りんご 127／レモン 128
【種実】アーモンド 130
【穀類】小麦粉 137／米 138／そば 139
【肉・魚介・卵・牛乳】かき 143／牛乳 144／卵（全卵）144／チーズ 144／馬肉 142／ほたて 143／ヨーグルト 144
【調味料・油・お茶・酒】ウイスキー 151／コーヒー 150／ジャスミン 150／しょうゆ 146／豆鼓 148／みそ 146／ワイン 151

◆喉や胸の詰まり・つかえ
【野菜】キャベツ 22／クレソン 24／三つ葉 61
【果物】みかん 123

◆不眠、多夢、寝汗
【野菜】アスパラガス 18／小松菜 27／春菊 31／ほうれん草 59／水菜 60
【きのこ】エリンギ 71／しめじ 75／まつたけ 80
【海藻】海苔 85／ひじき 86／もずく 87／わかめ 88
【果物】いちご 108／きんかん 112／なし 116
【種実】黒ごま 131／白ごま 131
【穀類】小麦粉 137
【肉・魚介・卵・牛乳】牛乳 144／卵（全卵）144／チーズ 144／ヨーグルト 144
【調味料・油・お茶・酒】ジャスミン 150／日本酒 151／ワイン 151

肝臓の疲れ・二日酔いなど

◆肝臓の疲れ
【野菜】枝豆 19／キャベツ 22／クレソン 24
【肉・魚介・卵・牛乳】しじみ 143

◆酒酔い、二日酔いなど
【野菜】枝豆 19／冬瓜 43／白菜 54／ほうれん草 59／もやし（緑豆）64
【いも】さといも 92
【豆】緑豆 105／レンズ豆 106
【果物】かき 111／グレープフルーツ 113／ざくろ 114／すいか 115／なし 116／パイナップル 117／バナナ 118／ゆず（果肉）125／りんご 127
【肉・魚介・卵・牛乳】しじみ 143

肌の不調

◆シミ
【豆】納豆 103
【果物】いちご 108／ブルーベリー 121
【穀類】はと麦 140
【肉・魚介・卵・牛乳】豚足 142

◆目の下のクマ
【野菜】オクラ 20／チンゲン菜 42／よもぎ 66
【豆】納豆 103
【肉・魚介・卵・牛乳】豚足 142

◆腫れ物、でき物など
【野菜】かぶ 21／ごぼう 26／じゅんさい 32／しろうり 34／ズッキーニ 35／チンゲン菜 42／冬瓜 43／菜の花 48／にがうり 49／みょうが 62
【きのこ】しいたけ 74
【海藻】昆布 84／海苔 85／ひじき 86／もずく 87／わかめ 88
【いも】こんにゃく 90／さといも 92

【豆】小豆96／大豆100／緑豆105／レンズ豆106

◆にきび、吹き出物
【野菜】オクラ20／かぶ21／きゅうり23／ごぼう26／さやえんどう29／冬瓜43／なす47
【豆】小豆96／緑豆105
【果物】いちじく109／バナナ118／ゆず（種）125
【穀類】はと麦140

◆いぼ
【野菜】もやし（大豆）63／大豆100
【穀類】はと麦140

◆湿疹、発疹
【野菜】さやえんどう29／とうもろこし45／パセリ55
【きのこ】しいたけ74
【いも】じゃがいも93

◆くすみ
【野菜】菜の花48
【果物】ブルーベリー121

生活習慣病全般

◆高血圧
【野菜】かぶ21／小松菜27／セロリ37／トマト46
【きのこ】えのきだけ70／きくらげ（黒）72／しいたけ74

◆糖尿病
【野菜】さやえんどう29
【きのこ】エリンギ71
【海藻】寒天83／昆布84
【豆】小豆96／黒豆98／ささげ99

◆動脈硬化、血栓など
【野菜】チンゲン菜42／にら50／ピーマン56
【きのこ】しいたけ74／きくらげ（黒）72
【豆】納豆103／ひよこ豆104
【果物】みかん123

◆生活習慣病
【きのこ】まいたけ78
【豆】ひよこ豆104

◆免疫力の低下
【きのこ】きくらげ（黒）72／しいたけ74／まいたけ78

そのほか

◆炎症
【野菜】しろうり34／トマト46／にがうり49／ふき57／みょうが62／もやし（緑豆）64
【海藻】あおさ82
【いも】こんにゃく90
【豆】緑豆105／レンズ豆106
【果物】ざくろ114

◆口臭
【野菜】しそ30／春菊31

◆花粉症、アレルギー
【野菜】しそ30

◆食中毒
【野菜】しそ30／しょうが33／にんにく52
【豆】緑豆105
【果物】梅110

食材名さくいん

あ
アーモンド … 130
あおさ … 82
あさり … 143
あじ … 143
小豆 … 96
アスパラガス … 18
あなご … 143
あわ … 134
いか … 143
いちご … 108
いちじく … 109
いわし … 143
いんげん豆 … 97
梅 … 110
ウイスキー … 151
ウーロン茶 … 150
うなぎ … 143
枝豆 … 19
えのきだけ … 70
えび … 143
エリンギ … 71
オートミール … 135
大麦 … 136
オクラ … 20
オリーブ油 … 149

か
かき（果物）… 111
かき（魚介）… 143
かに … 143
かぶ … 21
鴨肉 … 142
からし … 147
寒天 … 83
きくらげ（黒）… 72
きくらげ（白）… 73
キャベツ … 22
牛肉 … 142
牛乳 … 144
きゅうり … 23
きんかん … 112
くるみ … 130
グレープフルーツ … 113
クレソン … 24
黒ごま … 131
黒豆 … 98
香菜 … 25
紅茶 … 150
コーヒー … 150
こしょう … 147
ごぼう … 26
ごま油 … 149
小松菜 … 27
小麦粉 … 137
米 … 138
こんにゃく … 90
昆布 … 84

さ
ざくろ … 114
鮭 … 143
ささげ … 99
さつまいも … 91
さといも … 92
砂糖 … 147
さば … 143
サフラン … 148
さやいんげん … 28
さやえんどう … 29
さんま … 143
しいたけ … 74
塩 … 146
しじみ … 143
しそ … 30
シナモン … 148
しめじ … 75
じゃがいも … 93
ジャスミン … 150
春菊 … 31
じゅんさい … 32
しょうが … 33
焼酎 … 151
しょうゆ … 146
しろうり … 34
白ごま … 131
酢 … 146
すいか … 115
ズッキーニ … 35
砂肝 … 142
せり … 36
セロリ … 37
そば … 139
そら豆 … 38

た
ターメリック … 148
鯛 … 143
大根 … 39
大豆 … 100
たけのこ … 40
たこ … 143
卵 … 144
玉ねぎ … 41
たら … 143
チーズ … 144
チンゲン菜 … 42
唐辛子 … 147
冬瓜 … 43
豆豉 … 148
豆乳 … 101
豆板醤 … 147
豆腐 … 102
豆苗 … 44
とうもろこし … 45
トマト … 46
鶏肉 … 142
豚足 … 142

な
なし … 116
なす … 47
菜種油 … 149
納豆 … 103
ナツメグ … 148
菜の花 … 48
なめこ … 76
にがうり … 49
日本酒 … 151
にら … 50
にんじん … 51
にんにく … 52
ねぎ … 53
海苔 … 85

は
パイナップル … 117
白菜 … 54
パセリ … 55
バター … 149
はちみつ … 146
はと麦 … 140
バナナ … 118
馬肉 … 142
はまぐり … 143
ピーマン・… 56
ビール … 151
ひじき … 86
羊肉 … 142
ひよこ豆 … 104
ひらたけ … 77
ひらめ … 143
びわ … 119
ふき … 57
豚肉 … 142
ぶどう … 120
ブルーベリー … 121
プルーン … 122
ブロッコリー … 58
ほうれん草 … 59
ほたて … 143
花椒 … 148

ま
まいたけ … 78
まぐろ … 143
マッシュルーム … 79
まつたけ … 80
松の実 … 132
みかん … 123
水菜 … 60
みそ … 146
三つ葉 … 61
みょうが … 62
みりん … 147
もずく … 87
もも … 124
もやし（大豆）… 63
もやし（緑豆）… 64
モロヘイヤ … 65

や
やまいも … 94
ゆず … 125
ヨーグルト … 144
よもぎ … 66

ら
ラード … 149
ライチ … 126
落花生 … 132
緑茶 … 150
緑豆 … 105
りんご … 127
レタス … 67
レバー … 142
レモン … 128
れんこん … 68
レンズ豆 … 106

わ
ワイン … 151
わかめ … 88

監修

薬日本堂［くすりにほんどう］

1969年創業の日本最大の漢方専門店。一人ひとりの体質や悩みに合わせ、健康・美容をトータルにアドバイスする「ニホンドウ漢方ブティック」「カガエ カンポウブティック」「薬日本堂」を全国に展開。漢方の考え方をベースに健康的なライフスタイルを提案している。

漢方スクール

気軽に参加できるワンデイセミナーから資格取得を目指した本格的に学べるコースまで、さまざまな講座をご用意。ご自宅で学べるオンラインセミナーも。

www.kampo-school.com

オンラインショップ

公式通販サイト「薬日本堂オンラインショップ」では、漢方を身近に感じていただけるように、ふだんの暮らしに取り入れやすい商品をラインナップ。

www.nihondo-shop.com

オンライン漢方相談

店舗へご来店いただかなくても、場所を選ばず相談できるオンライン漢方相談。来店と変わらないきめ細やかなカウンセリングで、お悩みの根本改善をサポート。

www.nihondo.co.jp/kampo/consultation/websoudan

Staff

デザイン　釜内由紀江、五十嵐奈央子（GRiD）

構成　キムアヤン

イラスト　アライヨウコ

校正　西進社、金剛由生子

本書の内容に関するお問い合わせは、お手紙かメール（jitsuyou@kawade.co.jp）にて承ります。恐縮ですが、お電話でのお問い合わせはご遠慮くださいますようお願いいたします。

いつもの身近な食材184種
薬膳・漢方の毒出し食材大全

2021年7月20日　初版印刷
2021年7月30日　初版発行

監　修　薬日本堂
発行者　小野寺優
発行所　株式会社河出書房新社
〒151-0051
東京都渋谷区千駄ヶ谷2-32-2
電話03-3404-1201（営業）
03-3404-8611（編集）
https://www.kawade.co.jp/
印刷・製本　図書印刷株式会社

Printed in Japan
ISBN978-4-309-28903-8